Hildegard Goletz
Manfred Döpfner
Veit Roessner

Zwangsstörungen

hogrefe

Dipl.-Psych. Hildegard Goletz, geb. 1968. Seit 2002 wissenschaftliche Mitarbeiterin am Klinikum der Universität zu Köln und Leiterin der Schwerpunktambulanz Angst- und Zwangs- (und Tic-) Störungen am Ausbildungsinstitut für Kinder- und Jugendlichenpsychotherapie (akipköln) am Klinikum der Universität zu Köln.

Prof. Dr. Manfred Döpfner, geb. 1955. Seit 1989 Leitender Psychologe an der Klinik und Poliklinik für Psychiatrie, Psychosomatik und Psychotherapie des Kindes- und Jugendalters der Universität zu Köln und dort seit 1999 Professor für Psychotherapie in der Kinder- und Jugendpsychiatrie. Seit 1999 Leiter des Ausbildungsinstituts für Kinder- und Jugendlichenpsychotherapie AKiP an der Universität Köln. Seit 2000 Wissenschaftlicher Leiter des Instituts für Klinische Kinderpsychologie der Christoph-Dornier-Stiftung für Klinische Psychologie an der Universität Köln.

Prof. Dr. med. Veit Roessner, geb. 1973. Seit 2009 Direktor der Klinik und Poliklinik für Kinder- und Jugendpsychiatrie und -psychotherapie am Universitätsklinikum Carl Gustav Carus der Technischen Universität Dresden.

Bibliografische Information der Deutschen Nationalbibliothek
Die Deutsche Nationalbibliothek verzeichnet diese Publikation in der Deutschen Nationalbibliografie; detaillierte bibliografische Daten sind im Internet über http://dnb.dnb.de abrufbar.

Hogrefe Verlag GmbH & Co. KG
Merkelstraße 3
37085 Göttingen
Deutschland
Tel. +49 551 999 50 0
Fax +49 551 999 50 111
verlag@hogrefe.de
www.hogrefe.de

Satz: Mediengestaltung Meike Cichos, Göttingen
Druck: Media-Print Informationstechnologie, Paderborn
Printed in Germany
Auf säurefreiem Papier gedruckt

1. Auflage 2018

(E-Book-ISBN [PDF] 978-3-8409-2645-7; E-Book-ISBN [EPUB] 978-3-8444-2645-8)
ISBN 978-3-8017-2645-4
http://doi.org/10.1026/02645-000

Einleitung: Grundlagen und Aufbau des Buches

Zwangssymptome werden schon seit einigen Jahrhunderten berichtet (z. B. im 17. Jahrhundert als religiöse Melancholie; Moore, 1692) und erste psychiatrische Beschreibungen von Zwangsstörungen erfolgten im 19. Jahrhundert (insbesondere Esquirol, 1838; vgl. Alvarenga et al., 2007). Der Diagnostik und Therapie juveniler Zwangsstörungen wird hingegen erst in den letzten Jahrzehnten zunehmendes wissenschaftliches Interesse gewidmet.

Zwangsstörungen bei Kindern und Jugendlichen beinhalten meist multiple Zwangsgedanken und Zwangshandlungen und können sich als sehr komplex erweisen. Für die betroffenen Kinder und Jugendlichen sowie auch für deren Bezugspersonen (insbesondere Eltern, Geschwister) stellt eine Zwangsstörung häufig eine extreme Belastung dar, insbesondere wenn die Zwangssymptomatik täglich sehr zeitintensiv ist oder wenn Familienmitglieder in die Durchführung von Zwangssymptomen eingebunden sind. So kann es zu starker Verzweiflung, aber auch Aggressionen im Familiensystem infolge der Zwangssymptomatik eines Kindes kommen. Neben deutlichen Beeinträchtigungen im Familiensystem ist die Zwangsstörung eines Kindes oder Jugendlichen häufig auch mit Beeinträchtigungen schulischer oder beruflicher Beziehungen, Gleichaltrigen- oder auch Paarbeziehungen verbunden.

Die in den letzten Jahrzehnten erlangten Erkenntnisse der empirischen Forschung, insbesondere bezüglich Ätiologie, Diagnostik und Behandlung juveniler Zwangsstörungen, haben zu einer Verbesserung der therapeutischen Versorgung von Kindern und Jugendlichen mit Zwangsstörungen geführt. Einen Beitrag zu einer verbesserten therapeutischen Versorgung von Kindern und Jugendlichen mit Zwangsstörungen zu leisten, hat sich der vorliegende Leitfaden als Ziel gesetzt. Er stellt das Ergebnis einer langjährigen wissenschaftlichen und klinischen Arbeit der Autoren dar und kann als Grundlage für die Durchführung evaluierter diagnostischer und therapeutischer Maßnahmen dienen. An dieser Stelle möchten die Autoren nicht versäumen, Frau Dr. Sabine Mogwitz für ihre hervorragende Mitarbeit zu danken. Er basiert auf den national und international anerkannten Leitlinien zur Diagnose und Behandlung von Zwangsstörungen der American Academy of Child and Adolescent Psychiatry (AACAP, 2012), des National Institute for Health and Care Excellence (NICE, 2005); der Deutschen Gesellschaft für Kinder- und Jugendpsychiatrie, Psychosomatik und Psychotherapie, der Bundesarbeitsgemeinschaft Leitender Klinikärzte für Kinder- und Jugendpsychiatrie, Psychosomatik und Psychotherapie und dem Berufsverband der Ärzte für Kinder- und Jugendpsychiatrie, Psychosomatik und Psychotherapie (2007) sowie auch der Deutschen Gesellschaft für Psychiatrie und Psychotherapie, Psychosomatik und Nervenheilkunde (DGPPN, 2013).

Der Leitfaden ist in insgesamt fünf Kapitel gegliedert:

1 Im ersten Teil des Buches ist der *Stand der Forschung* bezüglich der Symptomatik, Definition und Klassifikation, der Epidemiologie, der Differenzialdiagnose und Komorbidität, der Pathogenese, des Verlaufs und der Therapie in den für die Formulierung der Leitlinien relevanten Aspekten zusammenfassend beschrieben.

2 Im zweiten Teil sind die insgesamt 14 *Leitlinien* zu folgenden Bereichen formuliert und ihre Umsetzung in die Praxis dargestellt:

- Diagnostik und Verlaufskontrolle,
- Behandlungsindikationen,
- Therapie.

3 Im dritten Kapitel sind Verfahren kurz und prägnant beschrieben, die für die Diagnostik, die Verlaufskontrolle und die Behandlung angewandt werden können.

4 Das vierte Kapitel beinhaltet *Materialien* zur Diagnostik und Verlaufskontrolle sowie zur Therapie und erleichtert damit die Umsetzung der Leitlinien in die konkrete klinische Praxis.

5 Im fünften Kapitel ist mittels eines *Fallbeispieles* die Umsetzung der Leitlinien in die klinische Praxis abschließend illustriert. Die Darstellung orientiert sich an den Gliederungspunkten des Antragsverfahrens für Psychotherapie im Rahmen der gesetzlichen Krankenversorgung.

Zur leichteren Lesbarkeit wird im gesamten Leitfaden (außer in der Fallbeschreibung) das generische Maskulinum verwendet.

Dieser Band wird durch einen kompakten Ratgeber Zwangsstörungen (Goletz et al., 2018) ergänzt, der Informationen für Betroffene, Eltern, Erzieher, Lehrer und Ausbilder beinhaltet. Der Ratgeber informiert über die Symptomatik, die Ursachen, den Verlauf und die Behandlungsmöglichkeiten bei Zwangsstörungen. Die Eltern, Lehrer und Erzieher erhalten konkrete Ratschläge und Anleitungen zum Umgang mit der Problematik in der Familie, in der Schule und im Kindergarten. Jugendlichen werden Ratschläge und Anleitungen zur Selbsthilfe gegeben.

Köln und Dresden, Februar 2018

Hildegard Goletz, Manfred Döpfner
und Veit Roessner

Inhaltsverzeichnis

1 Stand der Forschung

1.1 Symptomatik, Definition und Klassifikation

„Mama, ich möchte das Buch von gestern wieder lesen." Der Wunsch eines Dreijährigen, an mehreren aufeinanderfolgenden Abenden dasselbe Buch vorgelesen zu bekommen, stellt ein Entwicklungsritual des Kindesalters dar. Das Auftreten von Entwicklungsritualen, magischem Denken und abergläubischer Verhaltensweisen („Wenn ich mein Kuscheltier zur Klassenarbeit mitnehme, wird alles gut") charakterisiert eine normale soziale und emotionale kindliche Entwicklung (vgl. Kap. 2.1.1.2). Überdies können Kinder und Jugendliche zwanghafte Tendenzen zeigen, z. B. durch mehrmaliges Ziehen an dem Kettenschloss die wiederholte Kontrolle, ob dieses richtig geschlossen ist. Wenn der Zeitaufwand für die Durchführung gering ist und dadurch keine Funktionseinschränkungen im Alltag und auch kein Leidensdruck beim Kind oder Jugendlichen (oder seiner Bezugspersonen) ausgelöst werden, dann weisen diese zwanghaften Tendenzen aber keinen Krankheitswert auf (vgl. Kap. 2.1.1.2).

Eine Zwangsstörung weist gemäß den Internationalen Klassifikationssystemen ICD-10 (Weltgesundheitsorganisation, Dilling et al., 2016, 2015) und DSM-5 (American Psychiatric Association/Falkai et al., 2015) als wesentliche Kennzeichen wiederkehrende *Zwangsgedanken* und/oder *Zwangshandlungen* auf:

- *Zwangsgedanken* (*obsessions*) sind Ideen, (bildhafte) Vorstellungen oder Impulse (Gedanken mit starker Handlungsaufforderung), die sich dem Betroffenen aufdrängen (als intrusiv erlebt werden) und ihn immer wieder stereotyp beschäftigen. Sie sind fast immer quälend, weil sie ängstigend, scham- oder ekelbesetzt sind, als ungewollt und sinnlos erlebt werden und weil der Betroffene erfolglos versucht, Widerstand zu leisten, oder weil sie einen gewalttätigen oder obszönen Inhalt haben. Der Betroffene versucht, solche Gedanken zu ignorieren, abzuwehren (z. B. durch Vermeidung potenzieller Trigger), zu unterdrücken oder sie mit Hilfe anderer Gedanken oder Handlungen auszuschalten. Sie werden jedoch als eigene Gedanken erlebt, selbst wenn sie als unwillkürlich, abstoßend oder unannehmbar empfunden werden. **Zwangsgedanken**
- *Zwangshandlungen* (*compulsions*) sind wiederholte, zweckmäßige und beabsichtigte beobachtbare Verhaltensweisen oder mentale Handlungen, die häufig auf einen Zwangsgedanken hin nach bestimmten streng zu befolgenden Regeln oder in stereotyper Form ausgeführt werden. Das Verhalten bzw. die mentale Handlung dient meist dazu, Unbehagen zu reduzieren oder schreckliche Ereignisse bzw. Situationen unwirksam zu machen bzw. zu verhindern. Dem Verhalten liegt also eine Furcht vor einer Gefahr zugrunde, die den Betroffenen bedroht oder von ihm ausgeht. Der Betroffene sieht im Allgemeinen ein, dass sein Verhalten bzw. seine mentale Handlung übertrieben oder unvernünftig ist. Der Betrof- **Zwangshandlungen**

fene hat keine Freude am Ausführen der Handlung, obwohl sie zu einer Spannungsreduktion führt. Kann eine Zwangshandlung nicht adäquat durchgeführt werden, so führt dies zu einem Anstieg von Anspannung, Angst, Scham, Ekel oder Nicht-genau-richtig-Erleben.

Mentale oder verdeckte Zwangshandlungen

Diese Definition beinhaltet, dass ausschließlich wiederkehrende Gedanken, die unangenehme Emotionen auslösen, als Zwangsgedanken bezeichnet werden. Im Gegensatz dazu sind Gedanken, die zur Verminderung dieser unangenehmen Emotionen eingesetzt werden, als mentale oder verdeckte Zwangshandlungen definiert. Die synonymen Bezeichnungen der mentalen Zwangshandlungen als Gedankenzwänge, kognitive Rituale oder neutralisierende Zwangsgedanken bezüglich ihrer diagnostischen Einordnung (als Zwangsgedanken oder Zwangshandlungen) können Unklarheit hervorrufen und spiegeln die Uneinheitlichkeit in der deutschsprachigen Literatur wider. Unabhängig davon werden diese neutralisierenden Gedanken gemäß der S3-Leitlinie Zwangsstörungen der Deutschen Gesellschaft für Psychiatrie und Psychotherapie, Psychosomatik und Nervenheilkunde (2013) den Zwangshandlungen zugeordnet.

Zwangshandlungen haben entweder überhaupt keinen inhaltlichen Bezug zu den Befürchtungen und den diesen häufig vorausgehenden Zwangsgedanken (z. B. „Ich muss meine Schulsachen kontrollieren, damit meiner Mutter nichts Schlimmes passiert") oder sie sind deutlich übertrieben (z. B. 60-minütiges Duschen bei Kontaminationsängsten). Dieser Zusammenhang von Zwangsgedanken und Zwangshandlungen kann jedoch im Verlauf einer Zwangsstörung schwinden, so dass die betroffenen Kinder und Jugendlichen dann keine Zwangsgedanken mehr benennen können und die Durchführung der Zwangshandlungen automatisiert erfolgt. Überdies ist auch ein Verlust der spannungsreduzierenden Funktion der Zwangshandlungen möglich (Niedermeier & Zaudig, 2002).

Vielgestaltigkeit der Zwangssymptomatik

Zwangsstörungen erweisen sich als äußerst vielgestaltig. Am häufigsten werden bei Kindern und Jugendlichen multiple Zwangsgedanken und Zwangshandlungen beschrieben, während ausschließliche Zwangsgedanken oder ausschließliche Zwangshandlungen seltener auftreten (z. B. American Academy of Child and Adolescent Psychiatry (AACAP), 2012; Jans et al., 2007). Alleinige Zwangshandlungen werden häufiger von Kindern als von Jugendlichen benannt (Geller et al., 1998b). Tabelle 1 gibt eine Übersicht über die häufigsten *Zwangshandlungen* und *Zwangsgedanken*. Beispiele für typische Inhalte von Zwangsgedanken im Kindes- und Jugendalter sind in Tabelle 2 aufgeführt. Geller und Kollegen (2001a) zeigten eine höhere Anzahl aggressiver Zwangsgedanken (einschließlich befürchteter katastrophaler Ereignisse, wie Tod oder Krankheit bezüglich sich selbst oder einer Bezugsperson) bei Kindern (63 %) und Jugendlichen (69 %) mit Zwangsstörungen als bei erwachsenen Zwangspatienten (31 %) auf. Demgegenüber gaben die Jugendlichen (36 %) im Vergleich zu den Kindern (15 %) und Erwachsenen (10 %) häufiger religiöse Zwangsgedanken an. Überdies wiesen die Kinder (18 %) gegenüber den

Jugendlichen (6 %) und Erwachsenen (6 %) weniger Einsicht in ihre Zwangssymptomatik auf.

Tabelle 1: Häufigkeit verschiedener Formen juveniler Zwangsstörungen (Geller et al., 1998b)

Zwangsgedanken	Kontamination	32–87 %
	Sich selbst oder anderen Schaden zufügen	12.5–81 %
	Körperbezogene Inhalte	3–38 %
	Horten/Sammeln	10–36 %
	Religiöse Inhalte	4.2–29 %
	Sexuelle Inhalte	4–27 %
	Andere Gedanken	10–55 %
Zwangshandlungen	Waschen/Reinigen	38–85 %
	Wiederholen	5–76 %
	Kontrollieren	20–73 %
	Ordnen/Arrangieren	17–62 %
	Zählen	14–42 %
	Horten/Sammeln	3–42 %
	Andere Handlungen	26–53 %

Tabelle 2: Typische Inhalte von Zwangsgedanken bei Kindern und Jugendlichen

Inhalt des Zwangsgedankens	Beispiel(e)
Kontamination	– „Ich könnte schmutzig sein und mein Bett schmutzig machen.“ – „Die war bestimmt dreckig, wer weiß, was da alles dran ist.“ – „Jetzt ist meine Hand von dem dreckigen Stift auch dreckig geworden.“ – „Vielleicht habe ich etwas Dreckiges angefasst und dies gelangt jetzt in meinen Körper und ich könnte daran erkranken.“ – „Wenn ich den jetzt anziehe, werde ich auch ekelig und mein Bakterienschleier wird dicker.“
Sich selbst oder anderen Schaden zufügen	– „Ich könnte mich oder andere Personen verletzen.“ – „Ich darf dem Tisch nicht den Atem stehlen, sonst stirbt der Tisch und ich bin Schuld“.

Tabelle 2: Fortsetzung

Inhalt des Zwangsgedankens	Beispiel(e)
Aggressive Themen	– „Es könnte mich jemand umbringen oder ich könnte meinen Charakter verändern“. – „Meiner Mama könnte etwas Schlimmes passieren.“ – „Hoffentlich passiert uns nicht wieder etwas Schlimmes“. – „Könnte ich mich jetzt mit Fuchsbandwurm angesteckt haben?“; „Was hat die Pflanze alles berührt?“
Körperbezogene Inhalte	– „Ich könnte krank werden.“
Horten/Sammeln	– „Ich kann dies nicht wegwerfen, da dies ein Teil von mir ist.“
Religiöse Inhalte	– „Ich habe gesündigt und gehöre dadurch nicht zu den Auserwählten, die zu Gott kommen.“ – „Wenn ich die Akten nicht mehrmals sortiere, komme ich in die Hölle.“
Sexuelle Inhalte	– „Ich habe Sex mit meinem Vater.“ – „Hoffentlich habe ich kein sexuelles Gefühl, wenn ich ein Kind sehe oder an eins denke.“
Symmetriedrang (Bedürfnis)	– „Die Schuhe müssen genau nebeneinanderstehen.“ – „Liegen meine Schulsachen symmetrisch auf dem Tisch?“
Drang etwas zu sagen, zu fragen oder zu beichten (eingestehen)	– „Ich muss auf bestimmte Art ‚Gute Nacht‘ sagen“. – „Ich muss mich für alles, was ich heute falsch gemacht habe, entschuldigen.“

Zwangssymptomdimensionen

In einer Metaanalyse zur Identifikation von Zwangssymptomdimensionen haben Bloch und Kollegen (2008) bei Kindern und Jugendlichen die Symptomdimensionen „Zwangsgedanken zu Symmetrie sowie Kontroll-, Wiederholungs-, Ordnungs- und Zählzwänge“, „Reinigungszwänge und Zwangsgedanken bezüglich Kontamination und somatische Zwangsgedanken“, „Zwangsgedanken zu Horten und Sammelzwänge“ und „Aggressive, sexuelle und religiöse Zwangsgedanken“ herausgearbeitet. Diese Symptomdimensionen wichen nur geringfügig von jenen für das Erwachsenenalter identifizierten Symptomdimensionen ab (z. B. Bloch et al., 2008).

Manifestationsformen bei jüngeren und älteren Kindern

Ein Vergleich der Manifestationsformen zwischen jüngeren und älteren Kindern zeigt in beiden Altersgruppen eine ähnlich hohe allgemeine Schwere der Zwangssymptomatik (z. B. Geller et al., 2001a; Nakatani et al., 2011; Selles et al., 2014). In der Studie von Selles und Kollegen (2014) gaben die älteren Kinder (10- bis 18-Jährige) mehr Zählzwänge und magische kognitive Rituale an, wohingegen jüngere Kinder (3- bis 9-Jährige) häufiger Horten/Sammeln berichteten. Möglicherweise unterscheiden sich jüngere von älteren Kindern mit Zwangsstörungen überdies auch hinsichtlich des Auftretens komorbider Störungen (Selles et al., 2014; vgl. auch Kap. 1.2). Des Weiteren gibt es Anhaltspunkte dafür, dass Kinder und Jugendliche mit einem frühen Erstmanifestationsalter der Zwangsstörung (<10 Jahre) von Kindern und Jugendlichen mit einem späteren Erstmanifestationsalter (>= 10 Jahre) bezüglich Zwangsinhalten und Komorbiditäten differieren (Nakatani, et al., 2011; vgl. auch Kap. 1.2).

Für das Kindes- und Jugendalter sowie für das Erwachsenenalter gelten sowohl gemäß der Internationalen Klassifikation psychischer Störungen (ICD-10; Weltgesundheitsorganisation, Dilling et al., 2016, 2015) als auch gemäß dem Diagnostischen und Statistischen Manual Psychischer Störungen (DSM-5; American Psychiatric Association/Falkai et al., 2015) dieselben Diagnosekriterien. Diese sind in Tabelle 3 dargestellt.

Neue DSM-5-Kategorie: Zwangsstörung und verwandte Störungen

Während in der ICD-10 die Zwangsstörungen in die *neurotischen, Belastungs- und somatoformen Störungen* eingruppiert sind, liegt im DSM-5 eine eigene Kategorie *Zwangsstörung und verwandte Störungen* vor. In dieser neuen Kategorie des DSM-5 werden Diagnosen zusammengefasst, die phänomenologisch eine gewisse Nähe zu Zwangsstörungen aufweisen. Diese werden auch als Zwangs-Spektrum-Störungen bezeichnet (z. B. Hartmann & Wilhelm, 2013).

Diese verwandten Störungen des DSM-5 umfassen

- die Körperdysmorphe Störung,
- das Pathologische Horten,
- die Trichotillomanie (Pathologisches Haareausreißen),
- die Dermatillomanie (Pathologisches Hautzupfen),
- die Substanz-/Medikamenteninduzierte Zwangsstörung und Verwandte Störungen,
- die Zwangsstörung und Verwandte Störungen aufgrund eines Anderen Medizinischen Krankheitsfaktors,
- die Andere Näher Bezeichnete Zwangsstörung und Verwandte Störungen,
- die Nicht Näher Bezeichnete Zwangsstörung und Verwandte Störungen.

Divergenzen von ICD-10 und DSM-5

In Bezug auf die Zwangsstörungen unterscheiden sich beide Klassifikationssysteme hinsichtlich des Zeitkriteriums. Während in der ICD-10 Zwangssymptome *an den meisten Tagen über einen Zeitraum von mindestens zwei Wochen* vorliegen müssen, gibt das DSM-5 *zeitintensive* Zwangssymptome von beispielsweise täglich mehr als einer Stunde vor. Weitere Divergenzen betreffen *Widerstand* und *Einsichtsfähigkeit*. Das in der ICD-10 für die Diagnose erforderliche Widerstandsbemühen ist im DSM-5 kein Kriterium für eine Diagnose. Die Einsichtsfähigkeit in die Übertriebenheit bzw. Sinnlosigkeit der Zwangssymptomatik ist in der ICD-10 ein notwendiges, im DSM-5 hingegen kein notwendiges Diagnosekriterium. Die im DSM-5 diesbezüglich geforderten Spezifizierungen „mit guter oder angemessener Einsicht“, „mit wenig Einsicht“ oder

Tabelle 3: Diagnostische Kriterien einer Zwangsstörung nach ICD-10 (Weltgesundheitsorganisation, Dilling et al., 2016, 2015) und DSM-5 (American Psychiatric Association/Falkai et al., 2015[1])

	ICD-10 (F42)	DSM-5
Symptomatologie	A. Entweder Zwangsgedanken oder Zwangshandlungen (oder beides) an den meisten Tagen über einen Zeitraum von mindestens zwei Wochen. B. Die Zwangsgedanken (Ideen oder Vorstellungen) und Zwangshandlungen zeigen sämtliche folgenden Merkmale: 1. sie werden als eigene Gedanken/Handlungen von den Betroffenen angesehen und nicht als von anderen Personen oder Einflüssen eingegeben; 2. sie wiederholen sich dauernd und werden als unangenehm empfunden, und mindestens ein Zwangsgedanke oder eine Zwangshandlung werden als übertrieben und unsinnig anerkannt; 3. die Betroffenen versuchen, Widerstand zu leisten (bei lange bestehenden Zwangsgedanken und Zwangshandlungen kann der Widerstand allerdings sehr gering sein). Gegen mindestens einen Zwangsgedanken oder eine Zwangshandlung wird gegenwärtig erfolglos Widerstand geleistet; 4. die Ausführung eines Zwangsgedankens oder einer Zwangshandlung ist für sich genommen nicht angenehm (dies sollte von einer vorübergehenden Erleichterung von Spannung und Angst unterschieden werden).	A. Entweder Zwangsgedanken, Zwangshandlungen oder beides: Zwangsgedanken, wie durch (1) und (2) definiert: 1. Immer wiederkehrende und anhaltende Gedanken, Impulse oder Vorstellungen, die im Krankheitsverlauf mindestens zeitweilig als aufdringlich und ungewollt empfunden werden, und die meist ausgeprägte Angst und großes Unbehagen hervorrufen. 2. Die Person versucht, diese Gedanken, Impulse oder Vorstellungen zu ignorieren oder zu unterdrücken oder sie mithilfe anderer Gedanken oder Tätigkeiten zu neutralisieren (z. B. durch die Ausführung einer Zwangshandlung). Zwangshandlungen sind durch (1) und (2) definiert: 1. Wiederholte Verhaltensweisen (z. B. Händewaschen, Ordnen, Kontrollieren) oder mentale Handlungen (z. B. Beten, Zählen, Wörter lautlos wiederholen), zu denen sich die Person als Reaktion auf einen Zwangsgedanken oder aufgrund von streng zu befolgenden Regeln gezwungen fühlt, 2. Die Verhaltensweisen oder die mentalen Handlungen dienen dazu, Angst oder Unbehagen zu verhindern oder zu reduzieren oder gefürchteten Ereignissen oder Situationen vorzubeugen; diese Verhaltensweisen oder mentalen Handlungen stehen jedoch in keinem realistischen Bezug zu dem, was sie zu neutralisieren oder zu verhindern versuchen, oder sie sind deutlich übertrieben. *Beachte:* Kleine Kinder könnten noch nicht in der Lage sein, den Zweck dieser Verhaltensweisen oder mentalen Handlungen auszudrücken.

[1] Reprinted in German with permission from Hogrefe Verlag GmbH & Co.KG. Diagnostic and Statistical Manual of Mental Disorders, Fifth Edition, (Copyright 2013). American Psychiatric Association

Tabelle 3: Fortsetzung

	ICD-10 (F42)	DSM-5
Symptomatologie	C. Die Betroffenen leiden unter den Zwangsgedanken und Zwangshandlungen oder werden in ihrer sozialen oder individuellen Leistungsfähigkeit behindert, meist durch den besonderen Zeitaufwand.	B. Die Zwangsgedanken oder Zwangshandlungen sind zeitintensiv (sie beanspruchen z. B. mehr als 1 Stunde pro Tag) oder verursachen in klinisch bedeutsamer Weise Leiden oder Beeinträchtigungen in sozialen, beruflichen oder anderen wichtigen Funktionsbereichen.
	D. Häufigstes Ausschlusskriterium: Die Störung ist nicht bedingt durch eine andere psychische Störung, wie Schizophrenie und verwandte Störungen (F20-F29) oder affektive Störungen (F30-F39).	C. Die Symptome der Zwangsstörungen sind nicht Folge der physiologischen Wirkung einer Substanz (z. B. Substanz mit Missbrauchspotenzial, Medikament) oder eines medizinischen Krankheitsfaktors.
		D. Die Symptome werden nicht besser durch das Vorliegen einer anderen psychischen Störung erklärt (z. B. exzessive Sorgen, wie bei der Generalisierten Angststörung; übermäßige Beschäftigung mit dem äußeren Erscheinungsbild, wie bei der Körperdysmorphen Störung; Schwierigkeiten, Gegenstände auszusondern oder sich von diesen zu trennen, wie beim Pathologischen Horten; Haareausreißen, wie bei der Trichotillomanie [Pathologisches Haareausreißen]; Hautzupfen/-quetschen, wie bei der Dermatillomanie; Stereotypien, wie bei der Stereotypen Bewegungsstörung; ritualisiertes Essverhalten, wie bei Essstörungen; übermäßige Beschäftigung mit Substanzen oder Glücksspielen, wie bei den Störungen im Zusammenhang mit psychotropen Substanzen und abhängigen Verhaltensweisen; übermäßige Beschäftigung, eine Krankheit zu haben, wie bei der Krankheitsangststörung; sexuelle dranghafte Bedürfnisse und Fantasien, wie bei der Paraphilie; Impulsdurchbrüche, wie bei den disruptiven, Impulskontroll- und Sozialverhaltensstörungen; Grübeln über Schuld, wie bei einer Major Depression; Gedankeneingebung oder Wahn, wie bei einer Störung aus dem Schizophrenie-Spektrum oder anderen psychotischen Störungen; oder stereotyp wiederholten Verhaltensmustern, wie bei der Autismus-Spektrum-Störung).

Tabelle 3: Fortsetzung

	ICD-10 (F42)	DSM-5
Subformen	Die Diagnose kann mit der folgenden vierten Stelle differenziert werden: F42.0 vorwiegend Zwangsgedanken und Grübelzwang F42.1 vorwiegend Zwangshandlungen (Zwangsrituale) F42.2 Zwangsgedanken und –handlungen, gemischt F42.8 sonstige Zwangsstörungen F42.9 nicht näher bezeichnete Zwangsstörung	
Spezifizierung		Bestimme, ob: *Mit Guter oder Angemessener Einsicht:* Die Person erkennt, dass die zwangsbezogenen Überzeugungen definitiv nicht, wahrscheinlich nicht oder möglicherweise nicht zutreffen. *Mit Wenig Einsicht:* Die Person denkt, dass die zwangsbezogenen Überzeugungen wahrscheinlich zutreffen. *Mit Fehlender Einsicht/Wahnhaften Überzeugungen:* Die Person ist vollkommen davon überzeugt, dass die zwangsbezogenen Überzeugungen zutreffen.
		Bestimme, ob: *Tic-Bezogen:* Die Person weist gegenwärtig oder in der Vorgeschichte eine Tic-Störung auf.

„mit fehlender Einsicht/mit wahnhaften Überzeugungen“ berücksichtigen die mangelnde Einsicht mancher Kinder in ihre Zwangssymptomatik (insbesondere auch aufgrund ihres jeweiligen kognitiven Entwicklungsstandes), aber auch von Jugendlichen (z. B. Geller et al., 2001a; Lewin et al., 2010) und Erwachsener (z. B. Alonso et al., 2008; Bellino et al., 2005). Dadurch kann sich die Abgrenzung zu psychotischen Störungen als schwieriger gestalten. Da Kinder und Jugendliche mit Zwangsstörungen *ohne* sowie *mit* komorbiden Tics möglicherweise bezüglich der Phänomenologie und des Verlaufs der Zwangssymptomatik sowie ihrer familiären Transmission differieren (z. B. Roessner & Rothenberger, 2007), ermöglicht das DSM-5 eine Spezifizierung hinsichtlich des aktuellen oder früheren Vorliegens einer Tic-Störung. Die ICD-10 beinhaltet die Diagnose von Zwangsstörungs-Subtypen: (1) Zwangsstörung mit vorwiegend Zwangsgedanken, (2) mit vorwiegend Zwangshandlungen und (3) mit Zwangsgedanken und -handlungen gemischt. Unter Berücksichtigung der Zuordnung der mentalen Rituale zu den Zwangshandlungen kann das Vorliegen ausschließlicher Zwangsgedanken bei Personen mit Zwangsstörungen jedoch sehr selten empirisch nachgewiesen werden (Williams et al., 2011).

Vielfältige Beeinträchtigungen

Sowohl Zwangsgedanken als auch -handlungen können täglich stundenlang anhalten. Zwangsstörungen können erhebliches Leiden verursachen, zeitraubend sein oder den normalen Tagesablauf, die schulischen (z. B. Ledley & Pasupuleti, 2007; siehe auch Fischer-Terworth, 2010) und beruflichen Leistungen, die Freizeitaktivitäten und Gleichaltrigenbeziehungen (z. B. Allsopp & Verduyn, 1990; Piacentini et al., 2003) sowie das Familiensystem (z. B. Farrell & Barrett, 2007; Murphy & Flessner, 2015) beeinträchtigen. Für Eltern und Geschwister erweisen sich Zwangsstörungen häufig als extrem belastend. So können beispielsweise Wasch-, Reinigungs-, Kontroll-, Wiederholungs-, Berührungs- oder Ordnungszwänge, welche die einzelnen Familienmitglieder behindern bzw. einschränken, sowie nicht enden wollende Frage- und Rückversicherungszwänge, aber auch Aggressionen die Familie zur Verzweiflung bringen. In vielen Familien wird das alltägliche Leben völlig auf den Kopf gestellt. Häufig konzentriert sich alles auf das betroffene Kind. So fühlen sich Geschwisterkinder häufig vernachlässigt, und ein „zwangsfreies“ Familienleben ist kaum mehr möglich. Familien bemühen sich vorwiegend darum, sich an den von der Zwangsstörung des Kindes dominierten Familienalltag anzupassen (family accommodation), indem sie aus Hilflosigkeit heraus eigene Regeln entwickeln. So können sie beispielsweise die Zwangssymptome des Kindes *passiv* ertragen. Sie können sich aber auch *direkt* oder *indirekt* in die Zwangssymptomatik einbinden lassen (Farrell & Barrett, 2007). Eine direkte Einbindung beinhaltet die aktive Unterstützung des betroffenen Kindes bei der Durchführung seiner Zwänge, z. B. Begleitung eines Waschvorgangs durch Mitwaschen, Mitzählen, Handtücher anreichen usw., bestimmte Wege gehen, um sie für das Kind zu reinigen oder wiederholte Beantwortung von Fragen oder

Direkte oder indirekte Einbindung von Familienmitgliedern in die Zwangssymptomatik

Rückversicherungen-Geben. Überdies können Eltern oder Geschwister Lichtschalter für das betroffene Kind betätigen oder auch Türen öffnen bzw. *aktiv* das Kind bei der Durchführung von Zwangssymptomen unterstützen. Bemühen sich Familienmitglieder, sich der Einbindung in die Zwangssymptomatik zu widersetzen, ist dies häufig mit endlosen Diskussionen und gegenseitigen Aggressionen verbunden. Die Einbindung kann auch indirekt erfolgen, indem zwangsauslösende Situationen durch Familienmitglieder vermieden werden, z. B. das Nicht-Berühren mancher Gegenstände, das Nicht-Einschalten des Fernsehers oder Radios zur Vermeidung bestimmter gesprochener Worte oder das Nicht-Betreten des Zimmers des betroffenen Kindes (vgl. Döpfner, 1999).

1.2 Epidemiologie

Prävalenz von 0.1 % bis 3.6 %

Im Kindes- und Jugendalter werden für Zwangsstörungen Prävalenzraten von 0.1 % bis 3.6 % angegeben. Die epidemiologischen Studien ergaben geringere Häufigkeiten bei Kindern als bei Jugendlichen (Canals et al., 2012). So zeigen 0.026 % der 5- bis 7-Jährigen (Heyman et al., 2001), 0.2 % der 6- bis 7-Jährigen (Carter et al., 2010), 0.14 % der 8- bis 10-Jährigen (Heyman et al., 2001) und 1.8 % der 8- bis 12-Jährigen (Canals et al., 2012) Zwangsstörungen. Im Jugendalter betragen die Prävalenzraten 1 % (Flament et al., 1988) bis 3.6 % (Zohar et al., 1992). Bei 18-Jährigen ergibt sich eine Prävalenzrate von 4 % (Douglass et al., 1995). Dabei sind (potenziell) steigende Prävalenzzahlen von Zwangsstörungen in den letzten beiden Jahrzehnten zu berücksichtigen (Atladottir et al., 2015 mit Untersuchungen in Dänemark, Finnland und Schweden). Überdies ist auch miteinzubeziehen, dass Zwangsstörungen (als „verheimlichte" Störungen) potenziell unterdiagnostiziert werden (Moore et al., 2007). Die Prävalenzrate im Jugendalter ist ähnlich hoch wie im Erwachsenenalter (z. B. Angst et al., 2004; siehe auch Abramowitz, 2006a; Zaudig, 2002). Die meisten erwachsenen Zwangspatienten (mehr als 80 %) berichten über einen Störungsbeginn bereits im Kindes- und Jugendalter (z. B. Nestadt et al., 2000). In den Studien von Canals und Kollegen (2012) sowie Valleni-Basile und Kollegen (1994) wiesen 5.5 % bzw. 19.3 % der untersuchten Kinder und Jugendlichen subklinische Zwangssymptome auf.

Erstmanifestation

Bezüglich des Erstmanifestationsalters deuten bisherige Studien auf eine bimodale Verteilung mit einem Störungsgipfel bei 10 bis 11 Jahren (Range: 6–14 Jahre, Garcia et al., 2009) und einem weiteren bei 21 bis 23 Jahren hin (Delorme et al., 2004; Geller et al., 1998b). Der früheste berichtete Störungsbeginn beträgt 2 Jahre (Garcia et al., 2009).

Geschlechterverteilung

Trotz der Heterogenität der bisherigen Studienergebnisse gibt es Anhaltspunkte dafür, dass im Kindesalter bei Jungen eine höhere Rate von Zwangsstörungen als bei Mädchen (3:2) vorliegt (z. B. Geller, 2006), während im Jugendalter (Valleni-Basile et al., 1994) sowie im Erwachsenenalter (Abramowitz, 2006a; Zaudig, 2002) eine ungefähre Gleichverteilung der Geschlechter oder eine leicht höhere Rate beim weiblichen Geschlecht besteht. In einigen Studien wurde bei Jungen ein früherer Störungsbeginn beschrieben (z.B. Hanna, 1995; Ruscio et al., 2010; Swedo et al., 1989b).

1.3 Komorbide Störungen

Zwangsstörungen im Kindes- und Jugendalter sind häufig mit anderen psychischen Störungen assoziiert. Den Übersichtsarbeiten von Geller und Kollegen (1998a) sowie Wewetzer und Klampfl (2004) zufolge weisen ca. 62 % bis 97 % der Kinder und Jugendlichen mit einer Zwangsstörung mindestens eine komorbide Störung auf. Die häufigsten komorbiden Störungen beinhalten Angststörungen, depressive Störungen, Tic-Störungen, Aufmerksamkeitsdefizit-/Hyperaktivitätsstörungen und Störung des Sozialverhaltens sowie mit zunehmendem Alter auch Persönlichkeitsstörungen (vgl. Tab. 4; siehe auch Jans et al., 2007). Bezüglich der differenzialdiagnostischen Abgrenzung der Zwangsstörung gegenüber anderen Störungen wird auf Kapitel 2.1.1.1 verwiesen.

Häufig komorbide Störungen

Tabelle 4: Häufigkeit komorbider Störungen bei Kindern und Jugendlichen mit Zwangsstörungen (Geller et al., 1998a; Reddy et al., 2001; Riddle et al., 1990b; Swedo et al., 1989b; Thomsen, 1999).

Komorbide Störungen	Häufigkeit
Angststörungen	13–70 %
Depression	8–73 %
Aufmerksamkeitsdefizit-/Hyperaktivitätsstörungen und oppositionelle/dissoziale Störungen	3–57 %
Essstörungen	12–35 %
Tic-Störungen	13–60 %
Asperger-Syndrom	0–10 %
Sprach-/Entwicklungsstörungen	13–27 %
Selektiver Mutismus	0–15 %
Enuresis	7–37 %
Somatoforme Störungen	6 %
Substanzmissbrauch	1 %
Zwanghafte Persönlichkeitsstörung	11–14 %

1.4 Pathogenese

Multifaktorielle Genese

Aufgrund der bisherigen Befundlage lässt sich annehmen, dass Zwangsstörungen eine sehr heterogene Störungsgruppe darstellen. In der Hypothese potenzieller Subgruppen manifestieren sich die bislang nachgewiesenen Unterschiede bezüglich des Erstmanifestationsalters, der Phänomenologie, des Verlaufes und der Prognose (vgl. auch Kap. 1.1 bis 1.3 und 1.5). Die Ätiologie und Pathogenese der Zwangsstörung sind bisher lediglich in Ansätzen ergründet. Die Heterogenität dieser Störung legt multifaktorielle Ursachen nahe, in denen neurobiologische, genetische, neuroanatomische und neurophysiologische, neuroimmunologische, neuropsychologische und psychosoziale Faktoren Berücksichtigung finden (z. B. Abramowitz et al., 2007; Arnold & Richter, 2007; Larson et al., 2007; Rosenberg et al., 2007).

Genetische Faktoren

Heritabilität von 45% bis 65%

Generell zeigen die Ergebnisse von Zwillings-, Familien- und anderen Erblichkeitsuntersuchungen konsistent eine deutliche genetische Komponente (Pauls et al., 2014). So weisen Zwillingsstudien auf eine Heritabilität von 45% bis 65%, d.h. durch genetische Faktoren oder Gen-Umwelt-Interaktionen bedingte Verursachung der Zwangsstörung bei Kindern und Jugendlichen, hin (van Grootheest et al., 2005). Damit liegt die Heritabilität bei Zwangsstörungen höher als bei anderen internalisierenden Störungsbildern wie z. B. Angststörungen oder Depressionen (McGrath et al., 2012). Analog zu den Ergebnissen bzgl. anderer neurobiologischer Parameter scheint auch bei den früh beginnenden Zwangsstörungen eine höhere genetische Komponente vorzuliegen, d.h. bei Kindern und Jugendlichen ist im Durchschnitt eine höhere Erblichkeit zu beobachten als bei Erwachsenen mit einer Zwangsstörung. Dies erhöht neben anderen Indizien (z. B. PANDAS; siehe Neuroimmunologische Faktoren) die Wahrscheinlichkeit, dass früh beginnende Zwangsstörungen möglicherweise einen eigenen Subtyp darstellen. Die Ergebnisse genomweiter Assoziationsstudien (z. B. Mattheisen et al., 2015) weisen analog zu einer Metaanalyse (Taylor, 2013) zu gefundenen Kandidatengenen – wie bei anderen psychischen Störungen im Kindes- und Jugendalter auch – in Richtung einer polygenetisch bedingten Störung, wobei im Einzelfall viele Gene einen relativ kleinen Effekt für den jeweiligen Phänotyp bedingen. Dabei wurden vor allem Gene mit Effekten auf die serotonerge, dopaminerge und glutamaterge Neurotransmission identifiziert (Pauls et al., 2014). Für neurochemische Veränderungen, vor allem in der Gruppe der frühbeginnenden und mit Tics assoziierten Zwangsstörungen spricht auch die Studie von Skarphedinsson und Kollegen (2015a), die zeigen konnte, dass vor allem in dieser Subgruppe eine medikamentöse Therapie besonders wirksam ist.

Neuroanatomische und neurophysiologische Auffälligkeiten

Pathophysiologische Modelle von Zwangsstörungen fokussieren auf Veränderungen der frontostriatalen Netzwerke. Allerdings mehren sich auch die Autoren, die von keinen nennenswerten neuropsychologischen Defiziten bei Kindern und Jugendlichen mit Zwangsstörungen ausgehen, wobei sie jedoch durch die Limitationen der Studien und deren geringer Anzahl durchaus zur Vorsicht bzgl. dieser Schlussfolgerung mahnen (Abramowitch et al., 2015; siehe Neuropsychologie). Es wird vermutet, dass eine Hyperaktivität des orbitofrontalen Kortex zu persistierenden Befürchtungen hinsichtlich drohender Gefahren bzw. Schadens (d. h. Zwangsgedanken) führt, was wiederum in Versuchen einer Neutralisierung (d. h. Zwangshandlungen) resultiert. Passend dazu zeigen funktionelle Bildgebungsstudien relativ einheitlich eine erhöhte Aktivierung im lateralen und orbitofrontalen Kortex sowohl bei Kindern als auch Erwachsenen mit Zwangsstörungen (Pauls et al., 2014). Allerdings sind – wie bei anderen psychischen Störungen im Kindes- und Jugendalter auch – die Befunde je nach Studienstichprobe (z. B. Alter, Geschlecht, Medikation), Untersuchungsmethode usw. unterschiedlich. Interessanterweise wurde auch bei Verwandten, die selbst nicht von einer Zwangsstörung betroffen waren, aber natürlich durch die Verwandtschaft ein erhöhtes genetisches Risiko aufwiesen, ebenfalls eine solche Dysfunktion im orbitofrontalen Kortex gefunden (Chamberlain et al., 2008). Analog haben Studien zur Behandlung von Patienten mit Zwangsstörungen nach einer kognitiven Verhaltenstherapie eine verminderte Aktivität im orbitofrontalen Kortex nachweisen können (Pauls et al., 2014).

Annahme einer Dysfunktion im orbitofrontalen Kortex

Neuroimmunologische Faktoren

Fast schon eine eigenständige Diskussion zur Ätiologie entwickelte sich in den letzten 10 bis 20 Jahren zur Frage, ob nicht die Zwangsstörung bei einer Subgruppe von Patienten als Folge der Bildung von Autoantikörpern nach einer Infektion mit β-hämolysierenden Streptokokken auftritt. Sogar ein eigenes Akronym wurde eingeführt: PANDAS (paediatric autoimmune neuropsychiatric disorders associated with streptococcus; Swedo et al., 1998), jedoch inzwischen von einigen Autoren auch durch PANS (paediatric acute-onset neuropsychiatric syndrome; Murphy et al., 2014) ersetzt, um den vielen Unklarheiten zu einem wirklichen Kausalzusammenhang zwischen Infektion und Zwangsstörung Rechnung zu tragen. Als besondere Merkmale dieser Untergruppe wurden unter anderem ein plötzlicher Symptombeginn bzw. eine plötzliche Symptomverschlechterung, ein früher Störungsbeginn sowie eine enge Verknüpfung mit Tics (individuell wie familiär) angesehen. Auch scheinen die Kinder und Jugendlichen dieser Subgruppe noch mehr zusätzliche komorbide Symptome und Störun-

PANDAS/ PANS

gen aufzuweisen, als die der Nicht-PANDAS-Gruppe. Dazu zählen Tic-Störungen, Enuresis, Impulsivität und motorische Entwicklungsprobleme. Auch wenn – wie erwähnt – kausale Zusammenhänge noch immer eher spekulativ sind, erscheint vielen die Möglichkeit einer kausalen Therapie der Zwangsstörung durch Antibiose, Immodulation bis hin zur Plasmapherese sehr verlockend (Latimer et al., 2015). Gebremst wird die Euphorie vor allem durch Studien, die zeigen, dass diese Subgruppe genauso gut bzw. schlecht auf die Standardtherapie der Zwangsstörungen anspricht (Storch et al., 2006b) und damit eine unwirksame und eventuell sogar nebenwirkungsreiche antibiotische/immunmodulierende Behandlung keinerlei Vorteil, sondern wahrscheinlich nur mehr Risiken bietet. Allerdings sollte die Diskussion zwischen Gegnern und Befürwortern einer antibiotischen PANS/PANDAS-Behandlung die immer noch geringe Evidenz zu einem ursächlichen Zusammenhang berücksichtigen. Gleiches gilt für eine präventive Antibiose z.B. bei erhöhtem familiärem Risiko. Belastbarere Ergebnisse wird künftig vermutlich die European Multicenter Tics in Children Study (EMTICS; Roessner & Hoekstra, 2013) bieten.

Neuropsychologische und psychosoziale Faktoren

Inkonsistente Ergebnisse bezüglich neuropsychologischer Beeinträchtigungen

Bei erwachsenen Zwangspatienten wurden zahlreiche neuropsychologische Studien durchgeführt, die zwar auf (leichte) kognitive Minderleistungen (besonders bezüglich nonverbalem Gedächtnis, Planung und Verarbeitungsgeschwindigkeit) hinweisen, es ließ sich aber aufgrund der Heterogenität der Ergebnisse bisher kein störungsspezifisches neuropsychologisches Profil für Zwangsstörungen bestimmen (z.B. Abramowitch et al., 2013, 2015). Zur Untersuchung der Neuropsychologie juveniler Zwangsstörungen liegt bislang lediglich eine geringe Anzahl an Studien vor (Abramowitch et al., 2015; Abramowitz et al., 2007). Die diesbezüglichen Ergebnisse erscheinen inkonsistent, wobei angenommen werden muss, dass die divergierenden Ergebnisse mit Faktoren wie Auswahl der Patienten- und Kontrollgruppe, neuropsychologische Testauswahl, Erstmanifestationsalter, Störungsdauer und Komorbiditäten zusammenhängen könnte (z.B. Ornstein et al., 2010). In eine entsprechende Metaanalyse schlossen Abramowitch und Kollegen (2015) 11 neuropsychologische Studien ein, die sich auf die Hauptdomänen Aufmerksamkeit, Exekutive Funktionen, Gedächtnis, Verarbeitungsgeschwindigkeit, Visuell-räumliche Fähigkeiten und Arbeitsgedächtnis beziehen. Dabei konnten keine eindeutigen Anhaltspunkte dafür gefunden werden, dass Kinder und Jugendliche mit Zwangsstörungen bedeutsame neuropsychologische Beeinträchtigungen aufweisen. Möglicherweise werden diese erst im frühen Erwachsenenalter maßgeblich (Abramowitch et al., 2015). Weitere entsprechende Studien sind allerdings erforderlich.

Heterogene Ergebnisse hinsichtlich spezifischer Temperamentsmerkmale

Inwieweit *spezifische Temperamentsmerkmale* (wie insbesondere Schüchternheit, emotionale Reaktivität) Risikofaktoren für die Entwicklung von

Zwangsstörungen sein können, ist aufgrund der heterogenen Befundlage noch näher zu untersuchen (Ivarsson & Winge-Westholm, 2004, siehe auch Moore et al., 2007).

Dysfunktionale Grundüberzeugung bzw. Persönlichkeitsmerkmale

Bestimmte *dysfunktionale Grundüberzeugungen bzw. Persönlichkeitsmerkmale* (z. B. Perfektionismus, übermäßige Sorgfalt, Gewissenhaftigkeit, überzogene Normorientierung, übermäßige Vorsicht, übertriebenes Verantwortungsgefühl, Unentschlossenheit, Zweifel, Verlangsamung/Antriebsverminderung bei Aktivitäten, rigides, eigensinniges Verhalten) können bei Kindern und Jugendlichen mit Zwangsstörungen gehäuft auftreten (z. B. Farrell & Barrett, 2006; Libby et al., 2004; Obsessive Compulsive Cognitions Working Group, 1997; vgl. auch Kap. 2.1.1.2). Dabei ist jedoch zu berücksichtigen, dass diese Grundüberzeugungen bzw. Persönlichkeitsmerkmale möglicherweise zum Teil infolge physiologischer Erregung bzw. Angst entstehen (Moore et al., 2007) und damit nicht den Ausgangspunkt für die Entwicklung einer Zwangsstörung darstellen könnten. In diesem Zusammenhang sind auch potenzielle Verzerrungen in der Informationsverarbeitung der Kinder und Jugendlichen mit Zwangsstörungen weiter zu untersuchen. Möglicherweise fördern Mütter von Kindern mit einer Zwangsstörung deren Verantwortlichkeit (Farrell et al., 2012).

Möglicherweise dysfunktionale Emotionsregulationsstrategien

Der Zusammenhang von *Emotionsregulationsfähigkeiten* und juvenilen Zwangsstörungen wurde bislang kaum untersucht. In der Studie von Jacob und Kollegen (2012) wiesen Kinder und Jugendliche mit Zwangsstörungen häufiger dysfunktionale Emotionsregulationsstrategien auf als Kinder und Jugendliche mit Angststörungen. Möglicherweise setzen Kinder, Jugendliche und Erwachsene mit Zwangsstörungen maladaptive Strategien zur Bewältigung unangenehmer Emotionen ein (z. B. Abramowitz et al., 2003; Jacob et al., 2012). Dabei ist jedoch nicht klar, ob diese Auffälligkeiten Folgen oder Ursachen der Zwangsstörung sind.

Heterogene Befunde bezüglich religiöser Einstellungen/Erziehung

Die Befundlage zum Zusammenhang zwischen *religiösen Einstellungen* und Zwangsstörungen ist heterogen (z. B. Rady et al., 2012; siehe auch Baumann, 2007; Beck, 2004). Es wäre möglich, dass durch religiöse Einstellungen und religiöse Erziehung eher die Phänomenologie als die Entstehung einer Zwangsstörung beeinflusst wird (z. B. Rady et al., 2012).

Höheres Maß psychischer Probleme oder Störungen der Eltern

Unterschiedliche familiäre Faktoren werden in Zusammenhang mit der Zwangsstörung gebracht (z. B. Beck, 2004; Murphy & Flessner, 2015; Waters & Barrett, 2000). Bezüglich der *elterlichen psychischen Gesundheit* weisen Eltern von Kindern und Jugendlichen mit Zwangsstörungen im Vergleich zu Eltern gesunder oder ängstlicher Kinder oder Jugendlicher mehr psychische Probleme oder Störungen auf (insbesondere ängstliche und depressive Symptomatik; Barrett et al., 2002; Derisley et al., 2005). Einige Studien ermittelten erhöhte Raten von zwanghaften Verhaltensweisen, zwanghaften Persönlichkeitszügen, manifesten *Zwangsstörungen oder zwanghaften Persönlichkeitsstörungen bei erstgradigen*

Verwandten (z.B. do Rosario-Campos et al., 2005; Lenane et al., 1990; Riddle et al., 1990b). Hier kann, neben einer deutlichen genetischen Komponente, auch eine indirekte Transmission durch das elterliche Modell eines generell ängstlichen oder vermeidenden Bewältigungsstils angenommen werden (Waters & Barrett, 2000). Wewetzer und Kollegen (2003) konnten in ihrer Studie keine signifikanten Abweichungen der sowohl von den Kindern und Jugendlichen als auch von den Müttern und Vätern eingeschätzten elterlichen Erziehungsziele und Erziehungspraktiken gegenüber den Normwerten des angewandten familiendiagnostischen Verfahrens feststellen.

Bezüglich *familiärer Beziehungen* und Interaktionsmuster gaben in der Studie von Valleni-Basile und Kollegen (1995) Jugendliche mit Zwangsstörungen im Vergleich zu einer nicht-klinischen Kontrollgruppe weniger emotionale Unterstützung und Nähe in ihrer Familie an. Barrett und Kollegen (2002) zeigen, dass Mütter und Väter von Kindern mit Zwangsstörungen weniger Vertrauen in die Fähigkeiten ihres Kindes haben, seine Selbstständigkeit und Unabhängigkeit weniger fördern und weniger positive Problemlösestrategien entwickelten als Eltern von unauffälligen Kindern und von Kindern mit anderen Auffälligkeiten. Auch Kinder mit Zwangsstörungen zeigten weniger positive Problemlösestrategien, ein geringeres Ausmaß an Vertrauen in ihre eigenen Problemlösefähigkeiten und weniger Wärme in den Interaktionen mit ihren Eltern.

Das Expressed-Emotion-Konzept (Maß an Kritik und emotionalem Überengagement; z.B. Brown et al., 1972; Vaughn & Leff, 1976) wurde in verschiedenen Studien mit Kindern und Jugendlichen mit Zwangsstörungen untersucht. In diesen Studien ergab sich, dass rund 48 % der Väter und etwa 75 % der Mütter von Kindern mit Zwangsstörungen gegenüber etwa 27 % der Väter und 18 % der Mütter gesunder Kinder ein starkes Maß an Kritik und emotionalem Überengagement zeigen (z.B. Hibbs et al., 1992; Hibbs et al., 1993; Leonard et al., 1993). Przeworski und Kollegen (2012) ermittelten in ihrer Studie geringere Raten an hoher Kritik der Mütter und der Kinder gegenüber ihren Eltern. Studien zu juvenilen Zwangsstörungen zeigen zudem in den betroffenen Familien ein erhöhtes Ausmaß an familiärer Belastung sowie gestörten Familienfunktionen (z.B. Peris et al., 2008b; Piacentini et al., 2003; Renshaw et al., 2005), an familiären Disharmonien und Schuld (Peris et al., 2008a; Renshaw et al., 2005) auf.

Familiäre Belastung, gestörte Familienfunktionen, familiäre Disharmonien und Schuld

Die Strategien der Familienmitglieder im *Umgang mit der Zwangssymptomatik* des Kindes wurden in den letzten Jahren vielfach untersucht. In wenigen Studien konnten ablehnende Verhaltensweisen von Familienmitgliedern aufgezeigt werden (Allsopp & Verduyn, 1990; siehe auch Renshaw et al, 2005). Einige Studien zur familiären Anpassung an die Zwangssymptomatik (z.B. Farrell & Barrett, 2007; Lebowitz & Bloch, 2012; Renshaw et al., 2005; siehe auch Lebowitz, 2016) zeigten, dass sich die meisten Familienmitglieder in die Zwangssymptomatik des Kindes einbeziehen lassen (62 % bis 100 %; Allsopp & Verduyn, 1990; Apter et al., 1984; Bolton et al., 1983; Flessner et al., 2011; siehe auch Peris et al., 2008b und Storch et al., 2007a). Dies gilt nicht nur für Eltern, sondern auch für Geschwister (Barrett et al., 2001). Es gibt Anhaltspunkte dafür, dass ein höheres Ausmaß familiärer Einbindung in die Zwangssymptomatik mit einer höheren Schwere der Störung assoziiert ist (Peris et al., 2008b; Storch et al., 2007a, 2010a). In der Studie von Storch und Kollegen (2007a) vermittelte die familiäre Einbindung den Zusammenhang zwischen der Schwere der Zwangssymptomatik und der durch die Eltern eingeschätzten Funktionsbeeinträchtigungen des Kindes. Ein höheres Ausmaß an familiärer Einbindung war in einigen Studien mit einem schlechteren Therapieergebnis verbunden (bei kognitiv-verhaltenstherapeutischer und/oder pharmakologischer Behandlung; Barrett et al., 2005; Garcia et al., 2010). Durch familienbasierte kognitiv-verhaltenstherapeutische Behandlungen ließ sich allerdings die familiäre Einbindung in die Symptomatik reduzieren (z. B. Storch et al., 2010b).

Familiäre Einbindung in die Zwangssymptomatik

Auch der Zusammenhang *problematischer Gleichaltrigenbeziehungen* und juveniler Zwangsstörungen ist bislang erst wenig untersucht worden. In der Studie von Allsopp und Verduyn (1990) gaben 75 % der Jugendlichen (96 % der Jungen und 48 % der Mädchen) an, keine engen Freundschaften zu besitzen, wobei Schwierigkeiten in den Peer-Beziehungen bei den meisten (jahrelang) der Zwangssymptomatik vorausgingen. Kinder und Jugendliche mit Zwangsstörungen berichteten im Vergleich zu gesunden Kindern und Jugendlichen und Kindern und Jugendlichen mit einem Typ-1-Diabetes über mehr Viktimisierung durch Gleichaltrige (Storch et al., 2006a). Überdies war Viktimisierung durch Gleichaltrige mit Einsamkeit und mit der Schwere der Zwangssymptomatik assoziiert (z. B. Storch et al., 2006a), was jedoch von Borda und Kollegen (2013) nicht bestätigt wurde.

Problematische Peer-Beziehungen

Über den Zusammenhang zwischen *kritischen/traumatischen Lebensereignissen* und Zwangsstörungen im Kindes- und Jugendalter ist bislang wenig bekannt. Gothelf und Kollegen (2004) stellten in ihrer Studie fest, dass Kinder und Jugendliche mit Zwangsstörungen eine höhere Anzahl an Lebensereignissen insgesamt sowie an negativen Lebensereignissen im Jahr vor Beginn der Zwangsstörung benannten als Kinder und Jugendliche einer gesunden Kontrollgruppe. Überdies gaben die Kinder und Jugendlichen mit Zwangsstörungen an, dass die negativen Lebensereignisse mehr Auswirkungen hätten. Allerdings unterschieden sich diese Kinder und Jugendlichen nicht signifikant bezüglich Lebensereignissen von Kindern und Jugendlichen mit Angststörungen. In der Studie von Rettew und Kollegen (1992) gaben 38 % der Kinder oder ihrer Familienmitglieder ein auslösendes Ereignis für ihre Zwangssymptomatik an (insbesondere belastende Familienereignisse oder Ängste und Befürchtungen, die durch Fernsehsendungen und Filme entstanden sind). Lafleur und Kollegen (2011) stellten fest, dass Kinder und Jugendliche mit Zwangsstörungen eine höhere Anzahl traumatischer Ereignisse und komorbider Posttraumatischer Belastungsstörung aufwiesen, als Kinder und Jugendliche ohne Zwangsstörungen. Die Kinder mit gleichzeitigen Zwangsstörungen und Posttraumatischen Belastungsstörungen beschrieben ihre Zwangsgedanken im Vergleich zu den Zwangspatienten ohne komorbide Posttraumatische Belastungsstörung als intrusiver sowie belastender und ihre Zwangshandlungen ebenfalls als belastender sowie auch schwieriger zu unterdrücken. Die Zwangspatienten mit komorbider Posttraumatischer Belastungsstörung wiesen überdies eine höhere Schwere der Zwangssymptomatik auf als die Kinder und Jugendlichen ohne gleichzeitige Posttraumatische Belastungsstörung. Möglicherweise sind bei Kindern und Jugendlichen mit Zwangsstörungen kritische/traumatische Ereignisse überrepräsentiert (Lafleur et al., 2011). Ihre Relevanz für die Entstehung und Aufrechterhaltung juveniler Zwangsstörungen und der potenzielle Zusammenhang zwischen (spezifischen) kritischen/traumatischen Lebensereignissen und bestimmten Zwangssymptomdimensionen ist jedoch noch unklar (siehe auch Rosso et al., 2012).

Möglicherweise Überrepräsentanz kritischer/traumatischer Lebensereignisse

Integrative Modelle zur Ätiologie

Auf der Basis von Mowrers Zweifaktoren-Theorie (Mowrer, 1947) unter Einbeziehung kognitiver Konzepte können Zwangshandlungen (einschließlich mentaler Handlungen) die durch Zwangsgedanken (als Antizipation katastrophaler Konsequenzen einer Handlung oder Situation) bedingten unangenehmen Emotionen (insbesondere Angst, Scham, Ekel, möglicherweise aber auch ein Unvollständigkeits- und Nicht-genau-richtig-Erleben) verringern (vgl. Abb. 1). Die Zwangshandlungen werden durch die Reduktion der unangenehmen Emotionen negativ verstärkt, und somit wird deren künftige Intensität oder Frequenz erhöht. Des Weiteren werden durch die Zwangshandlungen sowohl die Konfrontation mit der zwangsauslösenden Situation als auch die Erfahrung vermieden, dass die antizipierten katastrophalen Konsequenzen nicht eintreten (fehlende Realitätstestung). Dies trägt zur Persistenz der Zwangsgedanken bei. Durch dieses Modell wird besonders die langfristige Stabilität von Zwangsstörungen, nicht jedoch die Entstehung der Symptomatik verdeutlicht.

Verhaltenstheoretisches Modell

Kognitive Erklärungsansätze (Salkovskis et al., 1998) basieren auf der Annahme, dass aufdringliche Gedanken (Intrusionen) Bestandteil eines normalen Gedankenablaufs sind, der sich handlungsbegleitend annähernd automatisiert vollzieht (vgl. Abb. 2). Diese Gedanken werden vom Individuum kontinuierlich bewertet, damit relevante Gedanken und Ideen aus dem Informationsverarbeitungsstrom herausgefiltert werden können. Wenn aufdringliche Gedanken als negativ bewertet werden und dadurch Unruhe und Erregung auslösen, die außerdem mittels kognitiver oder verhaltensmäßiger Rituale zu neutralisieren versucht werden, entwickelt sich

Kognitives Modell

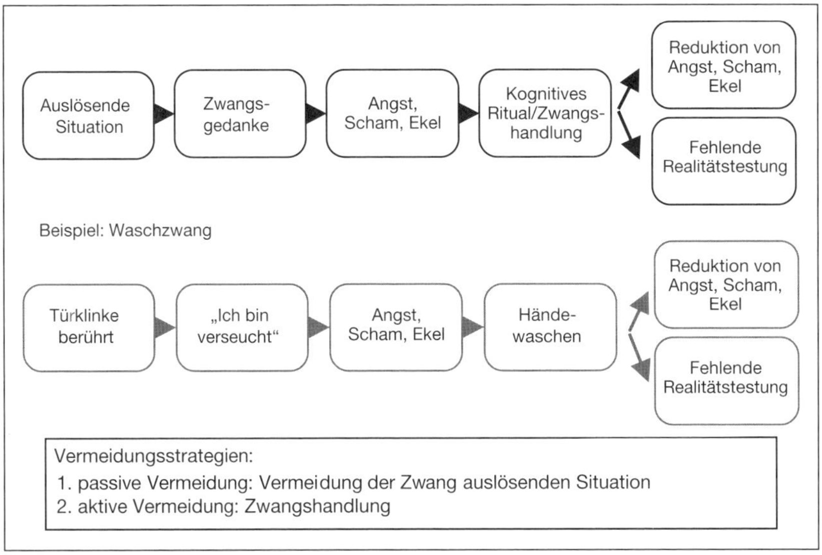

Abbildung 1: Verhaltenstheoretisches Modell zur Entwicklung von Zwangsstörungen auf der Basis der Zweifaktorentheorie von Mowrer (Döpfner & Hastenrath, 2000; modifiziert)

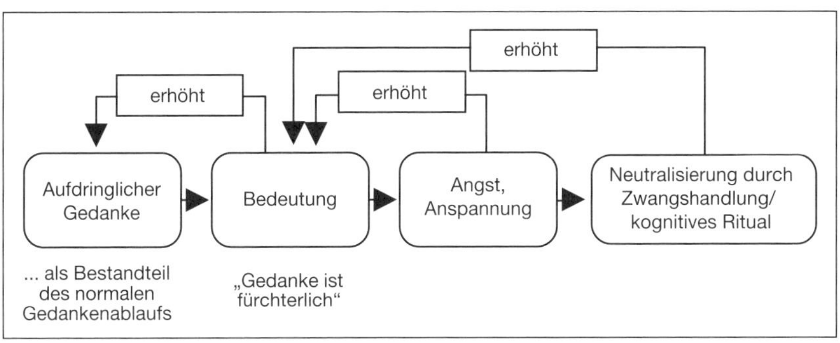

Abbildung 2: Kognitives Modell zur Entwicklung von Zwangsstörungen (nach Salkovskis et al., 1998; mod. aus Döpfner & Hastenrath, 2000)

eine Zwangssymptomatik. Die Neutralisierung des Gedankens gelingt allerdings nur vorübergehend und nicht vollkommen, weil die Neutralisierungsaktivität einen weiteren Hinweis auf die Bedeutsamkeit des Gedankens darstellt, wodurch sich Erregung und Unruhe wieder erhöhen. Dies ist ein erneuter Beleg für die Relevanz des Gedankens, der durch die beständige Beschäftigung mit ihm immer bedrängender und intensiver wird.

Sicherheitsmodell

In dem Sicherheitsmodell, einem klinisch-entwicklungspsychologischen Ansatz (Röper, 2001), wird ein Gefühl chronischer Unsicherheit, das sich durch biologische und biografische Einflüsse entwickeln kann, als zent-

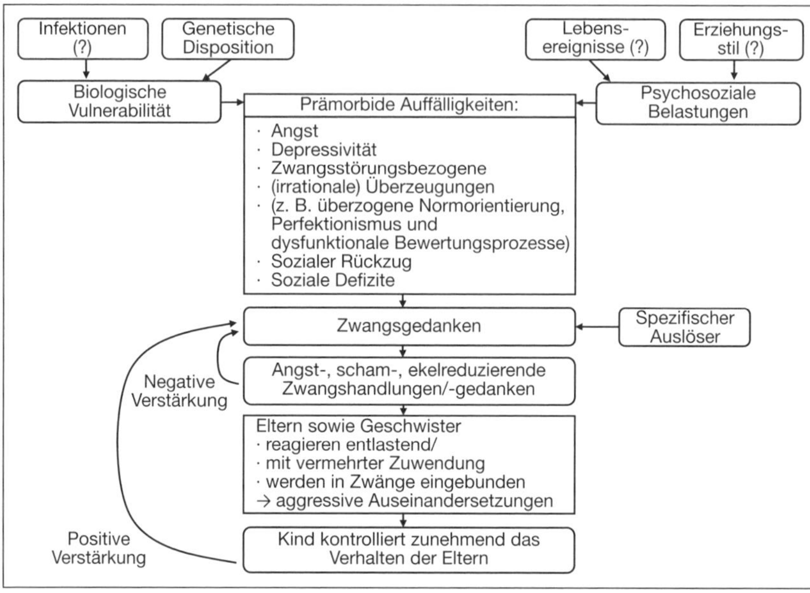

Abbildung 3: Biopsychosoziales Modell zur Entwicklung von Zwangsstörungen (mod. nach Döpfner, 2000b)

ral angenommen. Das fortwährende Überprüfen der eigenen Gedanken und Handlungen, der Vergleich mit den Anforderungen der Umwelt sowie Fehlbewertungen sind als (dysfunktionale) Bewältigungsbemühungen hinsichtlich der Suche nach Sicherheit zu verstehen, begünstigen die Entstehung einer Zwangsstörung und tragen zu ihrer Aufrechterhaltung und der Aufrechterhaltung des chronischen Gefühls von Unsicherheit bei.

Biopsychosoziales Modell

Das biopsychosoziale Modell (Döpfner & Goletz, 2013; modifiziert) beinhaltet ein kognitiv-verhaltenstherapeutisches Modell, das die möglichen Risiko- bzw. Einflussfaktoren bei der Entwicklung von Zwangsstörungen einbezieht, und stellt demgemäß ein multifaktorielles Ätiologiemodell dar (vgl. Abb. 3). Als relevante Voraussetzung für die Entwicklung von Zwangsstörungen wird ein Zusammenwirken biologischer Vulnerabilität, psychosozialer Belastungen und prämorbider Auffälligkeiten angenommen.

Auf dieser Basis entwickeln sich dann, häufig durch spezifische Auslöser angestoßen, Zwangsstörungen. Zwangsgedanken werden durch angst-, scham-, ekel- oder ein Unvollständigkeits- und Nicht-genau-richtig-Erleben reduzierende Zwangshandlungen (einschließlich mentaler Zwangshandlungen) negativ verstärkt und somit aufrechterhalten. Eltern und teilweise auch Geschwister reagieren häufig entlastend und mit vermehrter Zuwendung (siehe oben: familiäre Einbindung). Die Kinder und Jugendlichen binden die Eltern und ihre Geschwister zunehmend in ihre Zwänge ein und kontrollieren damit in steigendem Maße das Verhalten der Familienmitglieder. Dadurch werden Zwänge zusätzlich auch positiv verstärkt. Zu aggressiven Auseinandersetzungen innerhalb der Familie kann es insbesondere dann kommen, wenn sich Elternteile oder Geschwister nicht in die Zwangssymptomatik einbinden lassen (siehe oben: familiäre Faktoren).

1.5 Verlauf

Intraindividuelle Modulation der Anzahl und Inhalte der Zwangssymptome

Bislang ist noch wenig über den Verlauf juveniler Zwangsstörungen bekannt. Zu Störungsbeginn scheinen Zwangshandlungen vor Zwangsgedanken aufzutreten und Anzahl sowie Inhalte der Zwangssymptome können sich im Verlauf der Zwangsstörung intraindividuell verändern (Rettew et al., 1992; siehe auch z. B. Selles et al., 2014 und Kap. 1.1). In der Studie von Rettew und Kollegen (1992) nahm die Anzahl der Zwangssymptome zunächst im Kindesalter zu und dann bis zum späten Jugendalter oder frühen Erwachsenenalter wieder ab. Die entsprechenden Studienergebnisse zum Verlauf sind uneinheitlich (Jans & Wewetzer, 2004). So zeigten 30 % bis 70 % der Kinder und Jugendlichen nach Behandlung zum Katamnesezeitpunkt (2 bis 15.6 Jahre) eine Zwangsstörung bzw. Zwangssymptome. In einer Metaanalyse zum Langzeitverlauf (1 bis 15.6 Jahre) juveniler Zwangsstörungen von Stewart und Kollegen (2004), in die 16 Studien mit insgesamt 521 überwiegend (mit kognitiver Verhaltenstherapie und Medikation) behandelten Kindern und Jugendlichen eingeschlossen wurden, ergaben sich mittlere Persistenzraten von 41 % für das Vollbild einer Zwangsstörung und 60 % unter Berücksichtigung auch subklinischer Zwangsstörung. In der Studie von Micali und Kollegen (2010) zeigten sich zum Katamnesezeitpunkt (durchschnittlich 5.1 Jahre, Spannweite 1 bis 11 Jahre) Persistenzraten für eine behandelte (Psychotherapie und/oder Pharmakotherapie) Zwangsstörung von 41.3 %. Zellmann und Kollegen (2009) ermittelten in ihrer Studie bei mit Verhaltenstherapie und überwiegend zusätzlicher Medikation behandelten Kindern und Jugendlichen mit Zwangsstörungen zum Nacherhebungszeitpunkt (nach knapp 6 Jahren) Persistenzraten von 46.7 % für eine Zwangsstörung und 23.3 % für eine subklinische Zwangsstörung. In der Studie von Bloch und Kollegen (2009) ergab sich nach Behandlung mit kognitiver Verhaltenstherapie und/oder Medikation eine Remissionsrate für Zwangsstörungen von 44 %. Mancebo und Kollegen (2014) zeigten in ihrer Studie auf, dass 24 (52 %) mit kognitiver Verhaltenstherapie und/oder Medikation behandelte Kinder und Jugendliche eine (Teil-)Remission zu irgendeinem Zeitpunkt des dreijährigen Follow-up-Zeitraums erreichten und dass bei davon 79 % die Remission weiter stabil blieb (durchschnittlich 88 Wochen des Follow-ups). Ein Vergleich der Remissionsraten der Kinder und Jugendlichen mit den Remissionsraten von Erwachsenen lässt die Autoren annehmen, dass Kinder und Jugendliche von ihrer Zwangsstörung schneller remittieren als Erwachsene (Mancebo et al., 2014).

Heterogene Ergebnisse zum Verlauf

Döpfner und Mitarbeiter (2007) untersuchten in einer kleinen Studie die Kurz- und Langzeiteffekte von Verhaltenstherapie bei 9 Patienten im Alter von 9 bis 19 Jahren. Die ambulante Therapie dauerte durchschnittlich 15 Monate einschließlich Nachbetreuung, eine Nachuntersuchung erfolgte nach durchschnittlich 4.2 Jahren. Während der Therapie konnten die Zwangssymptomatik bei allen Patienten auf allen Parametern und auch andere komorbide Störungen sowie die mit der Symptomatik einhergehenden Belastungen in der Familie, der Schule und der Freizeit deutlich vermindert und die soziale Funktionsfähigkeit erheblich verbessert werden. Diese Effekte erwiesen sich auf den meisten Variablen und bei den meisten Patienten noch mehr als vier Jahre nach Behandlungsende als stabil. Die Studie zeigt, dass durch Verhaltenstherapie eine langfristige Verbesserung der Zwangssymptomatik erreicht werden kann.

Vier Verlaufstypen der Zwangsstörung

Thomsen (1994) sowie Wewetzer und Kollegen (2001) klassifizierten vier Verlaufstypen der Zwangsstörung nach Behandlung: Remission (27.7 % bzw. 29.1 %), subklinisch (25.5 % bzw. 27.3 %), episodisch (21.3 % bzw. 30.9 %) und chronisch (25.5 % bzw. 12.7 %; siehe auch Jans & Wewetzer, 2004).

Häufige komorbide Störungen zum Katamnesezeitpunkt

Neben der Zwangsstörung konnten in den Verlaufsstudien zum Katamnesezeitpunkt auch häufig andere psychische Störungen aufgezeigt werden, wobei die Komorbiditätsraten heterogen sind (20 % bis 96 %; Jans & Wewetzer, 2004; Micali et al., 2010: 40 %). Als häufigste komorbide Störungen erwiesen sich Angst-, depressive und Tic-Störungen sowie auch vermehrt Persönlichkeitsstörungen (vgl. dazu auch Kap. 1.3). Psychosoziale Funktionsbeeinträchtigungen konnten im Verlauf ebenfalls festgestellt werden (Jans & Wewetzer, 2004; Stewart et al., 2004). Dabei bezogen sich die Beeinträchtigungen primär auf den sozialen Bereich als auf das Berufsleben (z. B. Jans et al., 2001; Valderhaug & Ivarsson, 2005).

Micali und Kollegen (2010) zeigten lediglich leichte Beeinträchtigungen bezüglich des sozialen und Berufsbereiches auf. Demzufolge können sich möglicherweise viele junge Menschen mit Zwangsstörungen an ihre Krankheit anpassen und ein recht normales Leben führen.

In ihrer Metaanalyse ermittelten Stewart und Kollegen (2004) ein früheres Erstmanifestationsalter der Zwangsstörung, eine längere Erkrankungsdauer und einen notwendigen stationären Aufenthalt als Prädiktoren für die Persistenz der Zwangsstörung. Dagegen erwiesen sich Geschlecht und Alter zum Untersuchungszeitraum als nicht prädiktiv.

1.6 Therapie

Ausgehend von entsprechenden Wirksamkeitsstudien (vgl. Kap. 1.6.1 und 1.6.2) wird gemäß der Leitlinien für Zwangsstörungen der American Academy of Child and Adolescent Psychiatry (AACAP, 2012) und der Leitlinien zu Zwangsstörungen der Deutschen Gesellschaft für Kinder- und Jugendpsychiatrie, Psychosomatik und Psychotherapie, der Bundesarbeitsgemeinschaft Leitender Klinikärzte für Kinder- und Jugendpsychiatrie, Psychosomatik und Psychotherapie und dem Berufsverband der Ärzte für Kinder- und Jugendpsychiatrie, Psychosomatik und Psychotherapie (2007) bei juvenilen Zwangsstörungen die Therapie, unabhängig vom Interventionssetting (stationär/ambulant), als multimodale Behandlung durchgeführt. Diese beinhaltet kognitiv-verhaltenstherapeutische Interventionen, gegebenenfalls in Kombination mit einer pharmakologischen Behandlung. Zu alternativen Therapieansätzen liegen bislang kaum Wirksamkeitsstudien vor, so dass sie derzeit nicht empfohlen werden können.

1.6.1 Kognitive Verhaltenstherapie

Die kognitiv-verhaltenstherapeutische Behandlung umfasst die (Teil-) Kombination nachfolgender Behandlungskomponenten:

- Psychoedukation,
- Exposition mit Reaktionsmanagement,
- Kognitive Interventionen,
- Familienzentrierte Interventionen,
- Erzieher-/schul-/ausbildungszentrierte Interventionen, gegebenenfalls sonstige umfeldzentrierte Interventionen, zur Veränderung von Bedingungen des sozialen Umfeldes (Kindergarten, Schule, Ausbildungsstätte oder andere soziale Kontexte, wie Gleichaltrigengruppe, Freizeitbereich).

Psychoedukation

Psychoedukation. Unter Psychoedukation werden „systematische, didaktisch-psychotherapeutische Interventionen zusammengefasst, um Patienten und ihre Angehörigen über die Krankheit und ihre Behandlung zu informieren, ihr Krankheitsverständnis und den selbstverantwortlichen Umgang mit der Krankheit zu fördern und sie bei der Krankheitsbewältigung zu unterstützen. Im Rahmen einer Psychotherapie bezeichnet Psychoedukation denjenigen Bestandteil der Behandlung, bei dem die aktive Informationsvermittlung, der Erfahrungsaustausch unter den Betroffenen und die Bearbeitung allgemeiner Krankheitsaspekte im Vordergrund stehen" (vgl. Arbeitsgruppe Psychoedukation bei schizophrenen Erkrankungen in der Deutschen Gesellschaft für Psychoedukation [DGPE], 2008, S. 3). Psychoedukation ist inzwischen bei allen Therapieprogrammen Behandlungsstandard. Dies betrifft auch die wenigen publizierten Therapieprogramme zur Behandlung juveniler Zwangsstörungen (Freeman & Garcia, 2009a, 2009b; Goletz & Döpfner, in Vorb.; March & Mulle, 1998; Piacentini et al., 2007a, 2007b; Wewetzer & Wewetzer, 2012). Studien zur Untersuchung von Psychoedukation konnten deren Wirksamkeit bei Kindern und Jugendlichen mit anderen psychischen Störungen aufzeigen (z. B. bei Depression: Mendenhall et al., 2009). Bislang mangelt es jedoch an entsprechenden Untersuchungen bei Kindern und Jugendlichen mit Zwangsstörungen. Es wird angenommen, dass Psychoedukation zur Veränderung dysfunktionaler Einstellungen, zur psychischen Entlastung, zur Förderung von Therapiemotivation und Compliance und zur Unterstützung des therapeutischen Veränderungsprozesses auch durch die Vermittlung von Kompetenzen und Fertigkeiten beiträgt (Mühlig & Jacobi, 2011).

Exposition mit Reaktionsmanagement

Exposition mit Reaktionsmanagement. Bei dieser Behandlungsmethode setzt sich der Patient den zwangsauslösenden Situationen aus (einschließlich den möglicherweise auftretenden Zwangsgedanken und den unangenehmen Emotionen, insbesondere Angst, Scham, Ekel oder ein Unvollständigkeits- und Nicht-genau-richtig-Erleben) ohne gleichzeitig die (mentalen) Zwangshandlungen durchzuführen. Angenommene zentrale Wirkmechanismen sind die Habituation, also eine Korrektur physiologischer Komponenten der Emotion (Extinktionsprozesse), aber auch Angsttoleranz (Craske et al., 2008) sowie eine Förderung der Entwicklung und Speicherung berichtigender kognitiver Information bezüglich befürchteter Situationen oder Stimuli (also die Erfahrung, dass die befürchteten Konsequenzen nicht eintreten). Die Wirkmechanismen dieser Behandlungsmethode verdeutlichen, dass nicht nur die Unterdrückung von Reaktionen wichtig ist, sondern eine aktive Situationsbewältigung. Daher wird die von Hand (1993) initiierte Bezeichnung „Exposition mit Reaktionsmanagement" gegenüber der ursprünglichen Bezeichnung „Exposition mit Reaktionsverhinderung" (Foa & Kozak, 1986; Meyer, 1966; Reinecker, 1990) bevorzugt. Exposition mit Reaktionsmanagement gilt als eine zentrale Behandlungsmethode in der Behandlung juveniler Zwangsstörungen (Brauer et al., 2011; Deutsche Gesellschaft für Kinder- und Jugendpsychiatrie und Psychotherapie et al., 2007). Allerdings liegen bislang kaum Studien vor, welche die Wirksamkeit einzelner Behandlungskomponenten in der Therapie juveniler Zwangsstörungen untersuchen.

Kognitive Interventionen

Kognitive Interventionen. Diese beinhalten verschiedene Methoden zur Identifikation und Veränderung sowohl konkreter Kognitionen (auch von Zwangsgedanken) und Verhaltensweisen als auch übergeordneter Schemata (Clark, 2004; Wilhelm & Steketee, 2006; March & Mulle, 1998; March & Benton, 2007; Simons, 2012; Hoffmann & Hofmann, 2010; vgl. Kap. 2.3.3.1). Sie werden als wichtige Ergänzung zur Exposition mit Reaktionsmanagement betrachtet (Simons et al., 2006; Storch et al., 2007c; Williams et al., 2002). Die Wirksamkeit kognitiver Techniken als Behandlungskomponente in der Therapie von Kindern und Jugendlichen mit Zwangsstörungen, wie in der Studie von Simons und Kollegen (2006) aufgezeigt, ist weiter zu untersuchen.

Familienzentrierte Interventionen. Diese umfassen Methoden zur Veränderung der Bedingungen im Familiensystem, die die Zwangssymptomatik mit bedingen und/oder aufrechterhalten (vgl. Kap. 2.3.2). Bislang mangelt es an Studien, welche die Wirksamkeit familienzentrierter Interventionen als isolierte Behandlungskomponente untersuchen. Behandlungsprogramme, die familienzentrierte Interventionen enthielten, erwiesen sich in der Behandlung juveniler Zwangsstörungen als wirkungsvoll (Barrett et al., 2004, 2005; Döpfner et al., 2007; Lewin et al., 2014; Storch et al., 2007b; siehe auch Berkman et al., 2007; Farrell & Barrett, 2007).

Familienzentrierte Interventionen

Die angenommene Relevanz familienzentrierter Interventionen in der Behandlung juveniler Zwangsstörungen spiegelt sich auch darin wider, dass inzwischen Behandlungen jüngerer Kinder als „familienbasierte kognitive Verhaltenstherapie" (Freeman & Garcia, 2009a, 2009b) oder „familienbasierte Expositionsbehandlung mit Reaktionsverhinderung" (Johnco & Lewin, 2016; Lewin et al., 2014) bezeichnet werden.

Erzieher-/schul-/ausbildungszentrierte und andere umfeldzentrierte Interventionen

Erzieher-/schul-/ausbildungszentrierte und andere umfeldzentrierte Interventionen beinhalten die Methoden zur Veränderung der Bedingungen im außerfamiliären Umfeld des Kindes oder Jugendlichen, welche die Zwangssymptomatik mitbedingen und/oder aufrechterhalten können (vgl. Kap. 2.3.4). Diese wurden insgesamt bislang wenig berücksichtigt. Schulzentrierte Interventionen wurden in wenigen Behandlungsprogrammen aufgenommen (March & Mulle, 1998; siehe auch Fischer-Terworth, 2010; Ledley & Pasupuleti, 2007; Sloman et al., 2007).

Mehrere englischsprachige kognitiv-verhaltenstherapeutische Therapieprogramme wurden publiziert, die verschiedene Komponenten kombinierten. Die Beschreibung der deutschsprachigen Behandlungsprogramme (Wewetzer & Wewetzer, 2012; Goletz & Döpfner, in Vorb.) erfolgt in Kapitel 3.2.

Englischsprachige kognitiv-verhaltenstherapeutische Therapieprogramme

Das Programm von March und Mulle (1998) ist für das Einzelsetting für Kinder und Jugendliche ab dem Alter von 4 Jahren konzipiert und umfasst 12 bis 20 Sitzungen. Das Behandlungsprogramm wurde, auch in modifizierten Formen, in verschiedenen Studien eingesetzt und erwies sich als wirksam (March et al., 1994; Pediatric OCD Treatment Study (POTS) Team, 2004; Asbahr et al., 2005; Nakatani et al., 2011; Thienemann et al., 2001; siehe auch Rosa-Alcázar et al., 2015). Ausgehend von diesem Therapieprogramm haben March und Benton (2007) ein achtschrittiges Selbsthilfebehandlungsprogramm für Kinder und Jugendliche und ihre Eltern entwickelt. Piacentini und Kollegen (2007a, 2007b) entwickelten ein Therapieprogramm für Kinder und Jugendliche im Alter von 8 bis 17 Jahren, das 12 Sitzungen umfasst und das Familienmitglieder in die Behandlung intensiv mit einbezieht. Die Wirksamkeit des Therapieprogramms konnte in verschiedenen Studien belegt werden (Peris & Piacentini, 2013; Piacentini et al., 2011). Freeman und Garcia (2009a, 2009b) konzipierten ein Behandlungsprogramm für Kinder im Alter von 5 bis 8 Jahren, das 12 Sitzungen umfasst und das sich als wirksam erwiesen hat (Freeman et al., 2008).

Metaanalysen zur Wirksamkeit kognitiv-behavioraler Interventionen

Metaanalysen belegen Wirksamkeit kognitiver Verhaltenstherapie

Inzwischen liegen mehrere Metaanalysen zu den Effekten von kognitiver Verhaltenstherapie, Pharmakotherapie und deren Kombination bei juvenilen Zwangsstörungen vor (Abramowitz et al., 2005; Freeman et al., 2007; McGuire et al., 2015; O'Kearney, 2007; Rosa-Alcázar et al., 2015; Sánchez-Meca et al., 2014; Watson & Rees, 2008). Die in diesen Metaanalysen ermittelten sehr hohen durchschnittlichen Effektstärken (standardisierte Mittelwertdifferenz zwischen den Veränderungswerten der Behandlungs- und der Kontrollgruppe bzw. standardisierte Mittelwertdifferenz zwischen Prä-Post-Messungen) bezüglich der Zwangssymptomatik belegen die Wirksamkeit kognitiv-verhaltenstherapeutischer Behandlung sehr deutlich. Diese erwies sich auch gegenüber der pharmakologischen Behandlung als überlegen (vgl. Tab. 5 und 6).

Tabelle 5: Metaanalysen randomisierter kontrollierter Therapiestudien (RCT-Studien) und nicht randomisierter kontrollierter Therapiestudien (Non-RCT-Studien) zu den Effekten auf die Zwangssymptomatik (Watson & Rees, 2008, modifiziert)

Überlegenheit der KVT

Autoren	Therapie	Eingeschlossene Studien	Effektstärken	95% Konfidenzintervall
Abramowitz et al. (2005)	KVT[1] Pharmakotherapie	1 RCT, 9 Non-RCT 7 RCT, 4 Non-RCT	1.98[3] 1.13[3]	1.40–2.56 0.82–1.25
Freeman et al. (2007)	KVT[1]	3 RCT, 9 Non-RCT	1.55[3]	1.12–1.97
O'Kearney (2007)	KVT[1]	5 RCT, 14 Non-RCT	0.78–4.38[2]	
Watson & Rees (2008)	KVT[1] Pharmakotherapie	5 RCT 10 RCT	1.45[2] 0.48[2]	0.68–2.22 0.36–0.61
Rosa-Alcázar et al. (2015)	Psychologische Behandlung	17 RCT, 29 Non-RCT	1.86[3]	1.64–2.08
McGuire et al. (2015)	 KVT[1] Pharmakotherapie	20 RCT (davon 1 kombinierte Studie): 10 11	 1.21[2] 0.50[2]	 0.83–1.59 0.37–0.63

Anmerkung: [1]KVT: kognitive Verhaltenstherapie; [2]standardisierte Mittelwertdifferenz zwischen den Veränderungswerten der Behandlungs- und der Kontrollgruppe; [3]standardisierte Mittelwertdifferenz zwischen Prä-Post-Messungen; [4]nicht signifikant

In Bezug auf die in der Metaanalyse über randomisierte Kontrollgruppenstudien (RCT-Studien) von Sánchez-Meca und Mitarbeitern (2014) ebenfalls untersuchte Behandlungswirksamkeit hinsichtlich Angst- und depressiver Symptomatik sowie funktioneller Beeinträchtigung wurden durchschnittliche Effektstärken durch kognitiv-verhaltenstherapeutische Behandlung ermittelt, die zwar signifikant waren, aber geringer ausfielen als die zur Zwangssymptomatik (vgl. Tab. 6). Die entsprechenden Effektstärken infolge Pharmakotherapie erwiesen sich hingegen als nicht signifikant. Analoge Ergebnisse bezüglich der Angst- und depressiven Symptomatik sowie der funktionellen Beeinträchtigung durch psychologische Behandlungen (überwiegend kognitive Verhaltenstherapie) ergaben sich auch in der Studie von Rosa-Alcázar und Kollegen (2015), wobei in diese Metaanalyse auch nicht randomisierte Kontrollgruppenstudien einbezogen wurden.

Wirksamkeit auch im Hinblick auf Angst-, depressive Symptomatik und funktionelle Beeinträchtigung

Tabelle 6: Metaanalyse randomisierter kontrollierter Therapiestudien (RCT-Studien) (Sánchez-Meca et al., 2014)

Therapie	Effektstärken[2]	95 % Konfidenzintervall	Studienanzahl
Zwangssymptomatik			
KVT[1]	1.74	1.34–2.15	11
Pharmakotherapie	0.75	0.36–1.13	10
Kombinationsbehandlung	1.71	1.00–2.42	3
Angst			
KVT[1]	0.59	0.31–0.87	6
Pharmakotherapie	0.23[4]	–0.17–0.62	3
Depression			
KVT[1]	0.40	0.07–0.72	6
Pharmakotherapie	0.27[4]	–0.11–0.55	5
Funktionelle Beeinträchtigung			
KVT[1]	0.84	0.49–1.18	4
Pharmakotherapie	0.37[4]	–0.14–0.88	2

Anmerkung: [1]KVT: kognitive Verhaltenstherapie; [2]standardisierte Mittelwertdifferenz zwischen den Veränderungswerten der Behandlungs- und der Kontrollgruppe; [3]standardisierte Mittelwertdifferenz zwischen Prä-Post-Messungen; [4]nicht signifikant

McGuire und Kollegen (2015) untersuchten in ihrer Metaanalyse neben der Effektstärke auch die Responder- und die Remissionsraten (Symptom-/Diagnose-Remission) und fanden ebenfalls hohe Effekte durch die kognitiv-verhaltenstherapeutische Behandlung (Relatives Risiko (RR) = 2.72 bzw. RR = 3.42) und mittlere Effekte durch die pharmakologische Behandlung (RR = 1.80 bzw. RR = 2.06).

Die Untersuchungsergebnisse in der Metaanalyse von Rosa-Alcázar und Kollegen (2015) bezüglich der Wirksamkeit einzelner Behandlungskomponenten geben Hinweise darauf, dass Behandlungen, die auf komplexen Therapieprogrammen basieren, und die Behandlungskomponenten Exposition mit Reaktionsmanagement, kognitive Interventionen, elternzentrierte Interventionen und Rückfallprophylaxe beinhalten, die aussichtsreichsten Interventionen darstellen. Unter Anwendung der Klassifikationskriterien für evidenzbasierte Interventionen (Chambless et al., 1998; Chambless et al., 1996; Chambless & Hollon, 1998; Nathan & Gorman, 2002) können individuelle expositionsbasierte kognitive Verhaltenstherapie bei juvenilen Zwangsstörungen als *wahrscheinlich wirksam*e Behandlung und kognitive Verhaltenstherapie in einem familienfokussierten individuellen oder Gruppenformat als *möglicherweise wirksam*e Behandlung klassifiziert werden (Barrett et al., 2008).

Insgesamt zeigen die Metaanalysen einschließlich der jüngsten Metaanalysen von Skarphedinsson und Kollegen (2015b) und Wu und Kollegen (2016) auf der Basis gewichteter Mittelwertdifferenzen die Wirksamkeit kognitiver Verhaltenstherapie (in unterschiedlichen Behandlungsmodalitäten) sowie pharmakologischer Behandlung auf.

Einfluss verschiedener Behandlungsmodalitäten

Die Wirksamkeit verschiedener Behandlungsmodalitäten bei juvenilen Zwangsstörungen wurde in einigen Studien untersucht.

Einzel- versus Gruppenformat

Einzel- versus Gruppenformat. In der Studie von Barrett und Kollegen (2004) zeigten sich keine signifikanten Unterschiede beider Modalitäten kognitiv-verhaltenstherapeutischer Behandlungen, die jeweils 14 Sitzungen umfassten.

Intensive versus wöchentliche Behandlung

Intensive versus wöchentliche Behandlung. In einer Studie von Storch und Kollegen (2007b) erwiesen sich tägliche und wöchentliche familienbasierte kognitive Verhaltenstherapie (insgesamt jeweils 14 Sitzungen) als ähnlich wirkungsvoll, mit möglichen leichten Vorteilen der Intensivbehandlungsmodalität. Zum dreimonatigen Katamnesezeitpunkt ergaben sich keine Gruppenunterschiede mehr.

Telefonbasierte versus persönliche Behandlung

Telefonbasierte versus persönliche Behandlung. Turner und Kollegen (2014) zeigten in ihrer Studie auf, dass sich 14 telefonische kognitiv-verhaltenstherapeutische Sitzungen zu Behandlungsende und zu den Follow-up-Zeitpunkten nach 3 bzw. 6 Monaten bei Jugendlichen als vergleichbar wirksam hinsichtlich der Zwangssymptomatik wie 14 persönliche kognitiv-verhaltenstherapeutische Sitzungen erwiesen.

Kognitive Verhaltenstherapie via Webcam

Kognitive Verhaltenstherapie via Webcam. Eine via Webcam erfolgte kognitive Verhaltenstherapie erwies sich in einer Studie von Storch und Kollegen (2011) im Vergleich zu einer Wartelistenkontrollbedingung als wirksam.

Internetbasierte kognitive Verhaltenstherapie

Internetbasierte kognitive Verhaltenstherapie. Nach einer 12-wöchigen internetbasierten kognitiven Verhaltenstherapie bei 21 Jugendlichen zeigten sich in der Studie von Lenhard und Kollegen (2014) signifikante Reduktionen der Zwangssymptomatik (Effektstärke: $d=2.29$) sowie auch komorbider Symptomatik. Zum Katamnesezeitpunkt nach 6 Monaten konnten 71 % als Responder eingestuft werden und 76 % erlangten den Remissionsstatus.

Die Wirksamkeit kognitiver *Verhaltenstherapie im Alltagssetting*, also die Übertragbarkeit der in randomisiert-kontrollierten Studien aufgezeigten Effekte kognitiver Verhaltenstherapie bei juvenilen Zwangsstörungen in die klinische Praxis, wurde bislang wenig untersucht. In mehreren internationalen Studien wurden Verminderungen der Zwangssymptomatik um 50 % bis 60 % unter Routinetherapie gefunden (Valderhaug et al., 2007; Nakatani et al., 2009; Farrell et al., 2010). In Deutschland ergaben sich in einer Studie von Beig und Kollegen (2017) an einer universitären Ausbildungsambulanz mit 53 Kindern und Jugendlichen nach individuellen kognitiv-verhaltenstherapeutischen Behandlungen, die meist auf Basis des Therapieprogramms für Kinder und Jugendliche mit Angst- und Zwangsstörungen (THAZ – Zwangsstörungen; Goletz & Döpfner, in Vorb.) erfolgten, signifikante Veränderungen der Zwangs- und der komorbiden Symptomatik. Bezüglich der Zwangssymptomatik insgesamt zeigten sich hohe Prä-Post-Effektstärken im Elternurteil (d=0.91) und im Selbsturteil (d=0.88), hinsichtlich der komorbiden Symptomatik ergaben sich mittlere bis hohe Prä-Post-Effektstärken. 46.3 % (Elternurteil) bzw. 59.4 % (Selbsturteil) der Kinder und Jugendlichen erzielten eine klinisch signifikante Verbesserung mit unauffälliger Zwangssymptomatik zum Behandlungsende. Zwischen 22.5 % und 45.5 % der Patienten (Elternurteil) bzw. 32.0 % und 81.8 % (Selbsturteil) erreichten dies auch hinsichtlich der komorbiden Symptomatik.

Wirksamkeit kognitiver Verhaltenstherapie im Alltagssetting

Prädiktoren, Moderatoren und Mediatoren von Therapieeffekten

Prädiktoren

Prädiktoren. Zur Untersuchung von Prädiktoren für das Behandlungsergebnis bzw. die Behandlungsresponse liegen wenige Studien mit heterogenen Ergebnissen vor, (z. B. Kircanski & Peris, 2015; Peris et al., 2012; Rudy et al., 2014; Torp et al., 2015). Ginsburg und Kollegen (2008) zeigten in ihrer Metaanalyse, in die Psychotherapie- und Pharmakotherapiestudien einbezogen wurden, dass sich Geschlecht, Alter im Untersuchungszeitraum, und Erkrankungsdauer (Erstmanifestationsalter) in den meisten Studien als nicht prädiktiv für die Behandlungs-Response erwiesen. Die Schwere der Zwangssymptomatik zu Behandlungsbeginn sowie familiäre Dysfunktion waren mit einer geringeren Response bezüglich kognitiver Verhaltenstherapie assoziiert. Komorbide Tic-Störung bzw. externale Störung hingen mit einer geringeren Response hinsichtlich pharmakologischer Behandlung zusammen.

Moderatoren

Moderatoren. Die Untersuchung von Moderatoren kognitiver Verhaltenstherapie im Rahmen der Metaanalyse von McGuire und Kollegen (2015) ergab, dass ein höherer Prozentsatz komorbider Angststörungen, eine höhere Anzahl therapeutischer Kontakte und eine niedrigere Dropout-Rate mit größeren kognitiv-verhaltenstherapeutischen Effekten assoziiert waren.

Mediatoren

Mediatoren. Bislang liegen wenigen Studien zur Untersuchung von Behandlungsmediatoren vor. Chu und Kollegen (2015) zeigten in ihrer Studie auf, dass kognitive (Identifizierung und Veränderung von Angstgedanken) und behaviorale (z. B. Entspannung, Problemlösetrategien) Copingstrategien des Kindes oder Jugendlichen vor oder während der Expositionen sowie therapeutische Interventionen (z. B. Unterstützung des Kindes/Jugendlichen, Ausdehnung der Expositionen) während der Expositionen die Angstveränderungen über den Expositionsprozess mediierten.

1.6.2 Pharmakotherapie

Obwohl die Wirksamkeit einer Pharmakotherapie bei Zwangsstörungen im Kindesalter vielfach belegt ist, existieren hinsichtlich Anzahl und Qualität der Studien große Unterschiede, sowohl zwischen den einzelnen Substanzklassen als auch innerhalb der Untersuchungen zu den Einzelsubstanzen. Die meisten Studien untersuchten bisher selektive Serotonin-Wiederaufnahmehemmer (SSRI) oder Clomipramin, welche weltweit vorrangig bei dieser Indikation verschrieben werden. Studien zu Additionsstrategien und „Dritte-Wahl"-Monotherapien sind rar, die meisten davon offene Studien oder Fallserien. Ähnlich selten sind Follow-up-Untersuchungen, Vergleichsstudien und Langzeitstudien, sowie Untersuchungen zur Kombination von Psycho- und Pharmakotherapie. Auch wenn mehrere Metaanalysen zur Pharmakotherapie der kindlichen Zwangsstörung existieren (Watson & Rees, 2008; Geller et al., 2003b; Philips, 2003; Guggisberg, 2005; Abramowitz et al., 2005), gilt es zu bedenken, dass sowohl Anzahl als auch Qualität und damit auch die klinische Relevanz der vorhandenen Evidenz zu hinterfragen ist. In anderen Worten: es bedarf dringend weiterer Studien zur Pharmakotherapie der kindlichen Zwangsstörung, die die genannten Aspekte hinreichend beantworten.

Weitere Studien erforderlich

Die Wirksamkeit der SSRI im Vergleich zu Placebo in der Therapie der Zwangsstörung ist gut belegt. Es zeigte sich jedoch bei Zwangsstörungen überwiegend eine stärkere Wirksamkeit von SSRI unter höheren Dosierungen. Die Dosierungsempfehlungen entsprechen größtenteils denen des Erwachsenenalters und sind höher als zum Beispiel in der Behandlung von depressiven Störungen (Gerlach et al., 2016). In der klinischen Praxis sollte die Steigerung der Dosis wenn möglich langsam erfolgen und sich an der individuellen Verträglichkeit orientieren, wobei SSRI in der Regel gut toleriert werden. Durch die Medikation kann zwar oft eine klinisch relevante Symptomreduktion erzielt werden, allerdings oft keine vollständige Remission.

Fluoxetin

Hohe Effektivität

Fluoxetin war einer der ersten SSRI, der auf seine Wirkung bei Zwangsstörungen untersucht wurde. In kontrollierten Studien zeigte sich eine hohe Effektivität (Riddle et al., 1992). Es wurden weitere kontrollierte Studien im pädiatrischen Setting durchgeführt (Geller et al., 2001b; Kurlan et al., 1993; Liebowitz et al., 2002; Riddle et al., 1992) und seine Effektivität in Metaanalysen belegt (Geller et al., 2003b). In allen Studien konnte eine Symptomminderung von ungefähr 50 % mit Dosen zwischen 20 bis 60 mg/Tag erreicht werden (Geller et al., 1995, 2001b). Seine Effektivität wurde mit der anderer SSRI, beispielsweise Citalopram verglichen (Alaghband-Rad & Hakimshooshtary, 2009). Höhere Dosen erzielten höhere Effekte, wobei Patienten z. B. der Studie von Geller et al. (1995) auch meist eine Begleitmedikation einnahmen. Wie auch bei anderen Medikamenten, besteht eine hohe Rückfallrate nach Absetzen (43 bis 50 %) (Semerci & Unal, 2001). Zur Behandlung von Vorschulkindern mit einer Zwangsstörung mit Fluoxetin existieren bisher zwei Studien (Coskun & Zoroglu, 2009; Ercan et al., 2012). Dabei wurden Verbesserungen (im Vergleich Prä-/Posttest) mit vergleichsweise niedrigen Dosen von 5 und 20 mg/Tag erzielt.

Günstiges UAW-Profil

Fluoxetin hat generell ein relativ günstiges Profil an unerwünschten Arzneiwirkungen (UAW), denn es ist außerordentlich sicher, insbesondere bzgl. der Gefahr der Überdosierung (Stokes & Holtz, 1997). Verschiedene Studien beobachteten keine signifikanten UAW (Birmaher et al., 1994) bzw. Therapieabbrüche aufgrund von UAW (Liebowitz et al., 2002). Auch waren die Abbruchraten denen bei Placebogabe vergleichbar (Geller et al., 2001b). Studien berichten von einer guten Verträglichkeit in einem Dosisbereich von 10 bis 40 mg/Tag (Riddle et al., 1990a) und 20 bis 60 mg/Tag (Geller et al., 2001b). Als UAW wurden leichte Agitiertheit/Aktivierung und milde gastrointestinale Symptome berichtet. EKG-Veränderungen konnten in den Follow-up-Untersuchungen nicht festgestellt werden (Riddle et al., 1990a).

Sertralin

Positive Effekte

Sertralin wurde zur Behandlung von Zwangsstörungen im Kindes- und Jugendalter ähnlich umfassend wie Fluoxetin mit verschiedensten Studienmethoden untersucht. Allgemein wurden positive Effekte beobachtet (Alderman et al., 1998; Cook et al., 2001; March et al., 1998; Moore et al., 1998; Oner & Oner, 2008; Rodríguez-Ramos & Mardomingo Sanz, 1998; Storch et al., 2013). Die Ansprechraten variierten zwischen 21 % und 100 %. Die durchschnittliche Symptomreduktion lag bei 50 % (Alderman et al., 2006; Rodríguez-Ramos & Mardomingo Sanz, 1998). Drei Studien konnten eine Überlegenheit gegenüber Placebo demonstrieren (March, 2004; March et al., 1998; Pediatric OCD Treatment Study (POTS) Team, 2004). Vergleichsuntersuchungen von Sertralin und kognitiver Verhaltenstherapie (KVT) zeigten keine signifikanten Unterschiede in der Effektivität (Asbahr et al., 2005; Pediatric OCD Treatment Study (POTS) Team, 2004). Jedoch war nach Behandlungsende die Anzahl der Rückfälle in der Medikationsgruppe deutlich höher als in der KVT-Gruppe (Asbahr et al., 2005). Ebenso scheint Sertralin alleine weniger effektiv als in Kombination mit KVT (Pediatric OCD Treatment Study (POTS) Team, 2004). Die täglichen Dosen sind im Allgemeinen höher als bei anderen SSRI. Die Startdosen liegen zwischen 25 und 50 mg/Tag, die Maximaldosen um 200 mg/Tag. Einige Autoren konnten keine Unterschiede in der Effektivität im Dosisbereich zwischen 25 und 50 mg/Tag finden (Alderman et al., 1998). Alle Studien berichteten von eher milden bis moderaten UAW. Zum Beispiel traten Schlafstörungen, Übelkeit, Agitiertheit und Tremor signifikant häufiger auf. Die Abbruchraten sind im Vergleich zur Placebogruppe erhöht. Klinisch relevante Abnormalitäten bzgl. Vitalzeichen, Laborwerten oder EKG wurden nicht festgestellt (March et al., 1998).

Leichte bis moderate UAW

Paroxetin

Effektiv

Auch die Effektivität von Paroxetin bei kindlichen Zwangsstörungen wurde in verschiedenen Settings und mit unterschiedlichen Methoden erforscht. Prä-/Post-Studien konnten eine Symptomminderung zwischen 29 und 50 % erzielen (Diler & Avci, 2000). In experimentellen Studien zeigte sich Paroxetin Placebo überlegen (Geller et al., 2003a; 2004). Die Startdosen lagen zwischen 10 und 20 mg/Tag mit maximalen Tagesdosen von 60 mg/Tag. Das Nebenwirkungsprofil von Paroxetin ist dem anderer SSRI sehr ähnlich. Die häufigsten UAW sind Hyperaktivität/Agitiertheit, Kopfschmerz, Schlafstörungen, Übelkeit und Angst. Die Therapie musste aufgrund von UAW bei keinem der Patienten abgebrochen werden. Die schwersten UAW waren Hyperaktivität/Agitiertheit bei drei jüngeren Patienten (<10 Jahre), welche eine Reduzierung der Dosis, nicht aber einen Abbruch notwendig machten (Rosenberg et al., 1999). Auch in anderen Studien wurden ähnliche UAW allenfalls milder bis moderater Intensität beobachtet (Geller et al., 2004).

Milde bis moderate UAW

Fluvoxamin

Zulassung für Zwangsstörungen ab 8 Jahren

Fluvoxamin ist in Deutschland ab dem Alter von acht Jahren zur Behandlung von Zwangsstörungen zugelassen. Seine Effektivität wurde nur an zwei Gruppen von Kindern und Jugendlichen mit Zwangsstörung untersucht. In beiden Fällen zeigte sich das Medikament als effektiv (Apter et al., 1994; Riddle et al., 2001). Die durchschnittliche Symptomreduktion stieg mit zunehmender Dauer der Medikamenteneinnahme von 25 % nach 10 Wochen auf 42 % nach einem Jahr Einnahme an (Riddle et al., 2001; Walkup et al., 1999). Allgemein üblich sind Startdosen 25 mg/Tag, anschließend wird in 50 mg-Schritten bis zu einem Maximum von 300 mg/Tag gesteigert falls notwendig und verträglich. Möglicherweise auftretende UAW sollten regelmäßig evaluiert werden, auch wenn sie selten und dann fast immer in milder Form auftreten. In einer Studie traten Schlafstörungen und Asthenie in mehr als 10 % der Fälle auf (Riddle et al., 2001). Wie bei anderen SSRI ist die häufigste Nebenwirkung Übelkeit vor allem in der Phase der Eindosierung. Fluvoxamin verursacht keine Sedierung oder kognitive Einschränkungen und mit ihm wird nur ein geringes Risiko für sexuelle Dysfunktion, Suizidalität und Entzugssymptomatik verbunden. Bzgl. der Gefahr der Überdosierung wird es wie andere SSRI als sicher angesehen und hat keinen signifikanten Effekt auf das Körpergewicht oder kardiovaskuläre Parameter (Irons, 2005). In einer weiteren Studie zur Behandlung von Zwangsstörungen bei Kindern und Jugendlichen mit Fluvoxamin waren die häufigsten UAW Dermatitis, Schlafstörungen, Hyperaktivität, Aufregung, Angst, Tremor und Übelkeit. Die Therapie wurde von vier Patienten (von insgesamt 14) wegen UAW abgebrochen. Die schwerste Nebenwirkung trat bei zwei geschwächten Patientinnen mit einer begleitenden Anorexia nervosa auf, von welchen eine ein Delirium und eine andere Halluzinationen entwickelte (Apter et al., 1994).

Effektiv

Selten UAW, meist milde Form

Fluvoxamin (50 bis 300 mg/Tag) scheint von Kindern und Jugendlichen gut toleriert zu werden und außer einem abdominalen Unbehagen, scheinen UAW ähnlich selten wie in der Plazebogruppe aufzutreten. Fast alle angegebenen UAW betreffen den Gastrointestinaltrakt oder das ZNS. Fluvoxamin hat aufgrund seiner starken Hemmung von CYP1A2, seiner Hemmung von CYP2C und CYP3A4 und teilweisen Biotransformation durch CYP2D6 ein hohes Interaktionspotenzial. Insbesondere interagiert es mit Pharmaka, die von Kindern im Falle von Kinderkrankheiten wie Antibiotika, H1-Antihistaminika, Theophyllin bei Asthma häufig eingenommen werden (Sperber, 1991). Dadurch besteht ein erhöhtes Risiko für Herzrhythmusstörungen. Fluvoxamin hemmt weiterhin den Abbau vieler anderer Wirkstoffe wie beispielsweise Koffein, Paracetamol, Methadon, Antiepileptika wie Phenytoin und Carbamazepin, nicht-steroidale Antirheumatika, Neuroleptika wie Clozapin und Olanzapin, trizyklische Antidepressiva wie Clomipramin, Imipramin und Amitriptylin.

Hohes Interaktionspotenzial

Citalopram

Wie Fluvoxamin gehört Citalopram zu den bei Kindern etwas weniger gut untersuchten SSRI. Seine Effektivität wurde bei Kindern bisher nur in einer Studie mit einer Kontrollgruppe verglichen (Alaghband-Rad & Hakimshooshtary, 2009). Weitere Untersuchungen mit einer Placebogruppe (Mukaddes et al., 2003; Thomsen, 1997; Thomsen et al., 2001) bzw. zwei Medikamente vergleichend (Alaghband-Rad & Hakimshooshtary, 2009; Moore et al., 1998) und eine Langzeitstudie (Toros et al., 2002) wurden veröffentlicht, welche erfolgversprechende Ergebnisse bezüglich seiner Sicherheit und Effektivität bieten. Die Ergebnisse zeigen signifikante Verbesserungen bei den Patienten unter der Medikation. Citalopram scheint eine vielversprechende Alternative bezüglich seiner Wirksamkeit zu sein. Seine UAW waren in sämtlichen publizierten Studien tolerabel und schienen eher von geringer Intensität und vorübergehend. Generell werden die UAW als ähnlich denen anderer SSRI beschrieben (Alaghband-Rad & Hakimshooshtary, 2009). Während des einjährigen Beobachtungszeitraums brach kein an der Studie teilnehmender Patient die Behandlung von Citalopram aufgrund von UAW ab (Thomsen, 1997; Thomsen et al., 2001).

Erfolgversprechende Effektivitätsergebnisse

Tolerable UAW

Trizyklische Antidepressiva: Clomipramin

Clomipramin war das erste Medikament, welches sich bei der Behandlung von Patienten mit Zwangsstörungen in Studien als wirksam erwiesen hat. Clomipramin ist in Deutschland ab dem Alter von fünf Jahren zur Behandlung der Enuresis, nicht jedoch der Zwangsstörungen zugelassen.

Mit der chemischen Struktur eines Dibenzazepin gehört es pharmakologisch zur Gruppe der trizyklischen Antidepressiva. Clomipramin unterscheidet sich pharmakologisch von den anderen trizyklischen Antidepressiva durch die stark ausgeprägte Wiederaufnahmehemmung von Serotonin. Es ist aber kein selektiv serotonerger Wirkstoff, da sein aktiver Metabolit Desmethylchlomipramin eine Noradrenalin-Wiederaufnahme-Hemmung bewirkt. Außerdem lassen sich tierexperimentell antidopaminerge Effekte nachweisen, die ebenfalls mit seiner Wirksamkeit bei Zwangsstörungen in Verbindung gebracht werden. Clomipramin wirkt vordergründig antriebssteigernd und stimmungsaufhellend. Die stimmungsaufhellende Wirkung des Clomipramin setzt nach ca. 1 bis 2 Wochen, die antiobsessive später ein.

Als trizyklisches Antidepressivum zeigt Clomipramin die für diese Gruppe typischen UAW und toxischen Effekte bei Überdosierung wie Tachykardien, Mundtrockenheit, Blasenentleerungsstörungen, Orthostasereaktionen, EKG-Veränderungen, Tremor, Obstipation, Sehstörungen oder psychische Veränderungen. Aufgrund der höheren Nebenwirkungsrate und der potenziell gefährlicheren UAW (kardial) wird Clomipramin nach der NICE-Leitlinie (National Institute for Health and Clinical Excellence) in der Behandlung von Patienten mit Zwangsstörungen als

Höhere Nebenwirkungsrate

Zweite-Wahl-Medikament nach den SSRI eingestuft, d. h. es wird empfohlen, wenn Patienten auf SSRI nicht ansprechen oder diese nicht tolerieren.

Zweite-Wahl-Medikation

Das Medikament wurde mit unterschiedlichsten Studiendesigns bei Kindern und Jugendlichen beforscht: im Prä-/Posttest (Thomsen & Mikkelsen, 1995; Ulloa et al., 2007), im Vergleich zu Placebo (z. B. DeVeaugh-Geiss et al., 1992; Pediatric OCD Treatment Study (POTS) Team, 2004; Rapoport et al., 1980), in Kombination mit KVT (de Haan et al., 1998) und im Vergleich zu dem trizyklischen Antidepressivum Desipramin (z. B. Leonard et al., 1991; Leonard et al., 1988; Leonard et al., 1989; Rapoport et al., 1980). Die positiven Ergebnisse ermöglichten die Etablierung von Clomipramin in der Therapie der Zwangsstörung als einzige Substanz seiner Klasse. Leider wird in Follow-up-, Substitutions- oder Crossover-Designs eine hohe Rückfallrate nach Absetzen des Medikamentes deutlich (Leonard et al., 1993). In diesen Studien beobachtete UAW wurden meist auf die anticholinergen Effekte von Clomipramin zurückgeführt und waren eher leicht ausgeprägt.

In einer Metaanalyse, welche 12 RCTs mit 1044 Studienteilnehmern einschloss, zeigte sich Clomipramin zur Behandlung von kindlichen Zwangsstörungen effektiv und den anderen vier untersuchten SSRI (Paroxetin, Sertralin, Fluoxetin und Fluvoxamin) überlegen (Geller et al., 2003b). Weitere Studien konnten die gute Wirksamkeit bei Kindern und Jugendlichen (Figueroa et al., 1998) mit Zwangsstörungen belegen. Eine Studie zeigte, dass eine Kombinationstherapie aus Fluoxetin und Clomipramin effektiv ist, jedoch deutlich besser toleriert wird, als Clomipramin in Monotherapie und damit höherer Dosierung (Simeon et al., 1990). Daher empfehlen einige Experten eine Kombinationstherapie aus Clomipramin und SSRI (Figueroa et al., 1998).

Gute Wirksamkeit

Dennoch besteht inzwischen Konsens, dass es nicht als Medikament der ersten Wahl eingesetzt werden sollte, da sein Einsatz verglichen mit SSRI häufiger mit unerwünschten Wirkungen einhergeht. Wie die anderen prozyklischen Antidepressiva kann Clomipramin zu vielfältigen UAW einschließlich gastrointestinalen, autonomen, Leber- und kardialen Problemen führen, deren Risiko bei der Therapieentscheidung insbesondere bei Kindern und Jugendlichen berücksichtigt werden sollte (Scahill & Lynch, 1995). In Studien waren die UAW vergleichbar mit denen, anderer trizyklischer Antidepressiva (DeVeaugh-Geiss et al., 1992).

Andere pharmakologische Strategien

Andere pharmakologische Strategien können nach teilweisem oder komplettem Therapieversagen erwogen werden. Zunächst ist der bisherige Therapie- und damit Störungsverlauf gründlich zu evaluieren (u. a. wurden die Maximaldosen der Monotherapie mit Erste- und Zweite-Wahl-

Medikation ausgeschöpft; welche UAW waren eventuell zu beobachten; Symptomverlauf am besten bewertet anhand geeigneter spezifischer oder allgemeinerer Skalen). Alternative Strategien können entweder die Augmentation einer SSRI-Behandlung oder der Beginn einer Monotherapie mit einer Substanz der dritten Wahl sein.

Augmentation einer SSRI-Behandlung

Medikamente, die oft eingesetzt werden, um den Effekt eines SSRI zu potenzieren sind trizyklische Antidepressiva, wie z. B. Clomipramin, und atypische Antipsychotika, wie z. B. Risperidon oder Aripiprazol (Bloch & Storch, 2015). Der augmentative Effekt von Anxiolytika wie Buspiron wurde mit unterschiedlichem Erfolg in Form von Fallberichten dokumentiert (Thomsen & Mikkelsen, 1999). Als weitere Optionen wurden Ziprasidon, ein atypisches Antipsychotikum (Yeghiyan et al., 2008) oder der Glutamatantagonist Riluzol untersucht (Grant et al., 2007, 2014). Andere Therapien wie Plasma-Austausch (Nicolson et al., 2000) wurden ebenfalls getestet. Insgesamt konnte meist eine Symptomreduktion bei den Patienten erreicht werden.

„Dritte-Wahl"-Medikation

„Dritte-Wahl"-Medikamente sollten jedoch nur dann erwogen werden, wenn sowohl erste und zweite Wahl Optionen als auch Augmentationsstrategien ausdosiert wurden und sich dennoch als ineffektiv erwiesen haben.

Da bei Tics, aber auch Zwängen – zumindest bei einer Teilgruppe von Patienten – über einen Streptokokkeninfekt als Auslöser diskutiert wird (Pediatric Autoimmune Neuropsychiatric Disorders Associated with Streptococcal infection; PANDAS) wurde die Behandlung mit Antibiose, Plasmapherese und Immunglobulinen i. v. untersucht. Die Ergebnisse zu Ätiologie und Behandlung der PANDAS sind aber bis heute sehr uneinheitlich (Kurlan et al., 2008).

Kombination von Pharmakotherapie und KVT

Hinweise auf größere Wirksamkeit der Kombination von KVT und Pharmakotherapie gegenüber Monotherapie

Leider existieren wenige Studien zur Kombination von Psychotherapie und Pharmakotherapie bei kindlichen Zwangsstörungen. Entsprechende Studien untersuchten, ob sich die Symptome des Kindes/des Jugendlichen verbessern, wenn KVT zusammen mit Pharmakotherapie mittels SSRI oder Clomipramin angewendet wurde (Björgvinsson et al., 2008; Franklin et al., 2011; Lázaro et al., 2008; Neziroglu et al., 2000; Wever & Rey, 1997; Williams & Allsopp, 1999). Am besten untersucht ist die Kombination aus KVT und Sertralin, für welche eine signifikante Überlegenheit zur Monotherapie sowohl durch eine Medikation als auch durch eine KVT gezeigt werden konnte (Pediatric OCD Treatment Study (POTS) Team, 2004). Eine neuere, vergleichbare Studie zur Addition von KVT zur Pharmakotherapie mit einem SSRI zeigte, dass Kinder, die eine komplette KVT plus Medikation erhielten, größere Symptomminderung erfuhren (Franklin et al., 2011). Eine weitere Studie zur Kombination von D-Cycloserin zur KVT brachte ebenfalls vielversprechende Ergebnisse (Storch et al., 2010c).

Zusammenfassung

Zu den meisten erwähnten Medikamenten gibt es kontrollierte Studien, wenn auch unterschiedlicher Anzahl und Qualität. Die Ergebnisse unterstützen die Empfehlung ihrer klinischen Anwendung. Denn alle Studien berichteten von einer Reduktion der Zwangssymptome bei vertretbaren, meist milden und häufig vorübergehenden UAW. SSRI haben sich in der Therapie kindlicher Zwangsstörungen als die Medikation der ersten Wahl etabliert, obwohl die Effektivität mitunter etwas geringer ist als die des trizyklischen Antidepressivums Clomipramin. Sie zeigen jedoch ein größeres Maß an Sicherheit und Verträglichkeit und nicht die kardiotoxischen Effekte der trizyklischen Antidepressiva (z. B. Geller et al., 2001b; Liebowitz et al., 2002; Riddle et al., 1992, 2001). Zusätzlich zu ihrer guten Verträglichkeit gibt es Anhalt dafür, dass sie sich auch günstig auf Störungen auswirken, die häufig mit Zwangsstörungen assoziiert sind (Como & Kurlan, 1991; Kurlan et al., 1993; Riddle et al., 1990a). Ein Nachteil ist und bleibt jedoch der nicht geringe Anteil von Rückfällen nach Absetzen des Medikamentes.

Nicht geringer Anteil an Rückfällen nach Absetzen der Medikation

Leider mangelt es bisher an Studien, die die verschiedenen SSRI miteinander bzw. mit Desipramin vergleichen. So existieren unseres Wissens nur eine Fluoxetin und Citalopram vergleichende (Alaghband-Rad & Hakimshooshtary, 2009) und einige Citalopram und Desipramin vergleichende Studien (Leonard et al., 1989, 1991). Unterschiede bezüglich des Zeitpunkts des Wirkbeginns der einzelnen SSRI konnten nicht gefunden werden. So beginnt Fluvoxamin beispielsweise zwischen der vierten und sechsten Woche zu wirken (Apter et al., 1994), auch die Wirkung von Sertralin setzt in der Regel in der vierten Woche nach Therapiebeginn ein (March et al., 1998). Auch Studien mit Paroxetin im Fokus fanden zu erwartende Verbesserungen zwischen der vierten und sechsten Woche (Diler & Avci, 2000; Rosenberg et al., 1999). Nur wenige Studien begleiten die Patienten über eine längere Zeit; eine mit Clomipramin (Leonard et al., 1989), zwei mit Fluoxetin (Como & Kurlan, 1991; Geller et al., 1995), zwei mit Sertralin (Cook et al., 2001; Rodríguez-Ramos & Mardomingo Sanz, 1998) eine mit Fluvoxamin (Walkup et al., 1999) und eine mit Citalopram (Thomsen et al., 2001). Diese konnten zeigen, dass die Langzeiteinnahme dieser Medikamente die Symptome der Zwangsstörung verbessert. Das einzige Medikament, das bei Vorschulkindern im Rahmen einer Studie eingesetzt wurde, ist Fluoxetin in niedriger Dosierung, was signifikante Verbesserungen erbrachte (Coskun & Zoroglu, 2009; Ercan et al., 2012).

Die Studien zu Augmentationsstrategien oder Medikamenten der dritten Wahl hatten meist offene Designs oder waren Fallserien. Studien mit qualitativ hochwertigem Design sind noch immer zu rar, um ausreichend valide und detaillierte Aussagen zur Effektivität dieser Gruppe von Therapieoptionen treffen zu können. Zusätzlich bestanden bei einigen Studien methodische Limitationen (z. B.: keine Kontrollgruppe, verschiedene Selektionskriterien für Teilnehmer, kleine Fallzahlen, keine Follow-up-Daten), welche zusätzlich Rückschlüsse bzgl. der Interventionen erschweren.

Bezüglich der Kombination von Pharmakotherapie und KVT haben kontrollierte Studien eine größere Effektivität durch die Kombination beider Therapieoptionen im Vergleich zur jeweiligen Monotherapie erbracht. Da es jedoch nur wenige Studien zu dieser Therapiestrategie gibt, kann zum jetzigen Zeitpunkt keine definitive Schlussfolgerung gezogen werden. Dennoch scheint die Kombinationsstrategie eine vielversprechende Strategie zu sein.

1.6.3 Alternative Therapieansätze

Neurofeedback: weitere Studien erforderlich

Neurofeedback. Inwieweit Neurofeedback-Training zu einer Reduktion der Zwangssymptomatik führt (wofür es Hinweise aus Studien mit erwachsenen Zwangspatienten gibt; Kopřivová et al., 2013; Sürmeli & Ertem, 2011), ist noch weiter zu untersuchen.

Neurochirurgie: nicht anzuwenden

Neurochirurgie. Bei erwachsenen therapierefraktären Zwangspatienten, die massive Beeinträchtigungen des alltäglichen Lebens (z. B. Unfähigkeit morgens das Bett zu verlassen) aufweisen, wurden in der Vergangenheit neurochirurgische Behandlungen durchgeführt. Aufgrund der schweren und teilweise irreversiblen UAW (Irle et al., 1998; Rück et al., 2008) sollten gemäß der S3-Leitlinie Zwangsstörungen neurochirurgische Verfahren, die kleine Teile des Gehirns entfernen, jedoch nicht angewandt werden (Deutsche Gesellschaft für Psychiatrie und Psychotherapie, Psychosomatik und Nervenheilkunde (DGPPN), 2013).

Tiefenhirnstimulation: keinesfalls empfehlenswert

Tiefenhirnstimulation. Studien zur Tiefenhirnstimulation (Haynes & Mallet, 2010) bei erwachsenen refraktären Zwangspatienten zeigen teilweise Reduktionen der Zwangssymptomatik, Verbesserungen der Alltagsfunktionen und damit auch der Lebensqualität auf. Unter kritischer Abwägung von Nutzen bzw. Risiken (Greenberg et al., 2010; Mallet et al., 2008) kann der S3-Leitlinie Zwangsstörungen (DGPPN, 2013) zufolge die Anwendung bei schwer beeinträchtigten refraktären erwachsenen Zwangspatienten in Betracht gezogen werden. Die Durchführung dieses experimentellen Behandlungsansatzes bei Kindern und Jugendlichen mit Zwangsstörungen (DiFrancesco et al., 2012; Lipsman et al., 2010) ist (unter Berücksichtigung der potenziellen UAW) derzeit keinesfalls zu empfehlen.

2 Leitlinien

2.1 Leitlinien zur Diagnostik und Verlaufskontrolle

Aufgrund ihrer Komplexität erfordern Zwangsstörungen eine umfassende Diagnostik. Diese ist in eine multimodale Verhaltens- und Psychodiagnostik eingebettet, deren Grundlage die im Leitfaden zur Diagnostik psychischer Störungen im Kindes- und Jugendalter (Döpfner & Petermann, 2012) beschriebene allgemeine Diagnostik bei Kindern und Jugendlichen mit psychischen Störungen bildet. Tabelle 7 beinhaltet eine Übersicht über die Leitlinien zu Diagnostik und Verlaufskontrolle von Kindern und Jugendlichen mit Zwangsstörungen.

Tabelle 7: Übersicht über die Leitlinien zu Diagnostik und Verlaufskontrolle

L1	Exploration des Patienten, seiner Eltern und Erzieher/Lehrer/Ausbilder, gegebenenfalls auch anderer Familienangehöriger.
L1.1	Exploration und Beobachtung der aktuellen Zwangssymptomatik des Kindes/Jugendlichen.
L1.2	Exploration und Beobachtung komorbider Störungen und differenzialdiagnostische Abgrenzung.
L1.3	Exploration der Ressourcen, Interessen und Aktivitäten des Kindes/Jugendlichen.
L1.4	Exploration zum Entwicklungsstand bzw. im Schulalter zu den schulischen Leistungen des Kindes/Jugendlichen.
L1.5	Exploration des familiären und sozialen Hintergrunds.
L1.6	Exploration zur störungsspezifischen Entwicklungsgeschichte des Kindes/Jugendlichen (hauptsächlich Elternexploration).
L1.7	Exploration der Einstellungen zur Therapie.
L2*	Fragebogen- und Beobachtungsverfahren zur Verhaltens- und Psychodiagnostik.
L3*	Ergänzende psychologische Diagnostik.
L4	Somatische Diagnostik.
L5	Bedingungsanalyse.
L6	Integration der Ergebnisse der multimodalen Diagnostik, Definition der Behandlungsziele und Therapieplanung.
L7	Verlaufskontrolle und Qualitätssicherung.

Anmerkung: * = optionale, aber häufig notwendige diagnostische Maßnahmen

2.1.1 Exploration des Patienten, seiner Eltern und Erzieher/Lehrer/Ausbilder, gegebenenfalls auch anderer Familienangehöriger

Leitlinie L1 gibt eine Übersicht über die Rahmenbedingungen der Exploration und die einzelnen Bereiche, über die in der Exploration des Patienten mit einer Zwangsstörung, seiner Eltern und Erzieher/Lehrer/Ausbilder, gegebenenfalls auch anderer Familienangehöriger, Informationen eingeholt werden sollen. Das Kind/der Jugendliche und seine Eltern werden zu allen Bereichen befragt. Die Exploration der Erzieher/Lehrer/Ausbilder und gegebenenfalls auch anderer Familienmitglieder bezieht sich nur auf diejenigen Bereiche, über die sie auch Auskunft geben können. Die Reihenfolge, in der die einzelnen Bereiche thematisiert werden, wird von verschiedenen Faktoren (insbesondere Problematik des Kindes/der Familie, einschließlich des damit zusammenhängenden Schamgefühls des Kindes, Schilderungen der Problematik durch das Kind bzw. die Eltern) beeinflusst und ist damit variabel. Die einzelnen Explorationsbereiche basieren auf den im Leitfaden zur Diagnostik psychischer Störungen im Kindes- und Jugendalter (Döpfner & Petermann, 2012) dargestellten allgemeinen Explorationsleitlinien bei Kindern und Jugendlichen mit psychischen Störungen.

Gestaltung des Erstkontaktes

Kinder und Jugendliche mit Zwangsstörungen zeigen sich in der Explorationssituation häufig als ängstlich und schamvoll und benötigen dadurch meist den „Schutz" der Eltern. Überdies tendieren die Kinder und Jugendlichen dadurch, dass sie ihre Zwangssymptomatik oft als beschämend erleben, dann in der Exploration zur Dissimulation ihrer Problematik (Goletz & Döpfner, 2007). Dementsprechend empfiehlt es sich, den Erstkontakt (die Exploration) zunächst gemeinsam mit dem Kind/Jugendlichen und seinen Eltern zu beginnen. In der gemeinsamen Exploration kann überdies die Interaktion der Familienmitglieder (Kommunikationsstrukturen in der Familie), auch bezüglich der (Zwangs-)Problematik des Kindes/Jugendlichen, beobachtet werden. Gegebenenfalls kann dann im weiteren Verlauf des Erstkontaktes eine alleinige Exploration des Kindes/Jugendlichen oder eine alleinige Exploration mit den Eltern erfolgen. Bei einem jüngeren Kind empfiehlt es sich gegen Ende des Erstkontaktes, alleine mit dem Kind oder auch gemeinsam mit ihm und seinen Eltern zu spielen. Wünschen die Eltern eines jüngeren Kindes einen ersten Kontakt *ohne* Anwesenheit des Kindes, kann dies für die Exploration der Problematik des Kindes sinnvoll sein, besonders auch dann, wenn die Eltern ihr Kind noch nicht über den Grund des Aufsuchens informiert haben. Eltern eines Jugendlichen, der eine psychotherapeutische Behandlung oder auch einen Erstkontakt verweigert, können in Elterngesprächen, nach einer ersten Exploration, dahingehend beraten werden, wie sie den jugendlichen Patienten zu einer ersten Kontaktaufnahme (gegebenenfalls auch einem ersten telefonischen Kontakt) motivieren können. Auf Wunsch eines Jugendlichen kann der Erstkontakt auch *ohne* Anwesenheit der Eltern durchgeführt werden. Einen alleinigen ersten Kontakt wünschen sich Jugendliche insbesondere dann, wenn die Eltern die Inhalte der Zwangssymptomatik nicht im Detail erfahren sollen. Auch dabei können Schamgefühle oder Peinlichkeitserleben vor den Eltern oder einem Elternteil sowie auch eine belastete Beziehung des Jugendlichen zu beiden Elternteilen oder zu einem Elternteil bestimmend sein.

L1 **Leitlinie 1: Exploration des Patienten, seiner Eltern und Erzieher/Lehrer/Ausbilder, gegebenenfalls auch anderer Familienangehöriger**

1. Rahmenbedingungen für die Exploration der Patienten, Eltern und weiterer Hauptbezugspersonen (in Anlehnung an Döpfner & Petermann, 2012)

- Die Exploration des Patienten, seiner Eltern und anderer relevanter Bezugspersonen dient der Informationssammlung und dem Beziehungsaufbau.
- Soweit dies möglich ist, sollten beide Elternteile befragt werden.
- Meist ist es sinnvoll Kind/Jugendlichen und Eltern sowohl gemeinsam als auch getrennt zu explorieren. Bei Jugendlichen sollte das Einverständnis für eine alleinige Befragung der Eltern eingeholt werden.
- Familienbefragungen, insbesondere auch der Geschwister oder anderer Familienangehöriger, können eine relevante Informationsergänzung darstellen.
- Die Exploration der Erzieher/Lehrer/Ausbilder kann bedeutsame Hinweise auf die Ausprägungen der Symptomatik und beeinflussende Faktoren im Kontext Kindergarten/Schule liefern.
- Die Dauer der Exploration umfasst in der Regel mehrere Sitzungen.

2. Nach der Exploration des Vorstellungsanlasses, der spontan berichteten Problematik und der Erwartungen des Kindes/Jugendlichen und seiner Bezugspersonen sind zu folgenden Bereichen jeweils spezifische Informationen zu erheben:

- Die aktuelle Zwangssymptomatik des Kindes/Jugendlichen (vgl. Leitlinie L1.1).
- Die spezifische psychische Komorbidität und eine differenzialdiagnostische Abgrenzung (vgl. Leitlinie L1.2).
- Die Ressourcen, Interessen und Aktivitäten des Kindes/Jugendlichen (vgl. Leitlinie L1.3).
- Der Entwicklungsstand bzw. im Schulalter die schulischen Leistungen des Kindes/Jugendlichen (vgl. Leitlinie L1.4).
- Der familiäre und soziale Hintergrund (vgl. Leitlinie L1.5).
- Die (störungsspezifische) Entwicklungsgeschichte des Kindes/Jugendlichen (vgl. Leitlinie L1.6).
- Die Einstellungen zur Therapie (vgl. Leitlinie L1.7).

Vertrauensvolle Atmosphäre

Damit sich das Kind/der Jugendliche und auch seine Eltern im Erstkontakt gut aufgenommen fühlen, ist es wichtig, diesen insbesondere für den Patienten so angenehm wie möglich zu gestalten. Der Fokus sollte auf einer vertrauensvollen Atmosphäre liegen. Dies bedeutet z. B., dass man einem Kind mit einer Waschzwangssymptomatik bei der Begrüßung entweder nicht die Hand gibt oder es fragt, ob man ihm die Hand geben darf. Möglicherweise kann sich der Patient im Therapieraum auch nicht hinsetzen. Eine Akzeptanz dieses Vermeidungsverhaltens im Erstkontakt signalisiert Verständnis für das Kind/den Jugendlichen und stellt eine gute Basis für den Aufbau einer vertrauensvollen Beziehung dar.

Exploration mit dem Kind/ Jugendlichen alleine

Eine alleinige Exploration des Kindes/Jugendlichen ist besonders relevant, da das Kind als „Experte seiner Zwänge" am besten darüber Auskunft geben kann. Aufgrund der meist „heimlichen" Durchführung von Zwangshandlungen und der von außen nicht direkt beobachtbaren Zwangsgedanken, die unangenehme Emotionen auslösen, oder kognitiven Rituale erkennt das Umfeld normalerweise nicht das ganze Ausmaß der Zwangssymptomatik. Um Dissimulationstendenzen zu vermeiden oder abzubauen, ist das Vertrauen des Kindes/Jugendlichen in den Therapeuten unerlässlich. In diesem Zusammenhang können Gespräche über Ressourcen, Interessen und Aktivitäten des Kindes bzw. Jugendlichen (vgl. Leitlinie L1.3) sowie gemeinsame Spiele hilfreich sein. Bei jüngeren Kindern können im Rahmen der Exploration Rollen- und Phantasiespiele mit Handpuppen, Stofftieren oder Figuren eingesetzt werden. Eine Geschichte eines Kindes mit ähnlicher Symptomatik kann den Einstieg in die Zwangssymptomatik ebenfalls begünstigen. Dadurch, dass sich Kinder/Jugendliche in der Untersuchungssituation aufgrund ihrer Ängstlichkeit und ihres Schamerlebens meist „gehemmt" zeigen und (zunächst) wenig von ihrer Zwangssymptomatik preisgeben, ist es sinnvoll, die Exploration über mehrere Sitzungen durchzuführen oder auch zu einem späteren Zeitpunkt nach einem guten Beziehungsaufbau fortzusetzen. Häufig geben die Kinder/Jugendlichen zunächst lediglich Informationen über einen Teil ihrer Zwangssymptomatik (meist über das, was am offensichtlichsten ist) preis – vergleichbar der Spitze eines Eisbergs (Wells, 2006). Für eine adäquate psychotherapeutische Behandlung der Zwangssymptomatik ist es unerlässlich, die Komplexität des Zwangssystems – und damit den gesamten Eisberg – zu erfassen.

Exploration (möglichst) mit beiden Elternteilen

Neben dem Kind/Jugendlichen selbst stellen die Eltern (alternativ andere enge Bezugspersonen, sofern Eltern nicht erreichbar) die zentrale Informationsquelle zur Symptomatik des Patienten dar. Die Exploration der Eltern dient sowohl der Informationsgewinnung als auch dem Aufbau einer vertrauensvollen Beziehung zu den Eltern. In diesem Zusammenhang ist es wichtig, auch genügend Zeit den Sorgen der Eltern zu widmen und das Verständnis für ihre Situation zu verdeutlichen. Die Exploration sollte möglichst mit beiden Elternteilen erfolgen, da so Gemeinsamkeiten und Differenzen in der Einschätzung des Kindes mit seiner Symptomatik, aber auch anderer familiärer Faktoren offensichtlich werden können. Die Eltern stellen unerlässliche Informationsquellen dar, welche die Informationen des Kindes sowie auch der Erzieher/Lehrer/Ausbilder ergänzen, aber sich auch von diesen jeweils unterscheiden. Da die Durchführung von Zwangshandlungen (bei einer chronifizierten Symptomatik) teilweise automatisiert erfolgt, nimmt der Patient diese möglicherweise nicht mehr als Zwangssymptome wahr. Zusätzlich können auch bewusste Dissimulationstendenzen des Kindes/Jugendlichen dazu beitragen, dass der Patient die Symptomatik als weniger gravierend darstellt.

Die Exploration der Eltern wird normalerweise mit der Frage nach dem Vorstellungsanlass eröffnet, wobei neben der Problematik des Kindes auch die Sorgen und Bedürfnisse der Eltern hinsichtlich des Kindes wichtig sind. Um alle relevanten Informationen zu erfassen, kann im weiteren Verlauf der Exploration eine stärker strukturierte Vorgehensweise (z. B. auch mittels Explorationsschema oder Interviewverfahren; vgl. Hilfreiche Materialien, S. 65 f.) nützlich sein. Diese erste Phase wird in den Leitlinien zur Diagnostik psychischer Störungen im Kindes- und Jugendalter (Döpfner & Petermann, 2012) umfassend dargestellt.

Exploration mit anderen Familienangehörigen

Die Exploration anderer Familienangehöriger, insbesondere auch der Geschwister oder Großeltern ist insbesondere dann relevant, wenn diese Familienmitglieder (intensiv) in die Zwangssymptomatik einbezogen werden (z. B. das Ausschalten von Licht oder auch das Transportieren von Gegenständen durch Geschwister). Der Einbezug weiterer Familienmitglieder in Einzelsitzungen oder auch im Rahmen von Familiensitzungen ist nur mit Einverständnis des Kindes/Jugendlichen und seiner Eltern realisierbar. In diesem Zusammenhang ist auch die Erfassung der Belastung, die durch die Zwangsstörung des Familienmitglieds bei den anderen Familienangehörigen entstanden ist, sowie auch möglicher Vorteile für Familienangehörige (z. B. längeres Aufbleiben eines Geschwisterkindes, da es sich immer erst nach dem Kind mit der Zwangssymptomatik waschen darf) wichtig.

Exploration mit Erzieher/ Lehrer/ Ausbilder

Die Exploration der Erzieher/Lehrer/Ausbilder wird mit Einverständnis des Kindes/Jugendlichen und der Eltern entweder im direkten oder im telefonischen Kontakt durchgeführt. Eine hilfreiche Ergänzung der Exploration stellen (Kindergarten-, Schul- bzw. Ausbildungs-)Berichte, Berichte durch sonstige Betreuer, Schulhefte, Klassenarbeiten/Klausuren, Beurteilungen im Rahmen von Verfahren zur Erfassung des schulischen Förderbedarfs und Fragebögen dar.

2.1.1.1 Exploration und Beobachtung der aktuellen Zwangssymptomatik

Die im Rahmen der Exploration und Beobachtung der aktuellen Zwangssymptomatik des Kindes/Jugendlichen relevanten Aspekte werden in Leitlinie L1.1 dargestellt.

Eine für das therapeutische Vorgehen unerlässliche detaillierte Exploration umfasst die aktuelle Zwangssymptomatik auf Verhaltens-, physiologischer, emotionaler und kognitiver Ebene, einschließlich der aus-

L1.1 Leitlinie 1.1: Exploration und Beobachtung der aktuellen Zwangssymptomatik des Kindes/Jugendlichen

1. Informationen zu Art und Ausprägung (Häufigkeit, Intensität, Dauer) der aktuellen Zwangssymptomatik auf der kognitiven, der emotionalen, der physiologischen und der Verhaltensebene.
2. Lebensbereiche (Familie, Kindergarten/Schule/Arbeitsplatz, Gleichaltrigengruppe, Freizeitbereich), in denen die Zwangssymptomatik auftritt und innerhalb dieser Lebensbereiche die auslösenden Situationen für die Zwangssymptomatik (situative Variabilität).
3. Unterstützung der Zwangssymptomatik des Kindes/Jugendlichen durch die Bezugspersonen, beispielsweise bei der Zwangssymptomatik selbst, bei der Vermeidung zwangsauslösender Situationen (aber auch als Reaktion auf die Zwangssymptomatik; siehe dazu 4.).
4. Informationen zu internen und externen Konsequenzen der Zwangssymptomatik als weitere störungsaufrechterhaltende Faktoren.
5. Grad der durch die Zwangssymptomatik bedingten Funktionseinschränkungen und Beeinträchtigungen im Alltag des Kindes/Jugendlichen (einschließlich Dauer der Zwangssymptomatik) sowie die subjektive Belastung des Kindes/Jugendlichen und das Ausmaß der Beeinträchtigungen und der Belastungen des familiären Umfeldes.
6. Einsichtsfähigkeit in die Übertriebenheit bzw. Sinnlosigkeit der Symptomatik und bisherige Versuche des Patienten oder seiner Bezugspersonen, Widerstand gegen den Zwang zu leisten oder ihn zu bewältigen.

lösenden Situationen und Konsequenzen sowie der Einbindung der Bezugspersonen in die Zwangssymptomatik. Vor allem bei jüngeren Kindern ist zu berücksichtigen, dass Problembewusstsein und Krankheitseinsicht fehlen können. Das Kind bzw. der Jugendliche und seine Bezugspersonen werden daher zu folgenden Aspekten der Symptomatik exploriert:

Die Exploration der aktuellen Zwangssymptomatik des Kindes/Jugendlichen beinhaltet zunächst *Art und Ausprägung* (Häufigkeit, Intensität, Dauer) der Symptomatik auf der kognitiven und Verhaltens-, der emotionalen und physiologischen Ebene:

Exploration auf kognitiver, emotionaler, physiologischer und Verhaltensebene

- Zwangsgedanken (Gedanken, Vorstellungen, Handlungsimpulse (Intrusionen)), die unangenehme Emotionen auslösen.
- Dysfunktionale Kognitionen des Kindes/Jugendlichen vor, während oder nach der Durchführung von Zwängen, die zusätzlich zu den Zwangsgedanken auftreten können (z. B. „Das schaffe ich nie“, „Ich habe keine andere Möglichkeit“, „Ich bin ein Versager“).
- Offene Zwangshandlungen.
- Mentale Zwangshandlungen, die als kognitive Rituale, auf die Verminderung unangenehmer Emotionen zielen (z. B. „Wenn Johannes ein guter Mensch ist, dann bin ich auch einer“, lautloses Zählen, Gegenbilder).
- Vermeidungsverhalten, d. h. Verhalten, mit dem die Auslösung der Zwangssymptomatik (kurzfristig) verhindert wird (z. B. mangelndes Berühren von Türklinken oder anderen Gegenständen; nicht mehr das

Haus verlassen, um das anschließend erforderliche Waschen bzw. Duschen zu vermeiden; Neukaufen „verseuchter“ Gegenstände, Nichtbetreten von Zimmern, Schulabsentismus).
- Die von den Zwangsgedanken ausgelösten oder die den Zwangshandlungen bzw. den kognitiven Ritualen zugrunde liegenden Emotionen. Diese Emotionen beinhalten meist Angst, Scham oder Ekel, möglicherweise aber auch ein Unvollständigkeits- und Nicht-genau-richtig-Erleben. Jüngere Kinder können diese Emotionen teilweise nicht explizit benennen. Wenn Zwangshandlungen hoch automatisiert sind, kann es sein, dass Patienten Schwierigkeiten haben, begleitende Emotionen zu berichten. In solchen Fällen ist es hilfreich zu explorieren, welche Gefühle entstehen, wenn die Zwangshandlungen nicht ausgeführt werden können. Die Exploration der Emotionen kann mittels eines Gefühle-Thermometers erfolgen (vgl. Hilfreiche Materialien, S. 65).
- Auf der physiologischen Ebene können eine allgemeine Anspannung und auch mit Angst auftretende vegetative Reaktionen (z.B. Zittern, Schwitzen) vorkommen. Häufig können Veränderungen auf der physiologischen Ebene nicht benannt werden.

In den meisten Fällen treten sowohl Zwangsgedanken als auch Zwangshandlungen auf. Es können aber auch Zwangsgedanken ohne Zwangshandlungen bestehen oder auch Zwangshandlungen ohne Zwangsgedanken. Aufgrund von Schamgefühlen, berichten Patienten nicht alle Zwangsgedanken oder Zwangshandlungen bei der ersten Exploration. Eine detaillierte Beschreibung der Zwangssymptomatik durch das Kind/den Jugendlichen umfasst Angaben über die Häufigkeit und Intensität. So ist es beispielsweise wichtig, dass ein Jugendlicher mit einer Waschzwangssymptomatik zunächst genau berichtet, ob er sich die Ärmel hochkrempelt, wie viel Seife/Waschlotion er nimmt, wie er sich die Hände wäscht (z.B. Reiben zwischen den Fingern), wie viele Waschdurchgänge er benötigt, ob er den Mischhebel am Ende des Waschvorgangs betätigt und wenn ja, wie, oder ob dies jemand anderes macht, ob und wie er sich die Hände abtrocknet, wo er das Handtuch hernimmt oder es ihm bereitgelegt oder hingehalten wird, wie viele Handtücher er dazu benötigt usw. Nach dieser Beschreibung ist es hilfreich, das Kind/den Jugendlichen zu ermutigen, dieses Zwangsverhalten (soweit es möglich ist) im therapeutischen Setting oder im Rahmen eines Hausbesuches gezielt vorzuführen. Wenn ein Kind/Jugendlicher Schwierigkeiten mit einer detaillierten Beschreibung seiner Zwangssymptomatik hat, kann das Vorführen der Zwangssymptomatik zur genaueren Erfassung vorausgehender und begleitender Kognitionen, Emotionen und körperlicher Reaktionen beitragen. Überdies wird dadurch für den Untersucher eine genaue Verhaltensbeobachtung der Zwangssymptomatik möglich.

Angaben über Häufigkeit und Intensität der Zwangssymptomatik

Möglichst Vorführen der Zwangssymptomatik

Die Zwangsgedanken bzw. die mit den Zwangssymptomen zusammenhängenden Kognitionen können fast nur durch die Befragung des Kindes/

Erfragung der Zwangsgedanken bzw. der Kognitionen

Jugendlichen erhoben werden. Die Exploration der Zwangsgedanken, welche die unangenehmen Emotionen und damit die Zwangshandlungen bzw. kognitiven Rituale auslösen, erweist sich auch deshalb oft als schwierig, weil die Zwangsgedanken häufig stark automatisiert ablaufen. In diesem Zusammenhang kann es hilfreich sein, dass das Kind bzw. der Jugendliche alle Gedanken beschreibt, die ihm durch den Kopf gehen, wenn er die Zwangshandlung oder das kognitive Ritual *nicht* ausführt oder sie abbricht. Bei einigen Kindern und Jugendlichen, bei denen *hingegen* keine Zwangsgedanken auftreten, welche die unangenehmen Emotionen hervorrufen, sind die Kognitionen relevant, die im Zusammenhang mit den Zwangshandlungen oder neutralisierenden Zwangsgedanken vorkommen.

Situationsspezifität und Auslöser sowie Vermeidungsverhalten

Bei einigen Kindern/Jugendlichen treten ihre Zwangssymptome lediglich im familiären Umfeld auf. Viele Kinder und Jugendliche zeigen ihre Zwangssymptome auch in anderen Lebensbereichen, beispielsweise im Kindergarten, in der Schule, am Arbeitsplatz, in der Gleichaltrigengruppe (zu Hause oder bei Aktivitäten mit Freunden) oder im Freizeitbereich (situative Variabilität). Dies kann mit dem Schwere- und Chronifizierungsgrad der Symptomatik zusammenhängen. In diesem Zusammenhang ist genau zu erfassen, in welchen Situationen die Zwänge auftreten und wodurch sie ausgelöst werden (z. B. immer wenn man einem „hässlichen" Menschen begegnet, muss die Kleidung gewechselt werden). Überdies ist auch wichtig zu ermitteln, in welchen Situationen und wodurch Zwangssymptome vermieden werden können (z. B. Mitschülerin öffnet die Klassenzimmertür; nicht mehr das Haus verlassen, um das anschließend erforderliche Waschen bzw. Duschen zu vermeiden). Dazu kann die Beschreibung eines Tages- bzw. Wochenablaufs hilfreich sein. Diese Beschreibung kann z. B. auch durch einen Selbst- oder Fremdbeobachtungsbogen für Zwangsgedanken und Zwangshandlungen (Beurteilung durch Eltern oder anderer Bezugspersonen) unterstützt werden (vgl. Hilfreiche Materialien, S. 71 und M02, S. 147).

Im Rahmen der Exploration von Erziehern/Lehrern/Ausbildern ist es, neben den Fragen zur Auftretenshäufigkeit verschiedener Zwangssymptome, wichtig zu ermitteln, ob das Kind/der Jugendliche unkonzentriert oder verträumt wirkt, da dies einen Hinweis auf die Beschäftigung mit möglichen Zwangsgedanken oder Befürchtungen darstellt.

Inadäquate Bewältigungs- bzw. Anpassungsstrategien der Familienmitglieder

Unter Berücksichtigung, dass Familien unterschiedliche Bewältigungs- bzw. Anpassungsstrategien im Umgang mit dem durch die Zwangsstörung des Kindes dominierten Familienalltag anwenden, sind diese genau zu erfassen, da sie die Zwangsstörung des Kindes mitbedingen und aufrechterhalten können. Diese inadäquaten Bewältigungs- bzw. Anpassungsstrategien der Familienmitglieder oder anderer wichtiger Bezugspersonen (z. B. Freund, Partner) beinhalten:

- Unterstützung des Kindes/Jugendlichen dabei, zwangsauslösende Situationen zu vermeiden (z. B. Öffnen von Türen durch die Bezugspersonen, um das Waschen des Kindes/Jugendlichen zu vermeiden; Öff-

nen einer Zahnpastatube durch ein Elternteil, um zu vermeiden, dass das Kind die Zahnpastatube immer wieder auf- und zuschrauben muss).
- Unterstützung des Kindes/Jugendlichen bei der Durchführung von Zwangssymptomen (z. B. Einkaufen vieler Waschlotion- oder Duschgelflaschen; häufiges Wäschewaschen; Antworten im Rahmen von Rückversicherungs- und Fragezwängen).
- Durchführung stellvertretender Zwangssymptome (durch die Familienmitglieder oder anderer Bezugspersonen anstelle des Kindes/Jugendlichen) (z. B. Duschen der Eltern anstelle des Kindes; Kontrolle von Türen durch den Freund).

Interne und externe Konsequenzen

Zwangssymptome ziehen interne und externe Konsequenzen nach sich, die zur Aufrechterhaltung der Symptomatik beitragen können, und für die Therapieplanung daher genau zu explorieren sind. Dabei ist zu berücksichtigen, dass interne Konsequenzen von Kausal- und Kontrollattributionen (vgl. dazu auch Hilfreiche Materialien, S. 71) beeinflusst werden. Wichtigste interne Konsequenz der Durchführung von Zwangssymptomen stellt (als negative Verstärkung) der Abbau von Spannungen und negativen Emotionen dar, die meist durch die Zwangsgedanken ausgelöst worden sind. Aber auch infolge der Zwangshandlungen auftretende unangenehme Emotionen (insbesondere Schamgefühl, Peinlichkeitserleben, Schuldgefühl) sind handlungsleitend und können zu Widerstands- bzw. Bewältigungsbemühungen oder auch zu Passivität (aus Hilflosigkeit heraus) führen.

Als externe Konsequenzen sind die Reaktionen des sozialen Umfeldes, insbesondere der Familienmitglieder oder anderer relevanter Bezugspersonen auf die Zwangssymptomatik des Kindes/Jugendlichen zu ermitteln. In der Exploration werden Informationen darüber erfasst, inwieweit Familienmitglieder oder andere Bezugspersonen dem Kind/Jugendlichen verstärkte Aufmerksamkeit und Zuwendung (positive Verstärkung) im Zusammenhang mit der Durchführung der Zwangssymptome widmen, (insbesondere Geschwisterkinder) die Zwangssymptome passiv „ertragen", diese für sich nutzen (z. B. Bezahlung der Geschwister für Kontrollen) oder sich dagegen wehren bzw. sich auch der Einbindung in die Zwangssymptomatik widersetzen oder bestrafen.

Beeinträchtigungs- und Belastungsgrad

Der Grad der durch die Zwangssymptomatik bedingten Funktionseinschränkungen sowie Beeinträchtigungen im Alltag des Kindes/Jugendlichen (z. B. Einschränkung bis zur völligen Einstellung der Freizeitaktivitäten; Verspätetes Erscheinen in der Schule) und die subjektive Belastung des Kindes/Jugendlichen stellen relevante Indikatoren für die Stärke der Zwangssymptomatik dar. Im Rahmen der Erfassung des Belastungsgrades ist zu berücksichtigen, dass die Belastung in unterschiedlichen Situationen variieren kann. Da es Kindern und Jugendlichen mit Zwangsstörungen teilweise schwerfällt, sich selbst und anderen das Ausmaß der Beeinträchtigung bzw. der Belastung einzugestehen, sind die diesbezüglichen Angaben der Bezugspersonen hilfreich.

Einsichtsfähigkeit

Die Erfassung der Einsichtsfähigkeit in die Übertriebenheit bzw. Sinnlosigkeit der Zwangssymptomatik ist gemäß den beiden Diagnoseklassifikationssystemen ICD-10 und DSM-5 relevant. Während die Einsichtsfähigkeit in der ICD-10 ein notwendiges Kriterium für die Diagnose der Zwangsstörung darstellt (vgl. dazu Kap. 1), ist sie im DSM-5 kein erforderliches Diagnosekriterium.

Widerstands- und Bewältigungsbemühen sowie Therapieerfahrungen

Kinder/Jugendliche mit Zwangsstörungen bemühen sich meist zumindest zu Beginn ihrer Symptomatik Widerstand dagegen zu leisten bzw. sie zu bewältigen (z. B. dem Zwangsimpuls nicht nachzugeben und beispielsweise etwas nicht erneut zu berühren oder sich abzulenken). Überdies machen einige Kinder/Jugendliche auch die Erfahrung, dass sie in manchen Situationen dem Zwangsimpuls erfolgreich widerstehen können, während dies in anderen Situationen überhaupt nicht gelingt (situative Variabilität). Mit zunehmender Chronifizierung der Zwangssymptomatik verringert sich häufig das Widerstands- bzw. Bewältigungsbemühen. Auch entsprechende (funktionale und dysfunktionale) Bemühungen von Elternteilen, Geschwistern oder anderen relevanten Bezugspersonen sind zu erfassen (z. B. „verseuchte" Gegenstände explizit anfassen; das Kind nicht ins Badezimmer zu lassen). Des Weiteren sind auch potenzielle bisherige professionelle Hilfen zu erfragen. Die Ermittlung der bisherigen Widerstands-, Bewältigungs- bzw. Therapieerfahrungen kann hilfreich für die gemeinsame Erarbeitung eines Störungs- und Interventionskonzeptes sein. So können beispielsweise schon früher erlernte verhaltenstherapeutische Methoden im Rahmen der erneuten verhaltenstherapeutischen Behandlung aufgegriffen werden.

Klinische Explorationen weisen (je nach Verfahren) einen unterschiedlichen Strukturierungsgrad auf (Döpfner & Görtz-Dorten, 2008). So kann sich der Untersucher im Rahmen einer Exploration primär an den vorgebrachten Problemen orientieren, Informationen zu bestimmten (möglicherweise vorgegebenen) Bereichen einholen und den klinischen Eindruck frei dokumentieren (niedrig- oder halbstrukturierte Exploration). Es können auch bestimmte Bereiche oder zu beurteilende Symptome anhand von Checklisten vorgegeben sein und das klinische Urteil wird mittels eines Ratings gebildet (strukturierte Exploration und Beurteilung). Befragungsablauf, Inhalt der Fragen sowie die Antwortkategorien können auch genau vorgegeben sein (hochstrukturierte Interviewverfahren). Im Rahmen der Exploration der Zwangssymptomatik relevante Verfahren werden unter „Hilfreiche Materialien" (vgl. S. 65 ff.) beschrieben. Die Anordnung erfolgt in einem aufsteigenden Strukturierungsgrad.

2.1.1.2 Exploration und Beobachtung komorbider Störungen und differenzialdiagnostische Abgrenzung

Zwangsstörungen treten häufig zusammen mit anderen psychischen Störungen auf. Leitlinie L1.2 beinhaltet die häufigsten komorbiden Störungen und trägt zur differenzialdiagnostischen Abgrenzung zwischen Zwangsstörungen und anderen Störungen bei. Die Zwangsstörung ist differenzialdiagnostisch von anderen psychischen Störungen oder Auffälligkeiten sowie auch von normalen kindlichen (Entwicklungs-)Phänomenen und Verhaltensweisen sowie Persönlichkeitsmerkmalen abzugrenzen.

L1.2 Leitlinie 1.2: Exploration und Beobachtung komorbider Störungen und differenzialdiagnostische Abgrenzung

Exploration insbesondere bezüglich

- Abergläubischen Verhaltens und kindlicher Rituale als Differenzialdiagnose.
- Allgemeiner zwanghafter Tendenzen ohne Krankheitswert bzw. (zwangsspezifischer) Persönlichkeitsmerkmale (z. B. Perfektionismus, übermäßige Sorgfalt, Gewissenhaftigkeit, überzogene Normorientierung, übermäßige Vorsicht, übertriebenes Verantwortungsgefühl, Unentschlossenheit, Zweifel, Verlangsamung/Antriebsverminderung bei Aktivitäten, rigides, eigensinniges Verhalten) als Differenzialdiagnose.
- Angststörungen und Angstsymptome als Differenzialdiagnose und als komorbide Störung.
- Depressiver Störungen und depressiver Symptome (z. B. Grübeln) als Differenzialdiagnose oder als komorbide Störung.
- Tic-Störung einschließlich Tourette-Syndrom als Differenzialdiagnose oder als komorbide Störung.
- Hyperkinetischer Störungen bzw. Aufmerksamkeitsdefizit-/Hyperaktivitätsstörungen primär als komorbide Störungen, aber auch als Differenzialdiagnose (Beschäftigung mit Zwangsgedanken oder Unaufmerksamkeit, Impulsivität oder Impulsdurchbrüche).
- Störung des Sozialverhaltens, insbesondere Störung des Sozialverhaltens mit oppositionellem, aufsässigem Verhalten, primär als komorbide Störungen, aber auch als Differenzialdiagnose.
- Psychotischer Störung primär als Differenzialdiagnose (z. B. Wahngedanken versus Zwangsgedanken).
- Stereotyper Bewegungsstörung als Differenzialdiagnose (z. B. Stereotypien bei geistiger Behinderung oder Autismus).
- Autismus-Spektrum-Störungen primär als komorbide Störungen aber auch als Differenzialdiagnose (zwanghaft anmutende Beschäftigung mit Themen).
- Persönlichkeitsstörung, insbesondere zwanghafte/anankastische Persönlichkeitsstörung, als Differenzialdiagnose oder als komorbide Störung.
- Essstörung als Differenzialdiagnose (z. B. zwanghafte Beschäftigung mit Essen) oder als komorbide Störung.
- Somatischer Belastungsstörung bzw. Krankheitsangststörung primär als Differenzialdiagnose (nach DSM-5).
- Körperdysmorpher Störung als Differenzialdiagnose (Körper kontrollieren) oder als komorbide Störung.

- Trichotillomanie primär als Differenzialdiagnose.
- Dermatillomanie primär als Differenzialdiagnose (nach DSM-5).
- Pathologischen PC-/Internetgebrauchs als Differenzialdiagnose.
- Pyromanie und Kleptomanie als Differenzialdiagnose.
- Getriebenen, zwanghaft anmutenden Verhaltens in Verbindung mit anderen psychischen Störungen als Differenzialdiagnose (z. B. Pathologisches Spielen, Paraphilien, Substanzabhängigkeit).
- Pathologischen Hortens primär als Differenzialdiagnose (nach DSM-5).
- Medikamenten-/drogeninduzierter Zwangsstörung (nach DSM-5) (z. B. Stimulanzien, Kokain), hauptsächlich als Differenzialdiagnose.
- Zwangsstörung aufgrund anderer medizinischer Bedingungen (Zwangssymptome in Zusammenhang mit Schädigungen sowie Läsionen in Hirnregionen oder neurologischen Erkrankungen, insbesondere Schädel-Hirn-Traumata, raumfordernde Prozesse des Zentralen Nervensystems, Schädigungen infolge eines zerebralen Infarktes, Epilepsie, Chorea Huntington, Chorea Sydenham; PANDAS-Erkrankung (Pediatric Autoimmune Neuropsychiatric Disorders Associated with Streptococcal Infections)).

Die Erfassung komorbider Störungen oder eine differenzialdiagnostische Abgrenzung psychischer Störungen erfolgt mittels der Exploration des Kindes/Jugendlichen und seiner Bezugspersonen, der Verhaltensbeobachtung in den verschiedenen Untersuchungssituationen (Exploration, Testsituation, Spielsituation) und der psychopathologischen Beurteilung.

Entwicklungsrituale, magisches Denken und abergläubische Verhaltensweisen

Differenzialdiagnostisch sind Zwangsstörungen von *Entwicklungsritualen, magischem Denken und abergläubischen Verhaltensweisen* abzugrenzen, die im Alter zwischen ungefähr zweieinhalb und elf Jahren häufig auftreten. Diese kennzeichnen eine normale soziale und emotionale Entwicklung, da Kinder damit ihren Alltag strukturieren und ihre kindlichen Ängste bewältigen (z. B. vor Dunkelheit, Monstern). Entwicklungsrituale, magisches Denken und abergläubische Verhaltensweisen treten insbesondere in Zeiten des Übergangs (Zubettgeh-, Mahl- bzw. Badezeit) auf. Darunter fallen beispielsweise im Kleinkindalter (bei 2- bis 4-Jährigen) das am Abend immer gleiche Anordnen von Puppen oder Stofftieren am Bett und eine erhöhte Sensibilisierung dafür, wie sich bestimmte Kleidungsstücke anfühlen (z. B. „die Hose ist strubbelig“) (sogenannte Just-right-Phänomene). Des Weiteren gehört dazu das immerzu wiederholende Bauen und Umkippen eines Bauklotzturms (Wiederholungsphänomene). Zudem möchten Kleinkinder, dass man ihnen dieselbe Gute-Nacht-Geschichte jeden Abend ohne irgendeine Abweichung vom Text vorliest (Wiederholungsphänomene und „Beharren auf Gleichheit“ (Evans et al., 1997). Im Vorschul- und Grundschulalter finden sich genau festgelegte Regeln und Reime bei Spielen mit anderen Kindern (z. B. Abzählreime, Hüpfekästchen) und abergläubische Verhaltensweisen (z. B. Vermeiden auf Fugen im Gehweg zu treten; Tauschen von Spielfiguren, damit man auch mal gewinnt). Diese Entwicklungsrituale, das magische Denken und die abergläubischen Verhaltensweisen nehmen normalerweise ab dem Alter von acht Jahren wieder ab. In Abgrenzung zur

Zwangssymptomatik nimmt die Durchführung der Rituale und Verhaltensweisen lediglich eine kurze Zeitspanne in Anspruch, und die Kinder leiden nicht darunter, sondern haben häufig Spaß an ihrer Durchführung.

Zwanghafte Tendenzen ohne Krankheitswert

Zwanghafte Tendenzen ohne Krankheitswert zeichnen sich durch Gedanken (z. B. „Habe ich den Brief wirklich in den Briefkasten geworfen?") und/oder Handlungen aus (z. B. ein- oder mehrmaliges Ziehen oder Drücken an der Haus- oder Wohnungstür zur Kontrolle, ob sie auch wirklich geschlossen ist). Von einer Zwangsstörung sind die zwanghaften Tendenzen ohne Krankheitswert leicht abzugrenzen, wenn die Kinder und Jugendlichen aufgrund des geringen Zeitaufwandes keine Funktionseinschränkungen aufweisen und keinen Leidensdruck haben.

Dysfunktionale Grundüberzeugungen bzw. Persönlichkeitsmerkmale

Einige *dysfunktionale Grundüberzeugungen bzw. Persönlichkeitsmerkmale* (z. B. Perfektionismus, übermäßige Sorgfalt, Gewissenhaftigkeit, überzogene Normorientierung, übermäßige Vorsicht, übertriebenes Verantwortungsgefühl, Unentschlossenheit, Zweifel, Verlangsamung/Antriebsverminderung bei Aktivitäten, rigides, eigensinniges Verhalten) lassen sich insbesondere bei Menschen mit Zwangsstörungen, teilweise aber auch bei Menschen mit Angststörungen, nachweisen. Sie stellen jedoch keine immer wieder auf die gleiche Weise wiederkehrenden Zwangsgedanken oder -handlungen dar und lassen sich daher normalerweise gut von der Zwangssymptomatik abgrenzen. Insbesondere für die psychotherapeutische Behandlung ist eine Erfassung potenzieller dysfunktionaler Grundüberzeugungen bzw. (zwangsspezifischer) Persönlichkeitsmerkmale bei den Kindern und Jugendlichen mit Zwangsstörungen relevant.

In Tabelle 8 sind relevante differenzialdiagnostische Aspekte zusammengefasst.

Tabelle 8: Differenzialdiagnostische Abgrenzung anderer Störungen gegenüber der Zwangsstörung (in Anlehnung an Bader & Hänny, 2005; Döpfner, 2000a, Goletz & Döpfner, 2007)

Störung	Potenzielle Ähnlichkeiten zur Zwangsstörung	Im Unterschied zur Zwangsstörung
Emotionale Störung mit Trennungsangst des Kindesalters	– Besorgnis, dass engen Bezugspersonen oder einem selbst etwas Schlimmes zustoßen könnte – wiederholte Rückversicherungen – wiederholte Verhaltensweisen/Rituale	– Keine Zwangsgedanken – wiederholte Rückversicherungen bzw. Verhaltensweisen beziehen sich lediglich auf die Trennungssituation von der Bezugsperson (keine Zwangshandlungen) – Trennungsschwierigkeiten aus der Besorgnis heraus, dass der Bezugsperson etwas Schlimmes zustoßen könnte. Bei der Zwangsstörung können „Trennungsschwierigkeiten" (z. B. am Abend am Bett des Kindes sitzen) dadurch entstehen, dass die Bezugsperson ihr Kind bei der Durchführung der Zwangshandlungen unterstützt.

Tabelle 8: Fortsetzung

Störung	Potenzielle Ähnlichkeiten zur Zwangsstörung	Im Unterschied zur Zwangsstörung
Spezifische Phobie/phobische Störung des Kindesalters	– Angst bzw. Ekel – Vermeidung bestimmter Situationen oder Orte	– Kopplung der Angst bzw. des Ekels an den phobischen Stimulus (bei Vermeidung meist Symptomfreiheit). Bei Zwangspatienten hängt das Angst- oder Ekelgefühl mehr mit den Konsequenzen zusammen. – Klare Definition der angst- oder ekelauslösenden Stimuli (bei Zwangsstörungen meist komplexer und abstrakter). – weniger Verantwortungsgefühl hinsichtlich der Befürchtungen. – Keine Zwangsgedanken bzw. Zwangshandlungen.
Panikstörung/ Agoraphobie	– Angst vor Kontrollverlust – Angst vor katastrophalen Ereignissen – Vermeidungsverhalten (insbesondere bestimmter Situationen oder Orte)	– Weniger Verantwortungsgefühl hinsichtlich der Befürchtungen. – Keine Zwangsgedanken bzw. Zwangshandlungen. – Bei Panikstörung: Angst vor Panikattacken.
Generalisierte Angststörung	– Angst – immer wiederkehrende Gedanken – Gedankenunterdrückung – Vermeidungsverhalten	– Sorgen bezüglich alltäglicher Lebensbedingungen (bei Zwangsstörungen eher nicht alltägliche Lebensumstände). – Gedanken primär verbaler Art (bei Zwangsstörungen auch nonverbal). – weniger Verantwortungsgefühl hinsichtlich der Befürchtungen. – Keine Zwangshandlungen.
Depressive Störung	– wiederkehrende Gedanken – sozialer Rückzug – hohes Verantwortungsgefühl hinsichtlich der Befürchtung	– Vergangenheits-, gegenwarts- und zukunftsbezogene negative (pessimistische) Gedanken (bei Zwangsstörungen primär zukunftsbezogene Gedanken). – Gedanken werden als stimmungskongruent und ich-synton erlebt (bei Zwangsstörung meist ich-dyston und übertrieben). – Kein aktives Vermeidungsverhalten (keine (mentalen) Zwangshandlungen).
Tic-Störung	– Wiederholte Bewegungen oder Äußerungen – unterdrückbar	– Unwillkürliche Durchführung. – Durchführung dient nicht der Abwendung einer angenommenen Gefahr (keine Angst). – Keine Zwangsgedanken. – Ich-synton (bei Zwangsstörungen meist ich-dyston).

Tabelle 8: Fortsetzung

Störung	Potenzielle Ähnlichkeiten zur Zwangsstörung	Im Unterschied zur Zwangsstörung
Hyperkinetische Störungen bzw. Aufmerksamkeitsdefizit-/Hyperaktivitätsstörungen	– Unaufmerksamkeit – Impulsivität	– Überaktivität. – Keine Zwangsgedanken bzw. Zwangshandlungen.
Störung des Sozialverhaltens mit oppositionellem, aufsässigen Verhalten	– Widerstand leisten	– Aufsässige, ungehorsame und trotzige Verhaltensweisen (nicht aufgrund einer Zwangssymptomatik). – Keine Zwangsgedanken bzw. Zwangshandlungen.
Psychotische Störung	– wiederkehrende Gedanken oder Verhaltensweisen – Angst	– Ich-synton (bei Zwangsstörungen meist ich-dyston). – Wesentliche andere Auffälligkeiten, insbesondere Wahrnehmungsveränderungen, formale Denkstörungen, Störungen der Affektivität.
Stereotype Bewegungsstörung	– wiederholte willkürliche Bewegungen	– Nicht funktional – Ich-synton (bei Zwangsstörungen meist ich-dyston). – weniger komplex. – Potenziell lustvoll (bei Zwangsstörungen nie lustvoll). – Keine Zwangsgedanken.
Autismus-Spektrum-Störungen	– repetitive Verhaltensweisen – Unterlassen führt möglicherweise zu Unbehagen und Angst (bei Zwangsstörungen immer)	– Ich-synton (bei Zwangsstörungen meist ich-dyston). – häufig lustbetont (bei Zwangsstörungen nie lustvoll). – Keine Zwangsgedanken.
Zwanghafte/Anankastische Persönlichkeitsstörung	– Rigidität (oder Perseveration) bei Ausführung bestimmter Verhaltensweisen	– Keine Zwangsgedanken. – Unangenehme Emotionen (Angst, Scham, Ekel, Unvollständigkeits- bzw. „Nicht-genau-richtig-Erleben“) sind nicht zentral. – Ich-synton (bei Zwangsstörungen meist ich-dyston).
Essstörung	– ritualisierte Verhaltensweisen, – wiederholte Gedanken	– Gedanken und Verhaltensweisen beziehen sich auf Nahrungseinkauf und -aufnahme, Erscheinungsbild bzw. Körpergewicht (bei der Orthorexie auf eine bestimmte Ernährungsideologie). – Befürchtung zu dick zu werden.

Tabelle 8: Fortsetzung

Störung	Potenzielle Ähnlichkeiten zur Zwangsstörung	Im Unterschied zur Zwangsstörung
Somatische Belastungsstörung bzw. Krankheitsangststörung (gemäß DSM-5) Somatisierungsstörung bzw. Hypochondrische Störung (gemäß ICD-10)	– Angst vor körperlicher Erkrankung – Wiederholte Gedanken – Rückversicherungen – Kontrollrituale	– Gedanken und Verhaltensweisen beziehen sich auf Ängste, welche die eigene Gesundheit betreffen. – Ängste sind gegenwarts- und zukunftsbezogen (bei Zwangsstörung primär zukunftsbezogen).
Körperdysmorphe Störung	– Wiederholte Gedanken oder Verhaltensweisen (Kontrollrituale) zur Angst- oder Anspannungsreduktion	– Gedanken und Verhaltensweisen beziehen sich auf das Aussehen (bestimmte Körperteile) und nicht (wie bei Zwangsstörungen) auf potenziell schädigende oder katastrophale Ereignisse. – Ich-synton (bei Zwangsstörungen meist ich-dyston).
Trichotillomanie und Dermatillomanie	– Wiederholte Verhaltensweisen	– Verhaltensweisen dienen der unmittelbaren Anspannungsreduktion (bei Zwangsstörung der längerfristigen Anspannungsreduktion) und nicht dazu, katastrophale Ereignisse zu verhindern. – Häufig lustbetont (bei Zwangsstörungen nie lustvoll). – Keine Zwangsgedanken.
Pathologischer PC-/Internetgebrauch	– Wiederholte Verhaltensweisen – (möglicherweise Kontrollrituale)	– (zumindest zu Beginn) Genusserleben während der Durchführung. – Keine Zwangsgedanken. – Mögliche Kontrollrituale zur Verheimlichung vor der Umwelt und nicht zur Gefahrenabwendung).
Pyromanie und Kleptomanie	– Wiederholte Verhaltensweisen	– Erregung, Vergnügen und Befriedigung durch die Verhaltensweisen. – Keine Zwangsgedanken.

Pathologisches Spielen, Paraphilien oder Substanzabhängigkeiten

Zwangsstörungen sind von anderen psychischen Störungen, insbesondere Pathologisches Spielen, Paraphilien oder Substanzabhängigkeiten, die im Jugendalter (selten) auftreten können, differenzialdiagnostisch abzugrenzen, bei denen die Betroffenen aufgrund ihres Dranges Verhaltensweisen durchführen (z. B. stundenlange Beschäftigung mit Spielautomaten beim Pathologischen Spielen), die zwanghaft erscheinen können. Mit diesen Verhaltensweisen sind für die Betroffenen zunächst Erregung, Wohlbefinden und Befriedigung verbunden. Im weiteren Verlauf der Erkrankung treten dann die schädigenden Konsequenzen (Abhängigkeitsentwicklung, Vermeidung von Entzugserscheinungen) in den Vordergrund. Die Durchführung von Zwangshandlungen bei Zwangspatienten dient immer der Abwehr oder Vermeidung schlimmer Konsequenzen und geht nicht mit Wohlbehagen oder Befriedigung einher. Im Gegensatz zur Zwangsstörung treten bei diesen psychischen Störungen überdies keine Zwangsgedanken auf. Vorausgehende Gedanken werden nicht als aversiv und nur selten als intrusiv beschrieben (DGPPN, 2013).

Pathologisches Horten

Pathologisches Horten (Störungsdiagnose gemäß DSM-5 im Rahmen von „Zwangsstörung und verwandte Störungen"). Pathologisches Horten beinhaltet die anhaltende Schwierigkeit, sich von Gegenständen zu trennen bzw. diese auszusondern, wobei dies unabhängig vom tatsächlichen Wert dieser Gegenstände ist. Diese Schwierigkeit ist Ausdruck des Bedürfnisses, Gegenstände aufbewahren zu müssen und mit einem mit dem Wegwerfen verbundenen Unbehagen verbunden. Damit kann auch die exzessive Beschaffung von Gegenständen einhergehen. Wenn das Horten direkte Konsequenz von Zwangsgedanken oder Zwangshandlungen (auch als deren Vermeidung) darstellt (z. B. „Ich darf dies nicht wegschmeißen, weil sonst meinen Eltern etwas Schlimmes passiert"; mangelndes Wegwerfen von Gegenständen zur Vermeidung lange andauernder Kontrollrituale), ist gemäß DSM-5 eine Zwangsstörung zu diagnostizieren und nicht Pathologisches Horten. Der exzessive Erwerb von Gegenständen tritt im Rahmen von Zwangsstörungen selten auf. Wenn etwas erworben wird, dann primär nicht aus dem Bedürfnis heraus, es besitzen zu müssen, sondern um schlimme Konsequenzen zu vermeiden, z. B. Kauf eines Marmeladenglases, weil man es versehentlich berührt hat, damit man nicht so wird, wie die Person, die es potenziell vorher angefasst hat. Horten im Rahmen einer Zwangsstörung beinhaltet meist das Ansammeln bizarrer Gegenstände, wie z. B. Müll, Fäkalien, Haare, vergammelte Nahrungsmittel, während beim ausschließlichen Pathologischen Horten normalerweise allgemeine Dinge, wie Zeitungen, Kleidung, Taschen, Bücher, Post und Papiere angehäuft werden. Gemäß DSM-5 werden die komorbiden Diagnosen „Pathologisches Horten" und „Zwangsstörung" dann gestellt, wenn neben einer Zwangssymptomatik Horten vorliegt, das sich als unabhängig von der Zwangssymptomatik erweist. Entsprechend der ICD-10 wird Horten als eine Erscheinungsform der Zwangsstörung betrachtet und daher als diese (F42) diagnostiziert.

Medikamenten-/drogeninduzierte Zwangsstörung

Medikamenten-/drogeninduzierte Zwangsstörung (gemäß DSM-5). Bei einer medikamenten-/drogeninduzierten Zwangsstörung lässt sich die Zwangssymptomatik auf die Intoxikation mit Substanzen (z. B. Toxine, Schwermetalle wie z. B. Mangan) oder Medikation (z. B. Stimulantien, Kokain, L-Dopa, Glukokortikoide) zurückführen (DGPPN, 2013). Die Entwicklung der Zwangssymptomatik erfolgt während oder kurz nach einer Intoxikation bzw. dem Entzug der Substanz oder nach Einnahme (Beginn, Änderung der Dosierung oder Umstellung) der Medikation. Bei Unterbrechung oder Einstellung der Medikation sowie der Substanzeinnahme schwächen sich die Zwangssymptome je nach Halbwertzeit der Medikation oder Substanz innerhalb von Tagen, Wochen bis hin zu einem

Monat ab oder remittieren (American Psychiatric Association/Falkai et al., 2015). Diese Art der Zwangsstörung kann derzeit nur gemäß DSM-5 diagnostiziert werden. Die ICD-10 weist keine entsprechende Diagnosemöglichkeit auf.

Zwangsstörung aufgrund anderer medizinischer Bedingungen

Zwangsstörung aufgrund anderer medizinischer Bedingungen. Zwangssymptome können auch als pathophysiologische Konsequenzen anderer medizinischer Krankheitsfaktoren auftreten. Als solche Krankheitsfaktoren werden insbesondere Schädigungen sowie Läsionen in Hirnregionen, besonders auch im Bereich der Basalganglien oder auch im orbitofrontalen Kortex (Berthier et al., 1996; Chacko et al., 2000; Leonard et al., 1999), bzw. neurologische Erkrankungen beschrieben: Schädel-Hirn-Traumata (Berthier et al., 2001), raumfordernde Prozesse des Zentralen Nervensystems, Schädigungen infolge eines zerebralen Infarktes, Epilepsie (insbesondere Temporallappenepilepsie; Kaplan, 2010, 2011; Levin & Duchowny, 1991), Chorea Huntington oder Chorea Sydenham (Asbahr et al., 1998; Maia et al., 2005; Swedo et al., 1989a, 1993).

PANDAS

Eine Zwangssymptomatik kann nach einer Infektion mit beta-hämolysierenden Streptokokken der Gruppe A auftreten (Pediatric Autoimmune Neuropsychiatric Disorders Associated with Streptococcal Infections – PANDAS-Erkrankung; Esposito et al., 2014; Larson et al., 2007; Snider & Swedo, 2004). Dabei zeigen sich die ersten Zwangssymptome immer zwischen dem 3. Lebensjahr und dem Pubertätsbeginn. Im Gegensatz zu einer klassischen Zwangsstörung, die sich im Allgemeinen durch einen schleichenden Beginn der Symptome auszeichnet, ist für die PANDAS-Erkrankung ein ganz plötzlicher und häufig sehr ausgeprägter Beginn der Zwangssymptomatik kurz nach der Infektion charakteristisch (Murphy et al., 2012). Die Zwangssymptomatik im Rahmen einer PANDAS-Erkrankung zeigt überdies einen episodischen Verlauf (Murphy et al., 2012). Da Phänomenologie, Ätiologie und Behandlung der PANDAS-Erkrankung noch uneinheitlich sind (Bernstein et al., 2010; Esposito et al., 2014; Macerollo & Martino, 2013; Snider & Swedo, 2004), wird sie gemäß DSM-5 als „Zwangsstörung und Verwandte Störungen aufgrund eines Anderen Medizinischen Krankheitsfaktors" diagnostiziert. Die ICD-10 weist keine entsprechende Diagnosemöglichkeit auf.

2.1.1.3 Exploration der Ressourcen, Interessen und Aktivitäten des Kindes/Jugendlichen

Die Exploration des Patienten, seiner Eltern oder anderer Bezugspersonen und der Erzieher/Lehrer/Ausbilder zu Ressourcen, Interessen und Aktivitäten des Kindes/Jugendlichen nimmt Bezug auf die entsprechende Leitlinie im Leitfaden Diagnostik psychischer Störungen im Kindes- und Jugendalter (Döpfner & Petermann, 2012). Da für die meisten Kinder und Jugendlichen mit Zwangsstörungen ihre jeweilige Zwangssymptomatik sehr schambesetzt ist, sollte möglichst früh im Explorationsprozess die Erfassung der Kompetenzen, Interessen und Aktivitäten des Kindes/Jugendlichen erfolgen, da damit eine positivere, entspanntere, möglichst angstfreiere und vertrauensvolle Atmosphäre hergestellt werden kann. Die Ressourcen können gegebenenfalls zum Abbau oder zur Kompensation der Probleme des Kindes/Jugendlichen genutzt werden. Leitlinie L1.3 beinhaltet eine Übersicht der in der Exploration des Patienten, seiner Eltern oder anderer Bezugspersonen und seiner Erzieher/Lehrer/Ausbilder zu thematisierenden relevanten Aspekte.

Ressourcen, Interessen und Aktivitäten

L1.3 Leitlinie 1.3: Exploration der Ressourcen, Interessen und Aktivitäten des Kindes/Jugendlichen

- Spielvorlieben und Freizeitinteressen alleine oder mit Gleichaltrigen, einschließlich Fernseh- und Computerspielgewohnheiten sowie Ausmaß der elterlichen Kontrolle darüber.
- Spezielle Talente oder Interessen; wenn vorhanden, wie werden sie von der Familie, der Schule oder den Gleichaltrigen beurteilt?
- Andere Ressourcen des Kindes/Jugendlichen (z. B. soziale Attraktivität, Humor, Charme, Begeisterungsfähigkeit, Wissbegierigkeit, Gerechtigkeitssinn, Anpassungsfähigkeit, Sportlichkeit, sprachliche Differenziertheit).
- Religiöse und weltanschauliche Orientierung, Ziele und Zukunftsperspektiven; Übereinstimmung mit den Werten und Erwartungen der Familie (im Jugendalter).
- Auswirkung der Probleme des Kindes/Jugendlichen auf seine Fähigkeit, seine üblichen Freizeitaktivitäten durchzuführen sowie seine Interessen zu verfolgen und zu genießen.

Da die Zwangssymptomatik viel Zeit pro Tag in Anspruch nehmen und sehr belastend sein kann, ist es wichtig, die aktuellen und früheren Freizeitaktivitäten zu thematisieren und diese gegebenenfalls im Rahmen des psychotherapeutischen Prozesses wieder zu intensivieren (siehe dazu auch Grad der durch die Zwangssymptomatik bedingten Funktionseinschränkungen und Beeinträchtigungen im Alltag des Kindes/Jugendlichen, subjektive Belastung des Kindes/Jugendlichen und Ausmaß der Beeinträchtigungen und der Belastungen des familiären Umfeldes in Leitlinie L1.1).

2.1.1.4 Exploration zum Entwicklungsstand bzw. zu den schulischen Leistungen des Kindes/Jugendlichen

Entwicklungsstand bzw. schulische Leistungen

Entwicklungsstörungen bzw. Störungen der schulischen Leistungen treten häufig mit psychischen Auffälligkeiten auf. Auch eine überaus hohe Leistungsfähigkeit bzw. Begabung stellt einen Risikofaktor für die Entstehung psychischer Auffälligkeiten dar. Daher ist die Exploration des Patienten, seiner Eltern oder anderer enger Bezugspersonen und der Erzieher/Lehrer zum Entwicklungsstand und zu den schulischen Leistungen des Kindes/Jugendlichen immer relevant. Die diesbezügliche Exploration orientiert sich grundlegend an der entsprechenden Leitlinie im Leitfaden Diagnostik psychischer Störungen im Kindes- und Jugendalter (Döpfner & Petermann, 2012). Leitlinie L1.4 beinhaltet eine Übersicht über die in diesem Rahmen wesentlichen zu thematisierenden Aspekte.

L1.4 **Leitlinie 1.4: Exploration zum Entwicklungsstand bzw. im Schulalter zu den schulischen Leistungen des Kindes/Jugendlichen**

- Betreuung in einer Förder-/Sondereinrichtung, Förder-/Sonderbeschulung oder spezielle Förderung in einer Regeleinrichtung (z. B. als Integrationsmaßnahme).
- Vor der Einschulung: Entwicklungsstand in den Bereichen Sprache (Sprachverständnis, Artikulation, Wortschatz, Satzbildung), Grobmotorik, (Laufen, Ballspiele, Radfahren), Feinmotorik und visuelle Wahrnehmung (Zeichnen), Spielen (Ausdauer, Kreativität, Differenziertheit), praktische und soziale Selbstständigkeit und die Entwicklung der Sauberkeit.
- Im Schulalter: schulische Stärken und Schwächen.
- Schullaufbahn einschließlich Schulwechsel, Klassenwiederholungen und -überspringungen, Trennungsschwierigkeiten, Anwesenheits- und Disziplinproblemen in der Schule.
- Schulische Lern- und Leistungsmotivation, Leistungsängste.
- Fähigkeit zur Organisation von Lernprozessen und Arbeitsabläufen.
- Einfluss der Zwangssymptomatik auf schulische Alltagsprozesse (z. B. Pünktlichkeit, Schreiben, Lesen, Wechsel des Klassenzimmers, Teilnahme an Unterrichtsstunden, Hausaufgaben), die Konzentrationsfähigkeit und das schulische Leistungsniveau, die Leistungsmotivation und die Organisation von Lernprozessen.
- Zwanghaftes Verhalten unter schulischem Leistungsdruck (schulische Überforderung).

2.1.1.5 *Exploration des familiären und sozialen Hintergrunds*

Familiärer und sozialer Hintergrund

Die Zwangsstörung eines Kindes/Jugendlichen kann durch Auffälligkeiten in den familiären und anderen psychosozialen Bedingungen und Belastungen in den Beziehungen des Kindes (mit)bedingt werden, deren Auswirkung darstellen oder aber davon unabhängig auftreten. Daher ist die Exploration der Eltern und Erzieher/Lehrer/Ausbilder, ergänzend dazu häufig auch des Kindes/Jugendlichen, bezüglich des familiären und sozialen Hintergrunds wesentlich. Sie orientiert sich dabei an der entsprechenden Leitlinie im Leitfaden Diagnostik psychischer Störungen im Kindes- und Jugendalter (Döpfner & Petermann, 2012). Leitlinie L1.5 stellt die diesbezüglich relevanten Aspekte dar.

L1.5 Leitlinie 1.5: Exploration des familiären und sozialen Hintergrunds

1. Familie (hauptsächlich Elternexploration), neben den in den allgemeinen diagnostischen Leitlinien (Döpfner & Petermann, 2012) aufgeführten Punkten, insbesondere hinsichtlich:

- Zusammensetzung der Familie und Veränderungen.
- Qualität der Eltern-Kind-Beziehung.
- Beziehungen des Kindes/Jugendlichen zu Geschwistern und anderen Familienmitgliedern (Wärme, Konflikte, Vertrauen, Abhängigkeit, Unabhängigkeit, Rivalität) sowie auch der anderen Familienmitglieder untereinander und Veränderungen der Beziehungen im Verlauf der Zwangssymptomatik.
- Vorherrschende Stimmung in der Familie (unterstützend, kritisierend, übermäßige oder zu geringe Kontrolle) sowie Emotionsregulation in der Familie und Rolle des Kindes/Jugendlichen dabei sowie Veränderungen der Emotionsregulation im Verlauf der Zwangssymptomatik.
- Familienregeln, Grenzen und ihre Einhaltung durch Familienmitglieder.
- Unterschiede in der Beurteilung der Probleme des Kindes durch die einzelnen Familienmitglieder.
- Allianzen innerhalb der Familie und Rolle des Kindes dabei, Position des Kindes im Familiensystem.
- Problemlöse-, Stressbewältigungs- und Kommunikationsstil in der Familie.
- Familiäre Aktivitäten (Alltags-, Freizeit- und Erholungsaktivitäten) und Zufriedenheit damit.
- Vergangene und gegenwärtige Belastungen und Krisen (Arbeitslosigkeit, Ehe oder Partnerschaftliche Probleme, Trennung).

2. Eltern (hauptsächlich Elternexploration):

- Stärken, Schwächen und Konfliktbereiche als Person, als Paar und als Eltern.
- Einstellungen der Eltern zum Kind, einschließlich Hoffnungen, Ängste, Sorgen und Erwartungen oder Bereiche fehlender Übereinstimmung hinsichtlich des Kindes.
- Vorherrschender Erziehungsstil (überbehütend, überkontrollierend, strafend, kritisierend).
- Überforderndes Erziehungsverhalten aufgrund einer erhöhten Leistungsorientierung der Eltern.
- Dysfunktionale Einstellungen und Kognitionen der Eltern hinsichtlich Leistung und Perfektionismus.

3. Psychische Auffälligkeiten und körperliche Erkrankungen bei den Eltern und anderen Familienmitgliedern:

- Eigene perfektionistische Ansprüche, zwanghafte Tendenzen oder manifeste Zwangsstörungen der Eltern.
- Andere psychische Probleme oder psychische Störungen in der Familie (z. B. Angststörungen, Depression).
- Körperliche Erkrankungen von Familienmitgliedern.

4. Bedingungen im Wohnumfeld, im Kindergarten/in der Schule und in der Gleichaltrigengruppe, insbesondere hinsichtlich:

- Anzahl und Art der Freunde.
- Integration in Gruppen und soziometrische Position (Stellung im Kindergarten, in der Schulklasse, im Ausbildungsbereich, Integration in Freizeitgruppen, Sportverein).
- Ressourcen im Kindergarten/in der Schule/in der Ausbildung (z. B. Engagement von Erziehern/Lehrern/Ausbildern, Kleingruppenunterricht, Kleingruppenbeschäftigung, Integrationsmaßnahmen, Förderunterricht).
- Belastende Bedingungen im Kindergarten/in der Schule (z. B. Gruppen-/Klassengröße, Anteil verhaltensauffälliger Kinder, Außenseiterposition)/in der Ausbildung (z. B. Außenseiterposition).
- Mögliche Reaktionen von Erziehern/Lehrern/Ausbildern auf die Zwangssymptomatik.
- Mögliche Reaktionen von Klassenkameraden, Freunden, anderen Kindern/Jugendlichen auf die Zwangssymptomatik.
- Erzieher-/Lehrer-/Ausbilder-Kind-Beziehung und Erzieher-/Lehrer-Eltern-Beziehung.

5. Bedingungen des psychosozialen und kulturellen Umfeldes, einschließlich schädigender Einflüsse:

- Ethnischer, kultureller und religiöser Hintergrund.

Erziehungsstile, Ängste sowie dysfunktionale Kognitionen der Eltern

Da auch der elterliche Erziehungsstil die Zwangsstörung eines Kindes (mit)bedingen und aufrechterhalten kann, ist der vorherrschende Erziehungsstil zu ermitteln. Eltern von Kindern mit Zwangsstörungen zeigen häufig tendenziell einen überbehütenden, überkontrollierenden, strafenden bzw. kritisierenden Erziehungsstil und weisen teilweise eine hohe Leistungsorientierung auf, die zu überforderndem Erziehungsverhalten führen kann. Dazu können auch eigene Ängste, Befürchtungen und hohe Anforderungen an sich selbst beitragen. Daher sind auch dysfunktionale Kognitionen und Einstellungen bezüglich Leistung und Perfektionismus sowie auch die eigene Leistungsorientierung und Erreichung eigener beruflicher Ziele und der Umgang mit Misserfolgen zu erfassen.

Zwanghafte Tendenzen der Eltern

Im Rahmen der Exploration der Eltern zu psychischen Störungen oder Auffälligkeiten der Familienmitglieder und anderer erstgradig Verwandter sollte der Fokus auf früheren bzw. aktuellen perfektionistischen Ansprüchen, zwanghaften Tendenzen oder manifesten Zwangsstörungen liegen, da sich dadurch Anhaltspunkte für potenzielle genetische Faktoren in der Entwicklung der Zwangssymptomatik des Kindes/Jugendlichen ergeben. Bei aktuellem oder früherem Vorliegen einer Zwangsstörung bei einem Elternteil sind Beginn und Verlauf der Zwangssymptomatik dieses Elternteils und eigene Erfahrungen mit der Bewältigung der Symptomatik (einschließlich eigener Behandlungsformen) sowie die diesbezüglichen Konsequenzen für das eigene Kind zu erfassen. Auch wenn ein Familienmitglied oder Verwandter perfektionistische Ansprüche oder zwanghafte Tendenzen aktuell aufweist oder in der Vergangenheit aufwies, ist der diesbezügliche Umgang des Betroffenen sowie der anderen Familienmitglieder (z. B. Grad der Beachtung bzw. des Verständnisses, Akzeptanz) zu erfragen.

2.1.1.6 Exploration zur störungsspezifischen Entwicklungsgeschichte des Kindes/Jugendlichen

In Leitlinie L1.6 sind die relevanten Aspekte der Exploration zur störungsspezifischen Entwicklungsgeschichte des Kindes/Jugendlichen dargestellt. Diese Leitlinie bezieht sich dabei auf die entsprechende Exploration im Leitfaden Diagnostik psychischer Störungen im Kindes- und Jugendalter (Döpfner & Petermann, 2012). Die Exploration erfolgt primär mit den Eltern, kann aber bei Jugendlichen durch deren Informationen (insbesondere auch bezüglich des subjektiven Erlebens) ergänzt werden. Überdies können auch Erzieher/Lehrer/Ausbilder zu Teilaspekten (potenziell für einen begrenzten Zeitraum) hilfreiche Ergänzungen geben.

Störungsspezifische Entwicklungsgeschichte

L1.6 Leitlinie 1.6: Exploration zur störungsspezifischen Entwicklungsgeschichte des Kindes/Jugendlichen (hauptsächlich Elternexploration)

- Schwangerschafts-/Geburtskomplikationen, Komplikationen in der Neugeborenenperiode.
- Verzögerungen in der Körperkoordination, der Fein- und Visuomotorik, des Sprachverständnisses und der sprachlichen Differenziertheit im Kleinkind- und Kindergartenalter.
- Temperamentsmerkmal im Säuglings- und Kleinkindalter (z. B. schüchtern und gehemmt, Schwierigkeiten im Umgang mit neuen/ungewohnten Situationen), daraus resultierende Belastungen der Bezugspersonen und deren Bewältigung.
- Entwicklungsrituale, magisches Denken und abergläubische Verhaltensweisen im Kindesalter.
- Beginn der Zwangssymptomatik, damalige psychosoziale Bedingungen, insbesondere Lebensereignisse im Vorfeld, sowie spezifische Auslöser.
- Verlauf der Zwangssymptomatik (konstant, episodisch, Wechsel der Zwangssymptome, Beeinflussung durch andere Belastungen) und damit einhergehende Veränderungen, Auswirkungen auf die Familie und Reaktionen der Bezugspersonen.

Neben den wichtigsten Parametern zu Schwangerschaft, Geburt und frühkindlicher Entwicklung sollten Beginn, Intensität und Dauer potenzieller Entwicklungsrituale sowie abergläubischer Verhaltensweisen oder möglichen magischen Denkens erfragt werden, da Auffälligkeiten möglicherweise mit der Entwicklung der Zwangssymptomatik in Zusammenhang stehen können. Im Zusammenhang mit dem Beginn der Zwangssymptomatik (Zeitpunkt) sind die seinerzeitigen psychosozialen Bedingungen (insbesondere auch Lebensereignisse im Vorfeld, wie z. B. Erkrankung oder Tod eines Familienmitglieds, Trennung der Eltern, Umzug, Eintritt in den Kindergarten/die Schule, Klassenwiederholung/-überspringung, Schulwechsel, Mobbingerfahrungen, Pubertätsbeginn) sowie spezifische Auslöser zu explorieren. Diese Auslöser können auch geringfügige Ereignisse darstellen, wie z. B. das Schauen eines bedrohlichen Filmes. Normalerweise weisen die Kinder/Jugendlichen zu Beginn ihrer Zwangs-

Damalige psychosoziale Bedingungen und spezifische Auslöser

symptomatik einzelne Zwänge (z. B. einmaliges Wiederholen, einmaliges Kontrollieren, etwas längeres Waschen als früher) auf. Die Reaktionen der Eltern oder anderer wichtiger Bezugspersonen auf die ersten von ihnen wahrgenommenen Zwangssymptome sind ebenfalls zu erfragen (vgl. dazu auch Leitlinie L1.1). Im Rahmen der störungsspezifischen Entwicklungsgeschichte sind auch der Verlauf der Zwangssymptomatik (konstant, episodisch, Wechsel von Zwangssymptomen, Beeinflussung durch andere Belastungssituationen) und damit zusammenhängende Veränderungen (z. B. zunehmende zeitliche Eingrenzung von Alltagsaktivitäten) für das betroffene Kind bzw. den betroffenen Jugendlichen, die Konsequenzen für die einzelnen Familienmitglieder und das ganze Familiensystem sowie auch deren Reaktionen zu explorieren.

Verlauf der Zwangssymptomatik

2.1.1.7 Exploration der Einstellungen zur Therapie

Da die Einstellungen zur Therapie den Erfolg einer durchgeführten Behandlung wesentlich mitbestimmen, ist die Exploration der bisherigen Bemühungen zur Bewältigung der Problematik, von Vorbehandlungen sowie der Erwartungen und Einstellungen des Kindes/Jugendlichen und seiner Bezugspersonen (Eltern und Erzieher/Lehrer/Ausbilder) zur Therapie relevant. Leitlinie L1.7, die sich an der entsprechenden Leitlinie im Leitfaden Diagnostik psychischer Störungen im Kindes- und Jugendalter (Döpfner & Petermann, 2012) orientiert, stellt die im Rahmen der Exploration der Einstellungen zur Therapie wesentlichen Aspekte dar.

L1.7 Leitlinie 1.7: Exploration der Einstellungen zur Therapie

- Bisherige Versuche des Kindes/Jugendlichen selbst und der Familie sowie des Kindergartens/der Schule/des Ausbildungsbereiches zur Bewältigung der Problematik und ihre Ergebnisse.
- Vorbehandlungen (psychotherapeutisch oder medikamentös) und bisherige Therapieerfahrungen.
- Vorstellungen des Kindes/Jugendlichen, der Eltern und der Erzieher/Lehrer/Ausbilder zu den Ursachen der Störung (Störungskonzepte).
- Therapieerwartungen des Kindes/Jugendlichen, der Eltern und der Erzieher/Lehrer/Ausbilder.
- Bereitschaft des Kindes/Jugendlichen, der Eltern und der Erzieher/Lehrer/Ausbilder zur aktiven Mitarbeit (Therapiemotivation).
- Behandlungsziele des Kindes/Jugendlichen, der Eltern und der Erzieher/Lehrer/Ausbilder (Zielsymptome).

Da Kinder und Jugendliche mit Zwangsstörungen und deren Eltern häufig einen hohen Leidensdruck aufweisen, haben das betroffene Kind bzw. der betroffene Jugendliche und insbesondere auch seine Eltern häufig hohe Erwartungen (es muss ganz schnell eine Veränderung her; „Was können wir denn jetzt tun“?) an die Therapie, aber auch an den Erstkontakt. Möglicherweise bedingt durch eine längere Suche nach einer adäquaten Behandlungsmöglichkeit, (längere) Wartezeiten auf den Therapiebeginn, bisher wenig erfolgreiche Vorbehandlungen oder auch eigene dysfunktionale (familiäre) Bewältigungsversuche legen einzelne oder auch alle Familienmitglieder große Hoffnungen in den Erstkontakt. Insbesondere aufgrund dieser Vorerfahrungen vieler Familien mit einem zwangserkrankten Kind/Jugendlichen ist es wichtig, Verständnis für die Verzweiflung, Hoffnungen und Erwartungen der Familien zu zeigen. In diesem Zusammenhang können bisherige Bewältigungs- bzw. Behandlungsversuche, die bereits im Rahmen der Exploration und Beobachtung der aktuellen Zwangssymptomatik des Kindes/Jugendlichen thematisiert wurden (vgl. Leitlinie L1.1), erneut aufgegriffen und vertieft werden. Eigene Bewältigungsbemühungen des Kindes/Jugendlichen, wie z. B. Ablenkungsstrategien („Ich habe versucht, nicht daran zu denken“, „ich bin einfach weggegangen“), gelingen oft nur zu Beginn der Zwangssymptomatik. Insbesondere, wenn die Zwänge nur im häuslichen Rahmen gezeigt werden, gehen viele Eltern zunächst davon aus, dass es „nur eine Willenssache“ sei, und bitten Ihr Kind bzw. fordern es auf, die Zwänge „einfach zu lassen“. Neben diesen Bitten bzw. Aufforderungen an das Kind sind auch andere Empfehlungen (z. B. „Versuche einmal, etwas anderes zu machen“) sowie tatsächliche (z. B. bei Rückversicherungszwängen: „Ich habe dir schon geantwortet und werde es nicht erneut tun“) und vermeintliche (wie z. B. das Kaufen eines eigenen kleinen Esstisches für das Kind, da es nicht mehr gemeinsam mit seiner Familie an einem Esstisch sitzen kann) Hilfestellungen zu explorieren. Wenn Eltern angeben, dass die Familie schon alles versucht und überhaupt nichts geholfen habe, dann ist zu berücksichtigen, dass Interventionen möglicherweise nicht ausreichend systematisch bzw. nicht hinreichend lange oder intensiv angewandt wurden.

Erwartungen des Kindes/Jugendlichen und der Eltern

Verständnis zeigen

Bewältigungsbemühungen des Kindes/Jugendlichen und der Eltern

Bei der Thematisierung früherer psychotherapeutischer oder medikamentöser Behandlungen (vgl. Leitlinie L1.1) sind, neben deren Wirksamkeit, auch die Einstellungen der einzelnen Familienmitglieder zu diesen Behandlungsmaßnahmen zu erfassen, da diese Einstellungen auch die aktuell beginnende Therapie maßgeblich beeinflussen kann. Berichte zu früheren Behandlungen können angefordert werden, wenn die Eltern ihr und, bei betroffenen Jugendlichen, der Jugendliche sein Einverständnis gegeben haben.

Frühere Behandlungen

Für die Behandlungsplanung ist die Ermittlung der Vorstellungen des Kindes/Jugendlichen, seiner Eltern sowie gegebenenfalls anderer Familienmitglieder und Erzieher/Lehrer/Ausbilder über die Ursachen der Störung (*Störungskonzepte*) relevant. Die Vorstellungen können organische (Veränderungen des Hirnstoffwechsels, Hirnschädigungen, Vererbung) und/oder psychosoziale (z. B. Erziehungsfehler, Eheprobleme, Trennungserfahrungen, Mobbingerfahrungen) Störungskonzepte beinhalten.

Störungskonzepte

Insbesondere, wenn die Zwangssymptomatik lediglich zu Hause auftritt, betrachten viele Eltern sie als „dumme Angewohnheit“ oder als aggressiven Akt ihnen gegenüber („Er tut das nur, um uns zu ärgern“). Im Rahmen der Exploration kann es, besonders im Hinblick auf die Therapieerwartungen der Familienmitglieder, hilfreich sein, zu erfragen, inwieweit internale (z. B. körperliche Ursachen, Vererbung, eigene Schuld), external-personenbezogene (z. B. Fehler der Eltern, Schwierigkeiten in der Familie, mangelnde Unterstützung durch andere) oder external-zufallsbezogene (z. B. Pech, mangelndes Glück, Schicksal, Zufall) Ursachenzuschreibungen vorliegen. So werden bei internalen Störungskonzepten vermutlich eher internale Therapieerwartungen (z. B. „Wenn ich in der Therapie mitarbeite, dann werde ich die Zwänge wieder los“), bei external-personenbezogenen Ursachenzuschreibungen wahrscheinlicher external-personenbezogene Therapieerwartungen (z. B. „Ein guter Therapeut kann meine Zwänge wegbekommen“) und bei external-zufallsbezogenen Störungskonzepten vermutlich eher external-bezogene Therapierwartungen (z. B. „Ich bin den Zwängen ausgeliefert“, „gegen die Zwänge helfen Medikamente“) angegeben. Die Familienmitglieder haben teilweise sehr klare und teilweise lediglich vage Vorstellungen über die Ursachen der Störung. Einige Familienmitglieder geben überhaupt keine Vorstellungen an und haben die Erwartung, diese (im Rahmen der Therapie) zu erfahren.

Therapieerwartungen

Die *Therapieerwartungen* lassen sich häufig aus den jeweiligen Störungskonzepten der Familienmitglieder sowie den vorangegangenen Behandlungserfahrungen herleiten. Da große Divergenzen zwischen den Therapieerwartungen der Familienmitglieder und der Therapieplanung des Therapeuten eine Therapieunzufriedenheit, möglicherweise auch eine vorzeitige Behandlungsbeendigung, bewirken können, wenn sie nicht thematisiert und abgebaut werden, ist die Erfassung der Therapieerwartungen für die Therapieplanung besonders relevant.

Therapiemotivation

Die Bereitschaft des Kindes/Jugendlichen, seiner Eltern und möglichst auch der Erzieher/Lehrer/Ausbilder zur aktiven Beteiligung im therapeutischen Prozess (*Therapiemotivation*) ist ebenfalls zu explorieren. Da insbesondere Expositionsbehandlungen im Rahmen der verhaltenstherapeutischen Behandlungen von Zwangsstörungen häufig sehr belastend und anstrengend sein können, ist eine hinreichende Therapiemotivation unabdingbar.

Behandlungsziele

Zum Abschluss des Explorationsprozesses sollten noch die Behandlungsziele des Kindes/Jugendlichen, seiner Eltern (gegebenenfalls noch anderer Bezugspersonen) und eventuell auch der Erzieher/Lehrer/Ausbilder erfragt werden. Die Behandlungsziele sollten möglichst konkret angegeben werden. Potenzielle Behandlungsziele sind beispielsweise die Reduktion/der Abbau der Zwangssymptomatik sowie komorbider Störungen, die Auflösung familiärer Konflikte, die Verbesserung familiärer oder außerfamiliärer sozialer Beziehungen sowie auch eigener oder familiärer (Leistungs-)Anspruchshaltungen. In Bezug auf die Reduktion der Zwangssymptomatik ist es wichtig zu betonen, dass ein gänzlicher Abbau der Zwangssymptomatik (Symptomfreiheit) möglich sein kann, teilweise jedoch lediglich eine Verminderung der Zwangssymptomatik erreicht werden kann. Die definitive Vereinbarung der Behandlungsziele erfolgt nach Abschluss der gesamten Diagnostik im Rahmen der Behandlungsplanung.

Hilfreiche Materialien:

Materialien zur Exploration der Symptomatik:

- Das *Allgemeine Explorationsschema für Zwangsstörungen (EAZ-Zwangsstörungen)* stellt ein Basisinstrument für die Exploration dar und ist für den gesamten diagnostischen Prozess nutzbar (vgl. M01, S. 136 f., vgl. Kap. 3.1.5).
- Das *Explorationsschema für Psychische Störungen bei Kindern und Jugendlichen (EPSKI)* umfasst die in diesen Leitlinien beschriebenen Aspekte (Döpfner & Steinhausen, 2012; Döpfner & Petermann, 2012).
- Mit dem *Gefühle-Thermometer* erstellt das Kind bzw. der Jugendliche mit dem Therapeuten gemeinsam eine Hierarchie externer oder interner Stimuli, die die Zwangsgedanken oder Zwangshandlungen auslösen. Diese Stimuli werden auf einer „Thermometer"-Skala von 0 bis 100 eingetragen, wobei 100 den am meisten belastenden, quälenden oder unangenehmen Stimulus und 0 den am wenigsten belastenden, quälenden oder unangenehmen Stimulus darstellt.
- Die *Diagnose-Checkliste Zwangs-Spektrum-Störungen (DCL-ZWA)* ist Bestandteil des Diagnostik-Systems für Psychische Störungen nach ICD-10 und DSM-5 für Kinder- und Jugendliche (DISYPS-III) (Döpfner & Görtz-Dorten, 2017) und enthält die Diagnose-Kriterien für Zwangsstörungen und für anankastische/zwanghafte Persönlichkeitsstörungen nach ICD-10 und DSM-5, für Pathologisches Horten, Körperdysmorphe Störung, jeweils mit Zusatzkodierungen, und für Dermatillomanie nach DSM-5 sowie für Trichotillomanie (vgl. Kap. 3.1.1).
- Die *Deutsche Fassung der Children's Yale-Brown Obsessive-Compulsive Scale (CY-BOCS-D)* (Goletz & Döpfner, 2011a, 2018) dient der detaillierten Erfassung einer Zwangssymptomatik bei Kindern und Jugendlichen. Die CY-BOCS-D-Symptomcheckliste umfasst ein breites Spektrum unterschiedlicher Inhalte von Zwangsgedanken und -handlungen und erleichtert die klinische Exploration der Art der Zwangssymptomatik. In der CY-BOCS-D-Ratingskala erfolgt neben der Schweregradbeurteilung der Zwangssymptomatik (Zwangsgedanken und Zwangshandlungen) eine Einschätzung assoziierter (Persönlichkeits-)Merkmale und Auffälligkeiten (vgl. Kap. 3.1.2).

- Die *Familien-Anpassungs-und-Belastungs-Skala-Kind (FABS;* Goletz, Adam & Döpfner, in Vorb.) beinhaltet ein klinisches Interviewverfahren für Eltern und andere Familienmitglieder von Kindern mit Zwangstörungen, das der Erfassung der verschiedenen Anpassungs-Verhaltensweisen der Eltern und anderer Familienmitglieder und des Einflusses der Zwangssymptomatik des Kindes auf diese Bezugspersonen dient (vgl. Kap. 3.1.6).
- Die Exploration der Symptomatik kann bei jüngeren Kindern auch mittels einer Geschichte (siehe z.B. THAZ – Zwangsstörungen; Goletz & Döpfner, in Vorb.) erfolgen.

Materialien zur Exploration komorbider psychischer Störungen und zur differenzialdiagnostischen Abklärung:
- Das *Explorationsschema für Psychische Störungen bei Kindern und Jugendlichen (EPSKI*; Döpfner & Steinhausen, 2012) dient der Erfassung der aktuellen psychischen Auffälligkeiten des Kindes/Jugendlichen, seiner Interessen, Aktivitäten und Ressourcen, seines Entwicklungsstandes und der schulischen Leistungen, seines familiären und sozialen Hintergrundes, seiner Entwicklungsgeschichte, der Einstellungen zur Therapie sowie der Verhaltens- und Interaktionsauffälligkeiten während der Exploration und der psychopathologischen Beurteilung (siehe Döpfner & Petermann, 2012).
- Das *Psychopathologische Befund-System für Kinder und Jugendliche, CASCAP-D* (Döpfner et al., 1999) dient der genauen Einschätzung eines breiten Spektrums psychischer Auffälligkeiten bei Kindern/Jugendlichen. Mittels dieses Verfahrens erhält man einen systematischen Überblick über verschiedene psychische Funktionsbereiche und erfasst komorbide Auffälligkeiten. Überdies erfolgt eine Bewertung der von dem Kind/Jugendlichen bzw. den Eltern explorierten sowie auch der in der Untersuchungssituation direkt beobachteten Symptome. Das Befund-System beinhaltet insgesamt 98 Symptome, die in 13 Merkmalsbereichen gruppiert sind (bezüglich einer genaueren Beschreibung des Verfahrens siehe Döpfner et al., 1999).
- Anhand der *Diagnose-Checkliste zum Screening psychischer Störungen* (DCL-SCREEN), das der Erfassung eines breiten Spektrums von psychischen Auffälligkeiten dient und das Verbindungen zu den störungsspezifischen DISYPS-Verfahren herstellt sowie anhand weiterer *Diagnose-Checklisten* aus dem *Diagnostik-System für Psychische Störungen im Kindes- und Jugendalter nach ICD-10 und DSM-5, DISYPS-III* (Döpfner & Görtz-Dorten, 2017) ist eine differenzierte Exploration von Symptomen aus verschiedenen Diagnosegruppen möglich (*Angststörungen, Depressive Störungen, Tic-Störungen, Aufmerksamkeitsdefizit-/Hyperaktivitätsstörungen, Störungen des Sozialverhaltens, Trauma- und Belastungsbezogene Störungen, Bindungs- und Beziehungsstörungen, Autismus-Spektrum- und Soziale Kommunikations-Störungen*). Die Diagnose-Checklisten können

sowohl bezüglich der Diagnosestellung als auch der differenzierten Darstellung eines Problembereiches nützlich sein (siehe Döpfner & Petermann, 2012).

- Strukturierte Interviewverfahren, wie die Interview-Leitfäden in Verbindung mit den Diagnose-Checklisten aus dem DISYPS-III (Döpfner & Görtz-Dorten, 2017), welche die Kriterien für psychische Störungen nach ICD-10 und DSM-5 erheben, oder das *Diagnostische Interview bei psychischen Störungen im Kindes- und Jugendalter* (Schneider et al., 2009) dienen der Erfassung psychischer Störungen des Kindes- und Jugendalters gemäß DSM-IV/5 und ICD-10, indem ein großer Bereich von Diagnosen überprüft wird. Bei beiden Verfahren erfolgt die Diagnosestellung auf Basis eines Elterninterviews und eines Kinderinterviews.
- Die entsprechenden Leitlinien bezüglich der Exploration und Beobachtung komorbider Störungen und differenzialdiagnostischen Abgrenzung aus weiteren Bänden der Reihe Leitfaden Kinder- und Jugendpsychotherapie können zur Differenzialdiagnostik und Erfassung komorbider Störungen hilfreich sein. Des Weiteren stellen Selbstbeurteilungsfragebögen für Kinder/Jugendliche, Elternfragebögen und Fragebögen für Erzieher oder Lehrer (sowohl Breitband- als auch störungsspezifische Fragebogenverfahren) relevante Ergänzungen in Bezug auf Differenzialdiagnostik und Komorbidität dar (vgl. Kap. 2.1.2).

2.1.2 Fragebogen- und Beobachtungsverfahren zur Verhaltens- und Psychodiagnostik

Im Rahmen der Diagnostik der Zwangs- und potenziellen komorbiden Symptomatik stellen Fragebogen- und Beobachtungsverfahren hilfreiche Ergänzungen zur Exploration dar. Leitlinie L2 beinhaltet eine Übersicht über die entsprechenden Empfehlungen.

L2 **Leitlinie 2: Fragebogen- und Beobachtungsverfahren zur Verhaltens- und Psychodiagnostik**

- Zur Erfassung der Zwangssymptomatik sind störungsspezifische Fragebögen (im Selbst- und Fremdurteil) relevante diagnostische Instrumente.
- Fragebögen zu psychischen Merkmalen, die häufig in Verbindung mit Zwangssymptomen auftreten (z. B. Perfektionismus, übermäßige Sorgfalt, Gewissenhaftigkeit, überzogene Normorientierung, übertriebenes Verantwortungsgefühl, Zweifel) können überdies wichtige diagnostische Informationen erbringen.
- Standardisierte Fragebögen für Eltern, für ältere Kinder/Jugendliche und für Erzieher/Lehrer/Ausbilder sind relevant zur Erfassung komorbider Symptome.

- Bei der Erfassung komorbider emotionaler Symptome und des Stresserlebens können Selbstbeurteilungsverfahren sensitiver sein als Fremdbeurteilungsverfahren.
- Verhaltensbeobachtungen bezüglich der Zwangssymptomatik durch den Untersucher in der Untersuchungssituation (Exploration, Testsituation, Spielsituation) oder in natürlichen Situationen können ebenfalls diagnostisch und therapeutisch hilfreich sein. Dabei ist jedoch zu berücksichtigen, dass die Kinder und Jugendlichen ihre Zwangssymptome in Untersuchungssituationen oder möglicherweise auch in natürlichen Situationen in Anwesenheit des Therapeuten meist nicht durchführen.
- Verhaltensbeobachtungen durch die Eltern in natürlichen (insbesondere häuslichen) Situationen können (insbesondere bei jüngeren Kindern) bezüglich der Zwangssymptomatik ebenfalls relevante diagnostische Informationen erbringen.
- Selbstbeobachtungen bezüglich der Zwangssymptomatik (insbesondere Zwangsgedanken, Zwangshandlungen, aber auch externe und interne Stimuli, die die Zwangssymptomatik auslösen, Kognitionen, Emotionen)

Selbst- und Fremdbeurteilungsverfahren

Fragebogenverfahren. Fragebogenverfahren lassen sich in *störungsübergreifende und störungsspezifische Verfahren* einteilen. Selbstbeurteilungsverfahren sind besonders relevant, da über einige Zwangssymptome (insbesondere Zwangsgedanken, aber auch „heimlich" durchgeführte Zwangshandlungen) sowie komorbide Symptome der Betroffene selbst am besten Auskunft geben kann. Fremdbeurteilungsverfahren sind überdies wichtig, da die Selbstwahrnehmungsfähigkeit des Patienten vermindert sein kann (z. B. aufgrund des hohen Automatismus ablaufender Zwangssymptome). Der Einsatz von Selbsturteilsverfahren ist vom psychischen und intellektuellen Entwicklungsstand des Kindes abhängig. Ab dem Alter von acht/neun Jahren verfügen Kinder normalerweise über ausreichende (flüssige) Lesefähigkeiten, so dass man Selbstbeurteilungsverfahren dann frühestens, üblicherweise erst ab dem Alter von 11 Jahren, einsetzt. Bei Kindern mit Leseproblemen können die Fragen auch durch den Untersucher vorgelesen werden. Dabei ist jedoch immer zu berücksichtigen, dass dies die Antworten des Kindes möglicherweise beeinflusst. Da für einige Kinder und Jugendliche mit Zwangsstörungen die Bearbeitung von Selbsturteilsverfahren mit einem hohen Zeitaufwand und einer möglicherweisen hohen Belastung verbunden ist, ist die Bearbeitungszumutbarkeit zu prüfen. Dies gilt insbesondere bei Kindern bzw. Jugendlichen mit Zwangssymptomen, die sich auf Lesen und/oder Schreiben beziehen, wie z. B. wiederholtes Lesen von Fragen, wiederholtes Ankreuzen (immer wieder darüber kreuzen) oder Durchstreichen von Antwortmöglichkeiten, aber auch für Kinder und Jugendliche mit Entscheidungsschwierigkeiten. Hinsichtlich des dann möglichen Vorlesens der Fragen durch den Untersucher sind aber die potenzielle Beeinflussung der Antworten sowie auch die Unterstützung des im Rahmen der Zwangssymptomatik auftretenden Vermeidungsverhaltens durch den Untersucher zu berücksichtigen.

Da eine detaillierte Erfassung der Art und Ausprägung (Ablauf, Häufigkeit, Intensität, Dauer) der Zwangssymptomatik mittels Fragebogenverfahren (wie bereits beschrieben) nicht vollständig erfolgen kann, kann der Einsatz von Beobachtungsverfahren nützlich sein. Diese dienen der präzisen Erhebung des Verlaufs der Zwangssymptomatik in unterschiedlichen Situationen. Verhaltensbeobachtungen können durch den Untersucher in Untersuchungs- (während Explorationen), Test- oder Spielsituationen erfolgen. Dabei ist jedoch zu berücksichtigen, dass die Kinder und Jugendlichen in solchen Situationen meist keine Zwangssymptome zeigen, da sie sich darum bemühen, dass das Umfeld möglichst wenig von der Symptomatik mitbekommt und/oder die Zwangssymptome lediglich im häuslichen Umfeld durchführen. Zwangssymptome, die sich auf Lesen und/oder Schreiben beziehen, wie z. B. wiederholtes Lesen von Fragen, wiederholtes Ankreuzen (immer wieder darüber kreuzen) oder Durchstreichen von Antwortmöglichkeiten, können in Testsituationen ersichtlich werden. Da die Zwangssymptomatik primär zu Hause gezeigt wird, sind Verhaltensbeobachtungen im häuslichen Umfeld des Kindes/Jugendlichen im Rahmen des diagnostischen Prozesses besonders wichtig. Diese können vom Untersucher oder den Eltern erfolgen. Videoaufzeichnungen im familiären Setting (durch die Eltern) können, neben der Zwangssymptomatik, eindrucksvoll das damit verbundene Ausmaß an Verzweiflung und/oder Aggression von Familienmitgliedern herausstellen, z. B. Schlagen, an den Haaren aus dem Badezimmer wegziehen (vgl. auch Kap. 2.1.1.1). Verhaltensbeobachtungen durch Erzieher/Lehrer/Ausbilder können ebenfalls wichtige diagnostische Ergänzungen darstellen.

Beobachtungsverfahren

Verhaltensbeobachtungen

Selbstbeobachtungen sind im Rahmen des diagnostischen, aber auch des therapeutischen Prozesses relevant. In Selbstbeobachtungsverfahren schätzen Kinder und Jugendliche ihre Zwangssymptomatik nicht wie in Fragebogenverfahren retrospektiv ein, sondern unmittelbar in oder kurz nach der Situation. Insbesondere, wenn Aspekte erfasst werden sollen, die der Fremdbeobachtung oder dem Fremdurteil nur schwer zugänglich sind, wie beispielsweise Zwangsgedanken, Kognitionen, Emotionen sowie interne oder externe Stimuli, die die Zwangssymptomatik auslösen, dann ist der Einsatz von Selbstbeobachtungen wichtig. Sie können etwa ab dem Alter von acht Jahren durchgeführt werden. Durch ihre Anwendung wird das Kind bzw. der Jugendliche aktiv in den diagnostischen und therapeutischen Prozess mit einbezogen. Den Einsatz von Selbstbeobachtungen kann man dem Kind bzw. Jugendlichen auch so erklären, dass sie einen ersten wichtigen Schritt in der aktiven Bewältigung der Zwänge darstellen („Du bist dem Zwang nicht hilflos ausgeliefert, sondern tust etwas dagegen").

Selbstbeobachtung

Hilfreiche Materialien:

Tabelle 9 gibt eine Übersicht über wichtige störungsübergreifende und -spezifische Fragebogenverfahren. Störungsübergreifende Verfahren zur Erfassung eines breiten Spektrums psychischer Auffälligkeiten bei Kindern und Jugendlichen werden zudem ausführlich bei Döpfner und Petermann (2012) sowie Döpfner und Steinhausen (2012) dargestellt.

Tabelle 9: Störungsübergreifende und -spezifische Fragebogenverfahren zur Erfassung der Zwangssymptomatik.

	Elternurteil	Erzieher-/ Lehrerurteil	Selbsturteil
Basisverfahren	FBB-SCREEN (4–18 Jahre)		SBB-SCREEN (11–18 Jahre)
	CBCL/6-18R (6–18 Jahre)	TRF/6-18R (6–18 Jahre)	YSR/11-18R (11–18 Jahre)
	CBCL/1½–5 (1½–5 Jahre)	CTRF/1½–5 (1½–5 Jahre)	
	VBV-EL 3–6 (3–6 Jahre)	VBV-ER 3–6 (3–6 Jahre)	
Fragebogenverfahren zu Zwangsstörungen	ZWIK-E (6–18 Jahre)		ZWIK-S (11–18 Jahre)
	FBB-ZWA (4–18 Jahre)		SBB-ZWA (11–18 Jahre)
			FKAU-Z (11–18 Jahre)
			FKON-Z (11–18 Jahre)
			FEEL-KJ (10–19 Jahre)
Beobachtungsverfahren	FBZZ (4–18 Jahre)		SBZZ (11–18 Jahre)

Anmerkung: CBCL 1½–5 vgl. Arbeitsgruppe Deutsche Child Behavior Checklist (2000a); CBCL/6-18R, YSR/11-18R und TRF/6-18R vgl. Döpfner et al. (2014); CTRF/1½–5 vgl. Arbeitsgruppe Deutsche Child Behavior Checklist (2000b); FBB-SCREEN und SBB-SCREEN vgl. Döpfner und Görtz-Dorten (2017); VBV 3–6 vgl. Döpfner et al. (2017).

Folgende störungsspezifischen Fragebogenverfahren und Beobachtungsverfahren zur Erfassung der Zwangssymptomatik und damit assoziierter relevanter Bereiche können hilfreich sein:

- Das *Zwangsinventar für Kinder und Jugendliche* (Goletz & Döpfner, 2011b, Goletz et al., in Vorb.) beinhaltet einen mehrdimensionalen Fragebogen in einer Selbst- und Fremdbeurteilungsversion (*ZWIK-S*: Selbst und *ZWIK-E*: Eltern) zur systematischen, differenzierten und umfassenden Erfassung von Zwangssymptomen bei Kindern und Jugendlichen (vgl. Kap. 3.1.3).
- Der *Fremdbeurteilungsbogen* und der *Selbstbeurteilungsbogen für* Zwangs-Spektrum-Störungen *(FBB-/SBB-ZWA)* erfassen in 26 Items

die Symptomkriterien nach ICD-10 und DSM-5 für die Diagnosen der Zwangsstörung und der Anankastischen/zwanghaften Persönlichkeitsstörung sowie die Symptomkriterien nach DSM-5 für die Diagnosen Körperdysmorphe Störung, Trichotillomanie, Dermatillomanie und Pathologisches Horten (vgl. Kap. 3.1.4).

- Der *Fragebogen zu Kausalattributionen bei Zwangsstörungen* (FKAU-Z) und der *Fragebogen zu Kontrollattributionen bei Zwangsstörungen* (FKON-Z) (Goletz et al., in Vorb.) dienen der Erfassung der spezifischen Störungskonzepte von Kindern und Jugendlichen bezüglich ihrer Zwangssymptomatik (vgl. Kap. 3.1.7 und 3.1.8).
- Mittels des *Fragebogens zur Erhebung der Emotionsregulation bei Kindern und Jugendlichen* (*FEEL-KJ*; Grob & Smolenski, 2009) werden mehrdimensional adaptive und maladaptive Emotionsregulationsstrategien für die Emotionen Angst, Trauer und Wut erhoben. Das Verfahren ist für Kinder und Jugendliche im Alter von 10 bis 19 Jahren einsetzbar.
- Der *Selbst- und der Fremdbeobachtungsbogen für Zwangsgedanken und Zwangshandlungen (SBZZ, FBZZ)* (Goletz et al., in Vorb.) dienen der Erfassung der Auftretenshäufigkeit und -intensität der Zwangssymptomatik in Alltagssituationen (vgl. M02, S. 147).

2.1.3 Ergänzende psychologische Diagnostik

In Leitlinie L3 sind die Empfehlungen für die Durchführung ergänzender psychologischer Diagnostik, Entwicklungs-, Intelligenz- sowie Leistungs- und Familiendiagnostik zusammengefasst. Diese ist optional, stellt aber häufig eine wesentliche Ergänzung dar.

L3 **Leitlinie 3: Ergänzende psychologische Diagnostik**

- Bei Vorschulkindern wird eine orientierende Entwicklungsdiagnostik empfohlen wegen der meist fehlenden zuverlässigen Angaben zum Entwicklungsstand.
- Wenn Hinweise auf Leistungsprobleme, hohe Begabung oder schulische Unterforderung oder extrem lange Beschäftigung mit Schulaufgaben vorliegen, ist eine ausführliche testpsychologische Untersuchung der Intelligenz und von schulischen Teilleistungen notwendig.
- Familiendiagnostische Verfahren können eine wichtige Ergänzung zur Exploration der Eltern und des Kindes/Jugendlichen zu den familiären Bedingungen sein.

Ergeben sich in der Exploration oder psychopathologischen Beurteilung Anhaltspunkte für Entwicklungsstörungen, kognitive bzw. intellektuelle Beeinträchtigungen oder auch besonders hohe Begabungen, dann sind

Orientierende Entwicklungsdiagnostik im Vorschulalter

Testpsychologische Untersuchung der intellektuellen Fähigkeiten

entwicklungs-, intelligenz- und leistungsdiagnostische Verfahren angezeigt. Bei Kindern im Vorschulalter ist eine orientierende Entwicklungsdiagnostik zu empfehlen, da die Angaben von Eltern über den Entwicklungsstand ihres Kindes häufig wenig zuverlässig sind. Ein Überblick über Entwicklungstests ist im Leitfaden zur Diagnostik psychischer Störungen im Kindes- und Jugendalter (Döpfner & Petermann, 2012) dargestellt. Bei Kindern im Schulalter ist eine umfassende testpsychologische Untersuchung der intellektuellen Fähigkeiten und schulischen Teilleistungen indiziert, sobald sich Anhaltspunkte für Leistungsprobleme (Noten, Klassenwiederholung, Sonderbeschulung) ergeben, da Zwangssymptome auch in Zusammenhang mit schulischer Über- aber auch Unterforderung auftreten können. Daher sind schulische Über- oder Unterforderung auszuschließen.

Im Rahmen der Intelligenzdiagnostik genügen zu einer orientierenden Erfassung der intellektuellen Fähigkeiten eindimensionale Verfahren. Mehrdimensionale Intelligenztestverfahren ermöglichen eine Profilanalyse und können Anhaltspunkte für erforderliche weitere (neuropsychologische) Diagnostik geben. Kinder und Jugendliche mit Zwangsstörungen zeigen häufig im Vergleich zu den anderen intellektuellen Bereichen eine geringere Verarbeitungsgeschwindigkeit. Diese kann durch die Zwangssymptomatik beeinträchtigt sein.

Bei der Durchführung entwicklungs-, intelligenz- und leistungsdiagnostischer Verfahren ist es möglich, dass Kinder mit Lese- und Schreibzwängen Zwangssymptome (z. B. wiederholtes Lesen, wiederholtes Durchstreichen von Buchstaben) zeigen. Des Weiteren ist die Beobachtung des Kindes/Jugendlichen in Anforderungssituationen möglich und es können weitere Verhaltensprobleme deutlich werden (z. B. Leistungsängste, Misserfolgserwartungen, Perfektionismus, Konzentrationsschwierigkeiten). Bei Kindern mit leistungsängstlichen oder perfektionistischen Tendenzen ist daher eine möglichst angstfrei gestaltete Testsituation besonders wichtig.

Gegebenenfalls Diagnostik umschriebener Störungen schulischer Fertigkeiten

Ergeben sich Anhaltspunkte für umschriebene Entwicklungsstörungen im Bereich des Lesens, der Rechtschreibung oder des Rechnens ist die Durchführung einer entsprechenden Diagnostik umschriebener Störungen schulischer Fertigkeiten zu empfehlen. Entsprechende Verfahren dazu werden im Leitfaden zur Diagnostik psychischer Störungen (Döpfner & Petermann, 2012) umfassend dargestellt.

Familiendiagnostische Verfahren

Familiendiagnostische Verfahren, wie z. B. familiendiagnostische Fragebogenverfahren bzw. Fragebogenverfahren zur Erfassung der partnerschaftlichen Beziehung, stellen eine wichtige Ergänzung zur Exploration der Eltern und des Kindes/Jugendlichen bezüglich der familiären Bedingungen und Beziehungen dar (vgl. auch Hilfreiche Materialien). Eine umfassende Übersicht über familiendiagnostische Verfahren ist im Leitfaden zur Diagnostik psychischer Störungen (Döpfner & Petermann, 2012) beschrieben.

Hilfreiche Materialien:

- Bei Kindern und Jugendlichen im Schulalter kann ein Überblick über die schulische Leistungsfähigkeit des Kindes/Jugendlichen durch die Einschätzung durch den Lehrer (in der Exploration oder im *Lehrerfragebogen über das Verhalten von Kindern und Jugendlichen* TRF6–18R) erfolgen.
- Der *Bogen zur Verhaltensbeobachtung während der Untersuchung* (VEWU) dient der Einschätzung des Testverhaltens (siehe Döpfner & Petermann, 2012).
- Im Rahmen familiendiagnostischer Verfahren kann der *Family Relations Test* (*FRT*; Bene & Anthony, 1957) wichtige Anhaltspunkte bezüglich der Verteilung positiver und negativer Beziehungen der einzelnen Familienmitglieder untereinander aus der Perspektive des Kindes geben.

2.1.4 Somatische Diagnostik

Somatische inklusive neurologische Untersuchung

Patienten mit einer Zwangssymptomatik sollten bei Erstvorstellung einer somatischen inklusiven neurologischen Untersuchung unterzogen werden, auch wenn bis heute kein direkter Zusammenhang zu bestimmten körperlichen, neurologischen, laborparametrischen Auffälligkeiten hergestellt werden konnte. Da jedoch in seltenen Fällen erstmalig Zwangssymptome nach Schädel-Hirn-Traumata, Nekrosen des Nucleus pallidus und raumfordernden Prozessen des ZNS beschrieben wurden, ist der Aufwand vertretbar. Weitere medizinische Untersuchungen wie EEG, MRT sollten nur bei Auffälligkeiten in der körperlichen Untersuchung initiiert werden.

L4 Leitlinie 4: Somatische Diagnostik

- Eine somatische inklusive neurologische Untersuchung sollte durchgeführt werden.
- Weitergehende medizinische Untersuchungen nur falls aufgrund Auffälligkeiten in der körperlichen Untersuchung indiziert. Aktuell sind immunologische bzw. Entzündungsparameter als nicht hilfreich anzusehen.
- Bei medikamentöser Therapie können weitere spezielle Untersuchungen nötig sein (vgl. Leitlinie L14).

2.1.5 Bedingungsanalyse

Im Rahmen der Diagnostik und Therapieplanung bei einer Zwangsstörung ist die Bedingungs- oder Verhaltensanalyse relevant. Leitlinie L5 beinhaltet die Empfehlungen für ihre Erstellung.

L5 | Leitlinie 5: Bedingungsanalyse

- Die Bedingungs- oder Verhaltensanalyse beinhaltet ein hypothetisches Modell der psychischen, psychosozialen und biologischen Faktoren, die die Entstehung und Aufrechterhaltung der (Zwangs-)Symptomatik bzw. des Problemverhaltens (mit-)bedingen (Döpfner & Görtz-Dorten, 2008).
- In Anlehnung an Kanfer und Kollegen (2011) werden zwei Ebenen der Verhaltensanalyse unterschieden,
  - Hypothetisches Bedingungsmodell auf der Makro-Ebene (Kontextuelle Verhaltensanalyse) (Analyse der Systembedingungen und der Pläne und Regeln des Kindes bzw. Jugendlichen).
  - Hypothetisches Bedingungsmodell auf der Mikro-Ebene (situative Verhaltensanalyse)
    (Analyse der Bedingungen und Faktoren zur unmittelbaren Entstehung und Aufrechterhaltung der (Zwangs-)Symptomatik in konkreten Situationen; molekulare Ebene).
    1. Genaue Beschreibung des Ist-Zustandes auf der subjektiv-kognitiven, der physiologischen und der Verhaltensebene; Erfassung der Intensität, Frequenz und Oszillation des Problemverhaltens.
    2. Horizontale Analyse des Problemverhaltens gemäß dem SORCK-Modell
       S: Auslösende Situation der Zwangssymptomatik als Problemverhalten.
       O: (Organismusvariable): Biologische Bedingungen (z. B. genetische Disposition) und überdauernde Einstellungen und Merkmale des Kindes bzw. Jugendlichen (z. B. zurückhaltendes Temperament).
       R: Reaktion des Kindes/Jugendlichen auf der
       - kognitiven (Zwangsgedanken und/oder Gedanken),
       - emotionalen (Angst bzw. Scham, Ekel, Unvollständigkeits- und Nicht-genau-richtig-Erleben),
       - physiologischen (z. B. Anspannung) und
       - Verhaltensebene (insbesondere Zwangshandlungen als aktives Vermeidungsverhalten).

       C: Die dem Problemverhalten folgenden kurz- und langfristigen positiven und negativen Konsequenzen.
       K: Regelmäßigkeit, mit der auf das Verhalten die Konsequenz resultiert.

Die Ergebnisse der Diagnostik ermöglichen eine dimensionale Beschreibung der psychischen Störungen und Kompetenzen, der kognitiven Fähigkeiten und Defizite sowie der psychosozialen Bedingungen und eine multiaxiale kategoriale Diagnose nach ICD-10 bzw. DSM-5. Auf dieser Basis erfolgt eine Bedingungsanalyse, in der ein hypothetisches Modell der psychischen, psychosozialen und biologischen Faktoren entwickelt wird, die die Entstehung und Aufrechterhaltung der (Zwangs-)Symptomatik bzw. des Problemverhaltens (mit-)bedingen (Döpfner & Petermann, 2012). Gemäß Kanfer und Kollegen (2011) lassen sich zwei Ebenen der Verhaltensanalyse unterscheiden:

- die kontextuelle Verhaltensanalyse (Makro-Ebene) sowie
- die situative Verhaltensanalyse (Mikro-Ebene).

Kontextuelle Verhaltensanalyse

In der *kontextuellen Verhaltensanalyse* (hypothetisches Bedingungsmodell auf der Makro-Ebene) wird eine Analyse von Plänen und Regeln des Kindes/Jugendlichen durchgeführt, um die funktionalen Zusammenhänge individueller Verhaltensweisen zu ermitteln (individueller Fokus; Kanfer et al., 2011). Des Weiteren werden die Systembedingungen (Lebensbereiche und Sozialbeziehungen) analysiert, indem dynamische Einflüsse, Wechselwirkungen aber auch fehlende Zusammenhänge zwischen wichtigen Systemelementen des Kindes/Jugendlichen ermittelt werden (systembezogener Fokus; Kanfer et al., 2011).

Die Makroanalyse kann durch eine grafische Darstellung veranschaulicht werden, in der die Interaktionen und Verknüpfungen der unterschiedlichen Problem- und Lebensbereiche des Kindes/Jugendlichen visuell aufgezeigt werden. Ein Beispiel einer kontextuellen Verhaltensanalyse eines Kindes mit einer Zwangsstörung ist in Abbildung 4 dargestellt.

Situative Verhaltensanalyse

In der *situativen Verhaltensanalyse* (hypothetisches Bedingungsmodell auf der Mikro-Ebene) werden auf molekularer Ebene die Bedingungen und Faktoren analysiert, die zur umgehenden Genese und Aufrechterhaltung der (Zwangs-)Symptomatik in konkreten Situationen führen. In Anlehnung an Kanfer und Kollegen (2011) sind im Rahmen der situativen Verhaltensanalyse folgende Schritte zu empfehlen:

Beschreibung des Problemverhaltens auf Subjektiv-kognitiver, Verhaltens- und Physiologischer Ebene

1. Genaue Beschreibung des Ist-Zustandes (Deskription). Verhaltensepisoden, die für das Problemverhalten des Kindes/Jugendlichen relevant sind und sich immer wieder zeigen, werden identifiziert und genau beschrieben. Die Beschreibung des Problemverhaltens erfolgt dabei auf allen Manifestationsebenen (Subjektiv-kognitive, Verhaltens- und Physiologische Ebene).

- Subjektiv-kognitive Ebene: Subjektives Erleben/gedankliche Aspekte z. B. „Meinen Eltern könnte etwas Schlimmes passieren“, „Ich könnte krank werden“ (Zwangsgedanken oder dysfunktionale Kognitionen).
- Verhaltensebene: Intersubjektiv beobachtbares Verhalten z. B. Händewaschen (Zwangshandlung), Vermeidung des Berührens von Gegenständen.
- Physiologische Ebene z. B. Allgemeine Anspannung, Veränderung von Atem- bzw. Herzfrequenz, Schwitzen.

Des Weiteren werden

- Intensität (Belastungsgrad), z. B. „Der Impuls, die Hände zu waschen ist so stark, dass ich nichts dagegen tut kann.“
- Frequenz, z. B. „Ich wasche mir die Hände jeweils fünf Minuten lang, so dass ich ca. eineinhalb bis zwei Stunden täglich damit verbringe.“

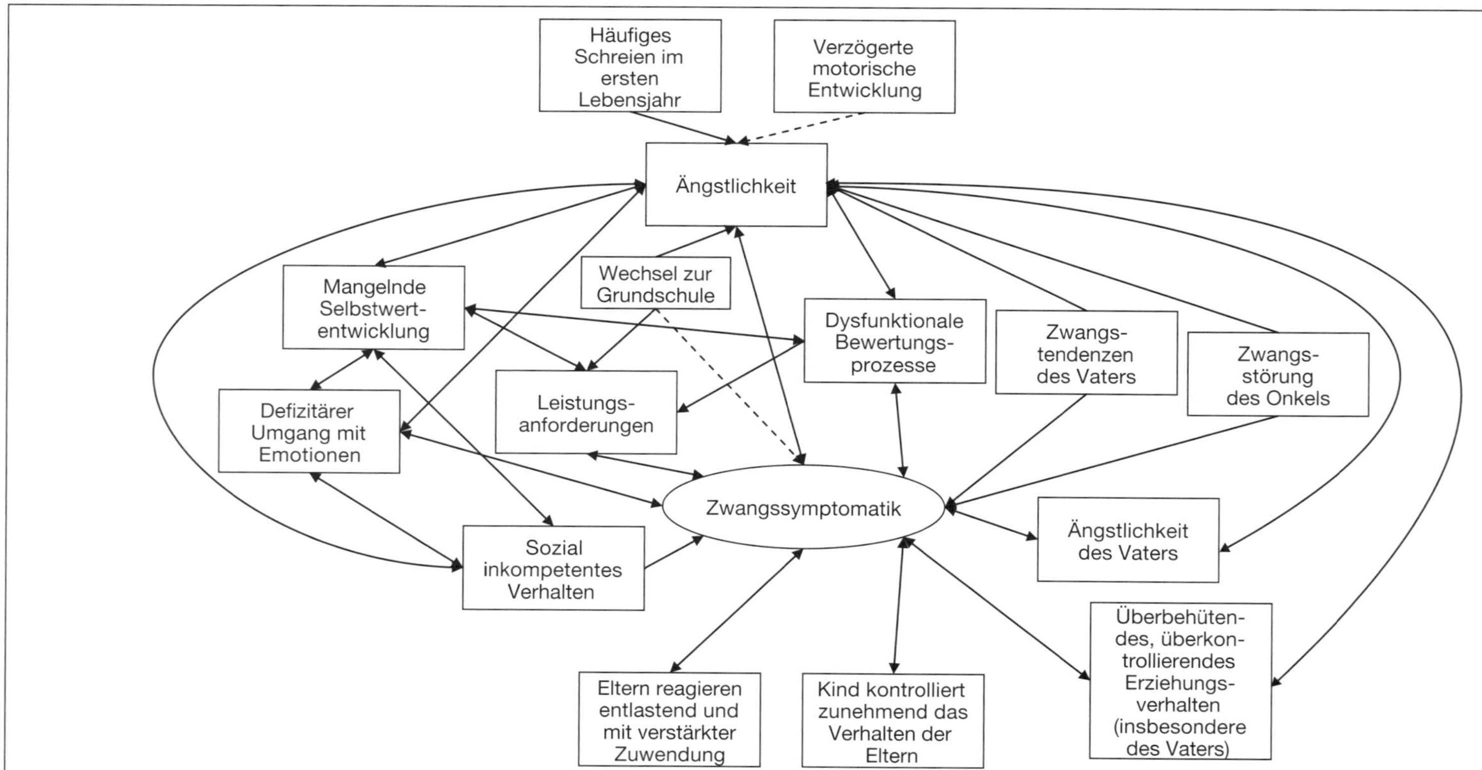

Abbildung 4: Beispiel einer kontextuellen Verhaltensanalyse

- Oszillation, z. B. „Am Wochenende sind die Zwänge schlimmer, da ich dann nicht in die Schule gehe“, „Die Zwänge nehmen immer mehr Zeit in Anspruch“.

des Problemverhaltens erfasst.

SORCK-Modell

2. Horizontale Analyse des Problemverhaltens entsprechend dem SORCK-Modell. Nach der genauen Beschreibung des Problemverhaltens (siehe 1.) erfolgt nun die Erfassung der Bedingungen, die dem jeweiligen (spezifischen) Problemverhalten unmittelbar vorausgehen, sowie auch der kurz- und langfristigen Konsequenzen des Problemverhaltens (gemäß SORCK-Modell; Kanfer et al., 2011):

S (Stimulus)	Symptomauslösende Lebenssituation
O (Organismus)	Biologische (z. B. Genetische Disposition) und psychologische (subjektiv-kognitive) Variablen (z. B. Temperamentsmerkmale, dysfunktionale Überzeugungen)
R (Reaktion)	Reaktion des Kindes/Jugendlichen auf der kognitiven, emotionalen, physiologischen und motorischen Ebene
R_{kog} (Kognitionen)	Kognitive Modalität: z. B.: Dysfunktionale Kognitionen oder Vorstellungen und/oder Zwangsgedanken
R_{emot} (Emotionen)	Emotionale Modalität: z. B. Negative Emotionen (insbesondere Angst, Scham, Ekel, Unvollständigkeitsgefühl und Nicht-genau-richtig-Erleben)
$R_{physiol}$ (Physiologie)	Physiologische Modalität, körperliche Reaktionen
R_{mot} (Motorik)	Motorische Modalität, beobachtbares Verhalten: z. B.: Zwangshandlungen
C (Konsequenz)	Die dem Verhalten nachfolgenden Konsequenzen (diese können in kurz- oder langfristig zeitlich differenziert werden)
C^+ (Positive Konsequenz)	Angenehmes Ereignis folgt auf das Verhalten
C^- (Negative Konsequenz)	Unangenehmes Ereignis folgt auf das Verhalten
$\not{C}^-$ (Wegfall einer negativen Konsequenz)	Unangenehmes Ereignis wird als Folge des Verhaltens beendet
$\not{C}^+$ (Wegfall einer positiven Konsequenz)	Angenehmes Ereignis wird als Folge des Verhaltens beendet
K (Kontingenz)	Regelmäßigkeit, mit der die Konsequenz auf das Verhalten folgt (kontinuierlich: immer, intermittierend: teilweise, nicht immer)

Ein Beispiel eines SORCK-Schemas für ein Kind mit einer Zwangsstörung ist in Abbildung 5 dargestellt.

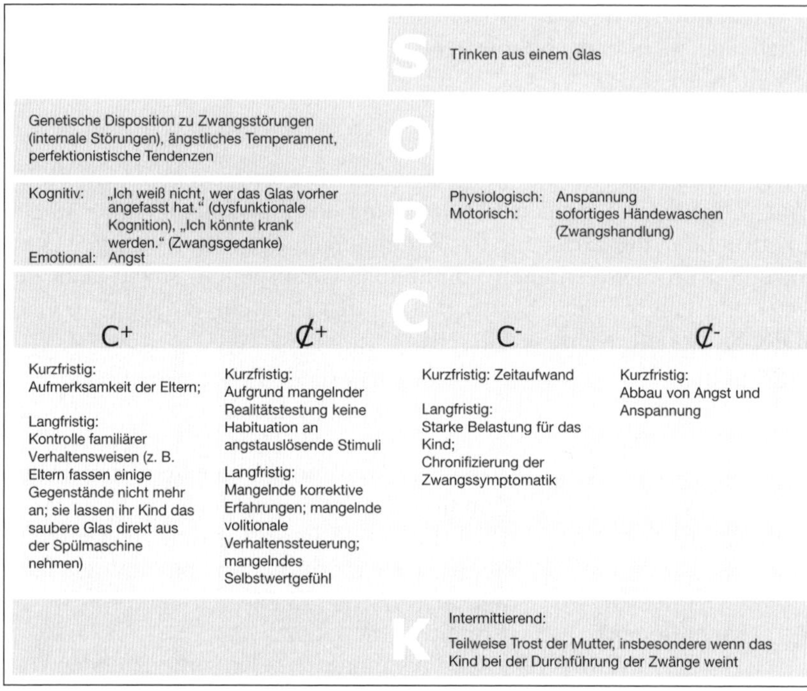

Abbildung 5: Beispiel eines SORCK-Schemas

2.1.6 Integration der Ergebnisse der multimodalen Diagnostik, Definition der Behandlungsziele und Therapieplanung

Für ein Gesamtbild bezüglich der psychischen Auffälligkeiten, der psychosozialen, intellektuellen und kognitiven Kompetenzen sowie Defizite und der psychosozialen Umgebungsbedingungen des Kindes bzw. Jugendlichen werden die Ergebnisse der multimodalen Diagnostik integriert und das Kind bzw. der Jugendliche sowie die Bezugspersonen (insbesondere Eltern) darüber umfassend informiert. Die Information des Kindes ist dabei altersgemäß zu gestalten. In Leitlinie L6 sind die relevanten Aspekte der Integration der Ergebnisse dargestellt.

Die mittels der verschiedenen Untersuchungsinstrumente erhobenen diagnostischen Informationen werden differenziert beschrieben (dimensionale Klassifikation), und es erfolgt eine kategoriale Zuordnung zu Diagnosen (kategoriale Klassifikation).

Dimensionale Beschreibung

Beurteilerdiskrepanzen

Bei der *dimensionalen Beschreibung* der Auffälligkeiten und Kompetenzen des Kindes/Jugendlichen sowie seiner psychosozialen Umgebungsbedingungen werden häufig Diskrepanzen zwischen den Beurteilern deutlich. Die Ursachen dieser unterschiedlichen Einschätzungen sind dann genauer zu erfassen.

L6 Leitlinie 6: Integration der Ergebnisse der multimodalen Diagnostik, Definition der Behandlungsziele und Therapieplanung

- Das Kind/der Jugendliche sowie die Eltern sind über die Ergebnisse der Diagnostik (psychosoziale Kompetenzen sowie psychische Auffälligkeiten, intellektuelle und kognitive Kompetenzen und Defizite des Kindes/Jugendlichen) umfassend zu informieren.
- Die Integration der Ergebnisse erfolgt durch eine dimensionale Beschreibung sowie eine kategoriale diagnostische Einordnung mittels der Klassifikationssysteme ICD-10 bzw. DSM-5.
- Die Definition der Behandlungsziele und die Behandlungsplanung stellen den Übergang vom diagnostischen zum therapeutischen Prozess dar.
- Die Behandlungsziele (insbesondere Reduktion von Problemen, aber auch beispielsweise Verbesserung familiärer Beziehungen) sowie die Vorstellungen aller Beteiligten darüber, was man tun kann, um diese Ziele zu erreichen (subjektive Behandlungskonzepte) werden diskutiert und entsprechend vereinbart.
- Die Behandlungsplanung, die auf den Ergebnissen der dimensionalen und kategorialen Diagnostik basiert, beinhaltet die Therapiemethoden, die zur Erreichung der Behandlungsziele angewandt werden sollen.

Divergierende Informationsbasis

Beurteilerdiskrepanzen können auf *unterschiedlicher Informationsbasis* beruhen. Ein (voll-)berufstätiger Elternteil bekommt meist weniger von der Symptomatik des Kindes mit als ein nicht oder in Teilzeit berufstätiger Elternteil („Ich bekomme gar nicht so viel mit. Ich bekomme es dann erzählt"). Wenn ein Kind/Jugendlicher überdies z. B. seine Zwangshandlungen nur durchführt, wenn er alleine ist (z. B. abends vor dem Einschlafen in seinem Zimmer), oder wenn er viele Zwangsgedanken aufweist, und sich diesbezüglich nicht seinen Eltern anvertraut hat, dann können diese im Gegensatz zu ihm nur wenige (z. B. „Mein Kind ist abends noch lange wach") oder keine Angaben über seine Symptomatik machen. Es können dann sowohl die Psychoedukation der Eltern und des Kindes/Jugendlichen als auch die Bearbeitung von Scham beim Kind bzw. Jugendlichen, die potenziell mit der Zwangssymptomatik verbunden ist, sowie auch die Bearbeitung des Vertrauensverhältnisses (bezüglich der Zwangssymptomatik) zwischen Kind und Eltern (Anvertrauen) hilfreich sein.

Dissimulations- bzw. Simulationstendenzen

Auch *Dissimulations- bzw. Simulationstendenzen* können Beurteilerdiskrepanzen bewirken. Insbesondere Kinder und Jugendliche mit Zwangsstörungen können, da sie ihre Problematik meist möglichst verheimlichen wollen, diese bagatellisieren oder völlig verleugnen. Dann ist der Aufbau von Akzeptanz der eigenen Problematik wichtig. In diesem Zusammenhang können eine vertrauensvolle Beziehung zwischen Patient und Therapeut, Verständnis des Therapeuten und allgemeine Informationen über Zwangsstörungen (Psychoedukation) förderlich sein. Besonders die Bezugspersonen (insbesondere Eltern) können die Symptomatik des Kindes auch aggravieren, vor allem um – aufgrund starker Belastung durch und intensiver Einbindung in die Zwangssymptomatik des Kindes – unverzügliche Hilfe und Entlastung einzufordern. Verständnis für die elterliche bzw. familiäre Situation sowie ein Hilfsangebot können in diesem Fall nützlich sein, um dann anschließend mittels präziser Exploration die Problematik adäquat beurteilen zu können.

Divergierende Urteilsanker

Unterschiedliche Urteilsanker können Diskrepanzen zwischen Beurteilern ebenfalls zugrunde liegen. In diesem Fall sind die Identifikation sowie die Bearbeitung der jeweiligen Ursachen der unterschiedlichen Urteilsanker relevant. So kann beispielsweise ein Elternteil aufgrund einer eigenen Zwangsstörung die Problematik des Kindes verzerrt wahrnehmen. Dann ist es wichtig, die Bedeutung der elterlichen Zwangssymptomatik für die Symptomatik des Kindes herauszustellen und, soweit es möglich ist, zu bearbeiten. Wenn Reinigungsrituale in einer Familie aufgrund ihres religiösen Hintergrundes eine wichtige Rolle spielen, dann können Elternteile z. B. Wasch- bzw. Reinigungszwänge ihres Kindes nicht als pathologisch werten, sondern als normale Verhaltensweisen. In diesem Fall kann Psychoedukation der Familie einschließlich der Abgrenzung pathologischer Zwangshandlungen von Reinigungsritualen hilfreich sein.

Kategoriale diagnostische Einordnung

Basierend auf den Ergebnissen der multimodalen Diagnostik erfolgt eine *kategoriale diagnostische Einordnung* aller psychischer Auffälligkeiten gemäß den Klassifikationssystemen psychischer Störungen ICD-10 oder DSM-5. Entsprechend dem im deutschen Sprachraum angewandten Multiaxialen Klassifikationsschema für psychische Störungen des Kindes- und Jugendalters nach ICD-10 der WHO (Remschmidt et al., 2012) wird die diagnostische Einordnung mittels sechs Achsen vorgenommen (Klassifikation psychischer Störungen und anderer relevanter Bedingungen):

Achse I: Klinisch-psychiatrisches Syndrom
Achse II: Umschriebene Entwicklungsstörungen
Achse III: Intelligenzniveau
Achse IV: Körperliche Symptomatik
Achse V: Assoziierte aktuelle abnorme psychosoziale Umstände
Achse VI: Globalbeurteilung des psychosozialen Funktionsniveaus.

Therapieplanung anhand der Behandlungsziele

Die Behandlungsziele des Kindes/Jugendlichen, der Eltern (gegebenenfalls noch anderer Bezugspersonen) und der Erzieher/Lehrer/Ausbilder, die bereits im Rahmen der Exploration (vgl. Leitlinie L1.7) erfasst worden sind, werden so formuliert, dass sie konkret zu überprüfen sind, nebeneinander gestellt, gegebenenfalls noch komprimiert (abhängig von Auftretenshäufigkeit und -intensität sowie Belastungsgrad der Probleme) und mit allen Beteiligten endgültig vereinbart. Die Behandlungsziele dürfen voneinander abweichen, sich aber nicht gegenseitig ausschließen. Anhand der endgültig vereinbarten Behandlungsziele erfolgt mit allen Beteiligten die Therapieplanung. Zunächst werden dazu die subjektiven Behandlungskonzepte aller Beteiligten erfasst, also die Vorstellungen darüber, was man zur Behandlungszielerreichung tun kann. Da die Behandlungsvorstellungen die Adhärenz beeinflussen können, ist eine Diskussion und gegebenenfalls Bearbeitung der subjektiven Behandlungskonzepte relevant. In diesem Zusammenhang ist auch herauszustellen, inwieweit psychotherapeutische Behandlungskonzepte und/oder medikamentöse Behandlungskonzepte bestehen. Geht ein Jugendlicher mit einer Zwangsstörung z. B. davon aus, dass ihm lediglich eine medikamentöse Behandlung helfen kann, dann ist im Rahmen der Psychoedukation eine umfassende Information über alle Behandlungsmöglichkeiten wesentlich, da er sich sonst möglicherweise nicht auf eine (begleitende) psychotherapeutische Behandlung einlassen kann. Neben der spezifischen Symptomatik und der damit verbundenen Funktionseinschränkungen und Beeinträchtigungen im Alltag des Kindes/Jugendlichen sind auch seine Ressourcen und die Ressourcen seiner Familie besonders zu berücksichtigen. Schließlich werden die Therapiemethoden, die zur Zielerreichung eingesetzt werden sollen, mit allen Beteiligten definitiv vereinbart.

Hilfreiche Materialien:

- Für die Vereinbarung der Behandlungsziele kann die Anwendung der *Problemliste – Zwangssymptomatik* (Kind- und Elternversion) (vgl. M03, S. 148) und der *Problemliste (ohne Zwangssymptomatik)* (Kind- und Elternversion) (siehe Goletz & Döpfner, in Vorb.) hilfreich sein.
- Der *Zielbeurteilungsbogen (ZIEBO)* (siehe Döpfner & Petermann, 2012) kann zur Vereinbarung der Behandlungsziele zum Einsatz gebracht werden.
- Zur Erfassung der Therapieerwartungen ist der *Fragebogen zu Kontrollattributionen bei Zwangsstörungen* (Goletz et al., in Vorb.) hilfreich (vgl. Kap. 3.1.8).

2.1.7 Verlaufskontrolle und Qualitätssicherung

Die Empfehlungen zur Verlaufskontrolle und Qualitätssicherung sind in Leitlinie L7 dargestellt. Bei einer pharmakologischen Behandlung sind des Weiteren zusätzliche spezielle Verlaufskontrollen erforderlich (vgl. dazu Leitlinie L14).

L7 **Leitlinie 7: Verlaufskontrolle und Qualitätssicherung**

Überprüfung des Verlaufs hinsichtlich der Zielsymptome der Zwangssymptomatik und komorbider Symptome oder Probleme, vor allem:
- die Häufigkeit und Intensität der Zwangssymptome sowie die Belastung durch sie,
- das Auftreten neuer Zwänge,
- andere psychische Auffälligkeiten und Probleme.

Bei medikamentöser Therapie sind weitere spezielle Verlaufskontrollen nötig (vgl. Leitlinie L14).

Hilfreiche Materialien:

- Eine Verlaufskontrolle in kurzen Abständen bezüglich der Zwangssymptomatik kann anhand eines „Zwangstagebuches", nämlich des *Selbstbeobachtungsbogens für Zwangsgedanken und Zwangshandlungen SBZZ* (Goletz et al., in Vorb.) und des *Fremdbeobachtungsbogens* für Zwangsgedanken und Zwangshandlungen – Eltern – *FBZZ* (Goletz et al., in Vorb.) erfolgen (vgl. M02, S. 147).
- Die *Problemliste – Zwangssymptomatik* (Kind- und Elternversion) (vgl. M03, S. 148) und die *Problemliste (ohne Zwangssymptomatik)* (Kind- und Elternversion) (siehe Goletz & Döpfner, in Vorb.) können ebenfalls hilfreich für die Verlaufskontrolle in kurzen Abständen hinsichtlich der Zwangs- und komorbiden Symptomatik sein.
- Der *Zielbeurteilungsbogen (ZIEBO)* (siehe Döpfner & Petermann, 2012) ermöglicht die Darstellung der Behandlungsziele und den schrittweisen Zielerreichungsgrad.
- Zur Verlaufskontrolle in größeren Abständen (mehrere Monate) kann bezüglich der Zwangssymptomatik das *Zwangsinventar für Kinder und Jugendliche* (Goletz & Döpfner, 2011b; Goletz et al., in Vorb.) (Selbst- und Fremdbeurteilungsversion; *ZWIK-S*: Selbst und *ZWIK-E*: Eltern) eingesetzt werden (vgl. Kap. 3.1.3).
- Auch die gesamte Deutsche Fassung der *Children's Yale-Brown Obsessive-Compulsive Scale (CY-BOCS-D)* (Goletz & Döpfner, 2011a, 2018) oder lediglich die *CY-BOCS-D-Ratingskala* (insbesondere zur Schweregradbeurteilung der Zwangssymptomatik, einschließlich Häufigkeit von Zwangssymptomen) können zum Einsatz gebracht werden, um den Behandlungsverlauf in größeren Abständen zu überprüfen (vgl. Kap. 3.1.2).
- Des Weiteren können auch störungsübergreifende Verfahren zur Erfassung eines breiten Spektrums psychischer Auffälligkeiten bei Kindern und Jugendlichen zur Verlaufskontrolle in größeren Abständen angewandt werden.

2.2 Leitlinien zu Behandlungsindikationen

2.2.1 Indikationen für die Wahl des Interventionssettings

In Leitlinie L8 sind die Kriterien für die Wahl des Interventionssettings dargestellt. Interventionen können im ambulanten, teilstationären oder vollstationären Setting und im Einzel- und/oder Gruppenformat erfolgen. Diesbezügliche Kostenträger sind normalerweise die Krankenkassen.

L8 Leitlinie 8: Indikationen für die Wahl des Interventionssettings

Das Interventionssetting wird in Abhängigkeit von
- der Stärke und dem Chronifizierungsgrad der Zwangsstörung,
- dem Auftreten komorbider Störungen,
- den Ressourcen des Patienten, seiner Familie und dem weiteren Umfeld bestimmt.

Das Behandlungssetting kann sich auf ambulante, teilstationäre oder vollstationäre Maßnahmen beziehen.

Die psychotherapeutische Behandlung der Zwangssymptomatik erfolgt normalerweise im Einzelformat, kann aber auch im Gruppenformat durchgeführt werden.

In der Regel erfolgt eine ambulante Therapie. Eine stationäre bzw. teilstationäre kinder- und jugendpsychiatrische Behandlung kann unter folgenden Bedingungen indiziert sein:
- bei akuter Eigen- oder Fremdgefährdung in Verbindung mit interventionsbedürftiger psychischer Störung (z. B. Suizidalität, vitale Gefährdung durch zwangsstörungsbedingte Einstellung der Nahrungsaufnahme; nur stationäre Therapie);
- bei besonders schwer ausgeprägter und chronifizierter Zwangssymptomatik, die Alltagsaktivitäten (insbesondere Schul- oder Ausbildungsbesuch) nicht mehr ermöglicht;
- bei besonders schwer ausgeprägten und chronifizierten komorbiden Störungen (z. B. depressiven Störungen);
- bei besonders geringen personen- und umfeldbezogenen (insbesondere auch familiären) Ressourcen sowie starken familiären Belastungen und symptomaufrechterhaltenden Bedingungen, die eine hinreichende Behandlungs-Compliance und einen ambulanten Behandlungserfolg als unwahrscheinlich erscheinen lassen;
- nach nicht erfolgreicher ambulanter einschließlich medikamentöser Therapie;
- wenn aufgrund der räumlichen und/oder zeitlichen Bedingungen die geplanten Interventionen nicht durchzuführen sind (z. B. bei Exposition).

Bei dauerhaft mangelnden Ressourcen in der Familie und sehr schwerer Zwangssymptomatik können auch längerfristige stationäre oder teilstationäre Jugendhilfemaßnahmen hilfreich sein.

Prinzipiell ambulante Behandlung

Die Wahl des Interventionssettings erfolgt in Abhängigkeit von der Stärke und dem Chronifizierungsgrad der Zwangsstörung, dem Auftreten komorbider Störungen und den Ressourcen des Patienten, seiner Familie und des weiteren Umfeldes. Prinzipiell erfolgt eine ambulante Behandlung. Psychotherapeutische Interventionen bezüglich der Zwangssymptomatik werden normalerweise im einzeltherapeutischen Setting durchgeführt, können aber auch im Gruppenformat durchgeführt werden. Aufgrund der geringen Studienanzahl zum Wirksamkeitsvergleich Einzel- versus Gruppenformat (Barrett et al., 2004, 2005) lassen sich diesbezüglich keine Empfehlungen angeben. Im ambulanten Setting kann sich die Zusammenstellung einer Gruppe, insbesondere aufgrund unterschiedlichen Alters sowie großer Schamgefühle der betroffenen Kinder oder Jugendlichen, als schwierig erweisen. Stationäre Einrichtungen, die sich auf Zwangsstörungen spezialisiert haben, bieten verschiedene gruppentherapeutische Angebote an, z. B. neben einer allgemeinen Gruppentherapie auch eine indikationsspezifische „Zwangsbewältigungsgruppe“.

Teil- bzw. vollstationäre Behandlung

Eine teilstationäre oder vollstationäre Behandlung ist umso eher indiziert, je stärker die Zwangssymptomatik (Häufigkeit, Intensität, Dauer, Belastungs- und Generalisierungsgrad), je höher ihr Chonifizierungsgrad, je ausgeprägter komorbide Störungen (insbesondere depressive Störungen, Essstörungen bzw. psychotische Störungen) und je geringer die Ressourcen in der Familie (z. B. schwere psychische Störung eines Elternteils, massive Interaktionsprobleme zwischen Kind und Eltern, geringer Organisationsgrad in der Familie), bei dem Patienten (z. B. geringe Selbstwirksamkeitserwartungen, mangelnde soziale Kompetenz, intellektuelle Retardierung) oder in seinem Umfeld (Wohnumfeld, Kindergarten, Schule, Arbeitsplatz, mangelnde Sozialkontakte, Mobbing in der Schule) existent sind.

Eine teil- oder vollstationäre Behandlung führt meist zunächst zu einer Entlastung im Familiensystem, in der Schule/am Arbeitsplatz und meist auch beim betroffenen Kind/Jugendlichen selbst. In diesem Zusammenhang ist besonders zu berücksichtigen, dass eine Zwangssymptomatik, die primär oder ausschließlich im familiären Umfeld auftritt, im teilstationären oder vollstationären Setting häufig zunächst wenig oder überhaupt nicht gezeigt wird. Manche Patienten können ihre Zwangssymptomatik über einen längeren Zeitraum in der Gewissheit aufschieben, dass sie ihre Zwänge eines Tages wieder zu Hause durchführen können. Einige Patienten haben jedoch einen solchen Drang zur Durchführung ihrer Zwänge, dass sie nicht in der Lage sind, ihre Zwänge aufzuschieben und sie daher sehr schnell im stationären Umfeld zeigen.

Einbeziehung der Familie, gegebenenfalls des sonstigen Umfeldes

Da die Zwangssymptomatik durch psychosoziale Faktoren (mit-)bedingt und aufrechterhalten werden kann, ist die Einbeziehung der Familie, gegebenenfalls des Kindergartens/der Schule/des Arbeitsplatzes und eventuell des sozialen Umfeldes von immenser Bedeutung, um im natürlichen Umfeld des Kindes/Jugendlichen Veränderungen und damit wesentliche Behandlungseffekte zu erzielen. Im therapeutischen oder klinischen Setting erreichte Behandlungseffekte müssen zur Generalisierung und Stabilisierung in das natürliche Umfeld des Kindes/Jugendlichen transferiert werden. Für einige Patienten sind Interventionen im familiären Umfeld unabdingbar, wenn die Zwangssymptomatik nur zu Hause auftritt und sich im außerfamiliären Umfeld auch nicht evozieren lässt. Dann kann man den Patienten zu Interventionen im familiären Setting anleiten oder sie (da fast immer wirkungsvoller) gemeinsam mit ihm dort umsetzen. Dies bedeutet grundsätzlich, dass sowohl eine (teil-)stationäre als auch eine ambulante Behandlungseinrichtung wohnortnah sein sollte.

Während einer teil- oder vollstationären Behandlung sind zwangsauslösende und -aufrechterhaltende Bedingungen häufig optimaler zu kontrollieren. Überdies lassen sich unterschiedliche Behandlungsansätze (z. B.

einzel- und gruppentherapeutische Angebote, pharmakologische Behandlung, spezielle Beschulung) oft leichter integrieren und besser anpassen. Die Durchführung zeitintensiverer (Frequenz und Dauer) therapeutischer Interventionen, wie insbesondere Expositionen mit Reaktionsmanagement, die in der Behandlung von Zwangsstörungen häufig erforderlich sind, kann leichter umgesetzt werden. Überdies ermöglicht eine höhere therapeutische Frequenz die bessere Einübung therapeutischer Interventionen. Poststationär ist normalerweise eine möglichst umgehende ambulante Weiterbehandlung zur weiteren Reduktion der Problematik, zur Generalisierung und Stabilisierung der Behandlungseffekte bzw. (in selteneren Fällen) zur Stabilisierung der Symptomfreiheit erforderlich. Somit ist eine enge Verknüpfung von (teil-)stationärer und ambulanter Behandlung unerlässlich.

Lassen sich über einen mittelfristigen Zeitraum (2 bis 3 Monate) durch eine teil- oder vollstationäre Behandlung in einer kinder- und jugendpsychiatrischen Klinik keine Veränderungen der Symptomatik beim Kind/Jugendlichen bzw. der familiären und weiteren Umfeldbedingungen erreichen, kann auch eine teil- oder vollstationäre Jugendhilfemaßnahme indiziert sein. Ambulante Jugendhilfemaßnahmen, auch in Kombination mit einer ambulanten psychotherapeutischen Behandlung, sind insbesondere dann angezeigt, wenn die Ressourcen im Familiensystem begrenzt sind. Die parallele Anwendung psychotherapeutischer Interventionen und ambulanter Jugendhilfemaßnahmen erfordert zur Optimierung der Wirksamkeit eine gemeinsame Interventionsplanung.

Jugendhilfemaßnahme

2.2.2 Indikationen für eine multimodale Behandlung

Die Behandlung wird in der Regel als eine multimodale Therapie durchgeführt. Diese bezieht sich sowohl auf die Zwangssymptomatik als auch auf die komorbide Symptomatik bzw. Auffälligkeiten. Die *multimodale Behandlung der Zwangssymptomatik* kann folgende Interventionen beinhalten:

Multimodale Therapie

- *Aufklärung und Beratung (Psychoedukation)* des Kindes/Jugendlichen, der Eltern sowie des Erziehers/Lehrers/Ausbilders, gegebenenfalls auch anderer Familienangehöriger sowie anderer Bezugspersonen des sozialen Umfeldes des Kindes (z. B. Freunde, Trainer).
- *Familienzentrierte Interventionen* zur Veränderung familiärer Bedingungen, die zur (Mit-)Bedingung und Aufrechterhaltung der Symptomatik beitragen.
- *Kognitiv-behaviorale Therapie* des Kindes/Jugendlichen zur Modifikation von (psychischen) Faktoren, die mutmaßlich zur Entwicklung und Aufrechterhaltung der Zwangssymptomatik beitragen (z. B. zwangsstörungsbezogene (irrationale) Grundüberzeugungen, dysfunktionale Emotionsregulation, mangelnde soziale Kompetenzen).

- *Erzieher-/schul-/ausbildungszentrierte Interventionen, gegebenenfalls sonstige umfeldzentrierte Interventionen,* zur Veränderung von Bedingungen des sozialen Umfeldes (Kindergarten, Schule, Ausbildungsstätte oder andere soziale Kontexte, wie Gleichaltrigengruppe, Freizeitbereich), die zur (Mit-)Bedingung und Aufrechterhaltung der Symptomatik beitragen.
- *Pharmakotherapie* zur Verminderung der Zwangssymptomatik oder komorbider Symptomatik, welche zur Aufrechterhaltung der Zwangssymptomatik beiträgt.

Des Weiteren können psychotherapeutische Interventionen zur Behandlung komorbider Störungen (z. B. depressive Störungen) des Kindes bzw. Jugendlichen sowie von Folgeproblemen der Zwangssymptomatik (z. B. soziale Isolation) notwendig sein.

In Leitlinie L9 werden die Empfehlungen zu den Behandlungsindikationen für die einzelnen Interventionen zusammengefasst.

L9 Leitlinie 9: Indikationen für eine multimodale Behandlung

Die Behandlung muss entsprechend dem Ausmaß und dem Chronifizierungsgrad der Symptomatik, dem Vorliegen komorbider Störungen, den spezifischen störungs-(mit-)verursachenden und -aufrechterhaltenden Bedingungen und den Ressourcen des Patienten und seines Umfeldes individuell zugeschnitten werden. Dabei sind die subjektive, psychosoziale Belastung des Patienten und seiner Familie und das Risiko für den Verlauf der allgemeinen Entwicklung des Patienten miteinzubeziehen.

- Bei subklinischer oder sehr kurz (wenige Tage oder Wochen) andauernder Zwangssymptomatik sind eng begrenzte Interventionen, vor allem Psychoedukation/Beratung des Patienten und seiner Bezugspersonen sowie die weitere Verlaufsbeobachtung indiziert.
- Bei milden, nicht über Jahre hinweg chronifizierten Formen sind zusätzlich Interventionen in der Familie (z. B. Anleitung der Eltern, ihre Kinder nicht mehr bei der Durchführung von Zwängen zu unterstützen) sowie kindzentrierte kognitiv-behaviorale Interventionen, beispielsweise Expositionsübungen oder das Überprüfen und die Modifizierung zwangsstörungsbezogener dysfunkionaler Kognitionen (z. B. mittels Wahrscheinlichkeitsberechnungen und Realitätstests) anzuwenden.
- Bei schwereren und über mehrere Monate hinweg chronifizierten Formen ist eine multimodale Behandlung unabhängig vom Interventionssetting indiziert, die patientenzentrierte verhaltenstherapeutische Interventionen im Einzel- oder Gruppenformat mit Interventionen in der Familie, dem Kindergarten/der Schule/der Ausbildungsstätte und dem sozialen Umfeld kombiniert.
- Medikamentöse Therapie kann bei schwereren und chronifizierten Formen der Zwangsstörung, insbesondere bei häufig auftretenden Zwangsgedanken, bei komorbiden Störungen (insbesondere Depression), nach nicht erfolgreicher Verhaltenstherapie sowie bei mangelnder Motivation und Bereitschaft für eine verhaltenstherapeutische Behandlung indiziert sein.
- Alleinige intrapsychisch orientierte Interventionen (tiefenpsychologisch fundierte Psychotherapie, analytische Psychotherapie, nondirektive Spiel- oder Gesprächspsychotherapie) sind zur Behandlung der Zwangssymptomatik in der Regel nicht ausreichend und daher nicht indiziert.

Grundlage der multimodalen Behandlung ist die Aufklärung und Beratung (Psychoedukation) des Kindes/Jugendlichen und seiner Eltern. Auf dieser Basis werden folgende Indikationen für die einzelnen Behandlungskomponenten einer multimodalen Verhaltenstherapie gestellt (siehe Entscheidungsbaum in Abb. 6).

- Liegen psychosoziale Bedingungen vor, die das Kindeswohl unmittelbar gefährden (Misshandlung oder sexueller Missbrauch) oder die vermutlich wesentlich zur (Mit-) Bedingung und/oder Aufrechterhaltung der Symptomatik beitragen und die vermutlich nicht durch zeitlich begrenzte Interventionen verändert werden können (z. B. chaotische familiäre Umstände, schulische Über-/Unterforderung, massive Mobbingerfahrungen), so sind Maßnahmen zur Sicherung des Kindeswohls einschließlich der Notwendigkeit des Wechsels des beeinträchtigenden psychosozialen Umfeldes vor der Durchführung intensiver therapeutischer Maßnahmen abzuklären (z. B. ambulante oder (teil-)stationäre Jugendhilfemaßnahmen, Schulwechsel).
- Bei ausgeprägten psychischen Störungen der Eltern (z. B. Zwangsstörung, Angststörung, depressive Störung, Tic-Störung) oder bei ausgeprägten Störungen der Partnerschaftsbeziehung der Eltern sind entsprechende parallele therapeutische Maßnahmen vor allem dann indiziert, wenn diese Störungen vermutlich wesentlich zur (Mit-)Bedingung und/oder Aufrechterhaltung der Zwangssymptomatik des Kindes beitragen. Sind solche Maßnahmen nicht durchführbar oder nicht erfolgreich, dann kann ein Wechsel des familiären Umfeldes (teilstationäre bzw. stationäre Therapie oder Jugendhilfemaßnahmen) indiziert sein.
- Bei komorbid auftretenden psychischen Störungen oder Symptomen, die vermutlich wesentlich zur (Mit-)Bedingung und/oder Aufrechterhaltung der Zwangsstörung beitragen (z. B. Angststörungen, depressive Störungen, Tic-Störungen, Aufmerksamkeitsstörungen und oppositionelle/dissoziale Störungen, Essstörungen, Störungen der Emotionsregulation, soziale Kompetenzdefizite), kann eine primäre oder zumindest begleitende Therapie der komorbiden Symptomatik einschließlich Pharmakotherapie indiziert sein. Bei Kindern und Jugendlichen mit schwerer depressiver komorbider Symptomatik ist diese vorrangig zu behandeln, da eine adäquate Behandlung der Zwangssymptomatik (insbesondere Expositionsbehandlungen) nicht erfolgen kann.
- Komorbide Störungen, die vermutlich eher die Folge der Zwangssymptomatik darstellen (z. B. depressive Symptome als Reaktion auf eine durch die Zwangssymptomatik bedingte soziale Isolation), sollten eher nachrangig behandelt werden.
- Patientenzentrierte kognitiv-behaviorale Interventionen (insbesondere Expositionen mit Reaktionsmanagement und kognitive Interventionen) zum Abbau der Zwangssymptomatik (einschließlich des damit zusammenhängenden Vermeidungsverhaltens) sind normalerweise immer indiziert. Bei jüngeren Kindern ist zu berücksichtigen, dass die direkte Bearbeitung von Kognitionen lediglich begrenzt möglich ist.
- Familienzentrierte Interventionen sind immer dann indiziert sind, wenn familiäre Bedingungen zur (Mit-)Bedingung und/oder Aufrechterhaltung der Zwangssymptomatik beitragen, was sehr häufig der Fall ist.
- Kindergarten- und schul- bzw. ausbildungszentrierte Interventionen sind immer dann indiziert, wenn sich die Zwangssymptomatik im Kindergarten oder in der Schule/Ausbildung zeigt.
- Interventionen, die am sozialen Umfeld ansetzen, sollten vor oder gleichzeitig mit patientenzentrierten Interventionen eingesetzt werden.
- Wenn Zwangssymptome sowohl in der Familie als auch im Kindergarten, in der Schule bzw. am Ausbildungsplatz oder in anderen sozialen Kontexten gezeigt werden, dann sollten die entsprechenden Interventionen in der Familie, im Kindergarten, in der Schule bzw. am Ausbildungsplatz oder in anderen sozialen Kontexten parallel durchgeführt werden, da Generalisierungen von einem Lebensbereich auf den anderen nicht selbstverständlich erwartet werden können.

Aufklärung und Beratung (Psychoedukation) des Kindes/Jugendlichen (ab dem Kindergartenalter), der Eltern sowie des Erziehers/Lehrers/Ausbilders, gegebenenfalls auch anderer Familienangehöriger oder Bezugspersonen aus anderen sozialen Kontexten, werden als Basis der multimodalen Behandlung immer eingesetzt. In diesem Zusammenhang ist zu berücksichtigen, dass die Psychoedukation des Kindes/Jugendlichen entsprechend seinem Entwicklungsalter und seiner kognitiven Fähigkeiten erfolgen muss. Psychoedukative Interventionen können bei subklinischer oder sehr kurz (wenige Tage oder Wochen) andauernder Zwangssymptomatik ausreichen. Normalerweise ist bei Zwangsstörungen jedoch eine Kombination verschiedener Interventionen notwendig. Da die Zwangssymptomatik durch psychosoziale Faktoren (mit-)bedingt und aufrechterhalten wird, genügen ausschließlich auf den Patienten bezogene Interventionen im Allgemeinen nicht, sondern werden mit Interventionen im Familiensystem, gegebenenfalls im Kindergarten/in der Schule/am Arbeitsplatz und in anderen sozialen Kontexten (Gleichaltrigengruppe, Freizeitbereich) kombiniert. Die einzelnen Interventionen sollen entsprechend ihrer jeweiligen Indikation erfolgen. Ein Entscheidungsbaum zur Indikationsstellung ist in Abbildung 6 dargestellt.

Die Behandlung der Zwangssymptomatik richtet sich nach

- der Stärke und dem Chronifizierungsgrad der Zwangssymptomatik,

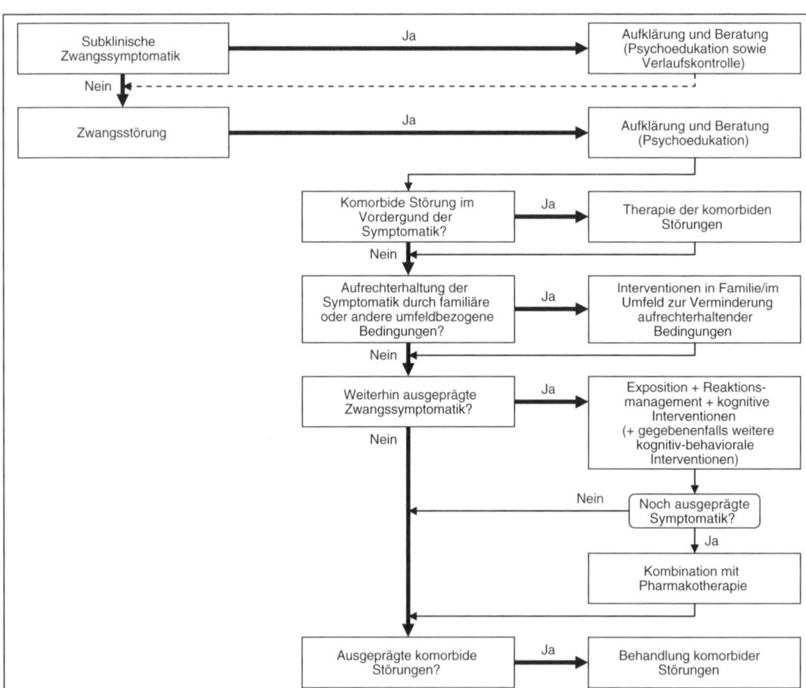

Abbildung 6: Differenzialtherapeutischer Entscheidungsbaum (mod. nach Döpfner & Breuer, 1997)

- dem Vorliegen komorbider Störungen,
- den spezifischen störungs(mit-)bedingenden und -aufrechterhaltenden Faktoren,
- den Ressourcen des Kindes/Jugendlichen und seines Umfeldes.

Gemäß diesen Faktoren ist die Behandlung auf den Patienten und sein Umfeld individuell zuzuschneiden.

Bei schwererer und chronifizierter Zwangssymptomatik ist eine multimodale Behandlung indiziert, die patientenzentrierte und umfeldzentrierte Interventionen verbindet. Eine pharmakologische Behandlung kann bei schwereren und chronifizierten Formen der Zwangsstörung, besonders bei häufig auftretenden Zwangsgedanken, bei komorbiden Störungen (insbesondere Depression), nach nicht erfolgreicher verhaltenstherapeutischer Behandlung und bei mangelnder Motivation und Bereitschaft für eine Verhaltenstherapie angezeigt sein.

Ausschließlich intrapsychisch orientierte Verfahren nicht indiziert

Der ausschließliche Einsatz intrapsychisch orientierter Interventionen (tiefenpsychologisch fundierte Psychotherapie, analytische Psychotherapie, nondirektive Spiel- oder Gesprächspsychotherapie, Hypnotherapie, Gestalttherapie) sowie anderer psychotherapeutischer Verfahren (wie systemische Therapie, Körpertherapie, Transaktionsanalyse) ist nicht indiziert, da diese Interventionsformen normalerweise zur Behandlung der Zwangssymptomatik nicht ausreichend sind. Bislang liegen keine entsprechenden Forschungsergebnisse über die Wirksamkeit dieser Verfahren vor.

2.3 Leitlinien zur Therapie

In Tabelle 10 sind die Leitlinien zur Therapie von Kindern und Jugendlichen mit Zwangsstörungen dargestellt. Kognitiv-verhaltenstherapeutische Behandlungsmethoden und Pharmakotherapie sowie deren Kombination sind in Wirksamkeitsstudien bislang am besten untersucht worden und daher zu empfehlen. Andere Behandlungsmethoden sind diesbezüglich noch nicht ausreichend überprüft worden.

Tabelle 10: Übersicht über die Leitlinien zur Therapie

L10	Psychoedukation des Kindes/Jugendlichen, der Eltern, der Erzieher/Lehrer/Ausbilder, gegebenenfalls auch anderer Bezugspersonen.
L11	Familienzentrierte Interventionen.
L12	Kognitiv-behaviorale Therapie des Kindes/Jugendlichen.
L13	Erzieher-/schul-/ausbildungszentrierte Interventionen, gegebenenfalls auch anderer Bezugspersonen des sozialen Umfeldes.
L14	Medikamentöse Behandlung.

2.3.1 Psychoedukation des Kindes/Jugendlichen, der Eltern, der Erzieher/Lehrer/Ausbilder, gegebenenfalls auch anderer Bezugspersonen

In Leitlinie L10 sind die Empfehlungen zur Aufklärung und Beratung (Psychoedukation) des Kindes/Jugendlichen, der Eltern, der Erzieher/ Lehrer/Ausbilder sowie gegebenenfalls auch anderer Bezugspersonen (wie z. B. andere Familienangehörige, Freunde, Trainer) zusammengefasst. Die Psychoedukation des Kindes/Jugendlichen, die die Grundlage aller weiteren patientenzentrierten Interventionen (vgl. Leitlinie L12) bildet, kann etwa ab dem Kindergartenalter erfolgen, ist jedoch gemäß dem Entwicklungsalter des Kindes/Jugendlichen zu adaptieren. Je älter der Patient ist, desto umfassender können Aufklärung und Beratung sein. Die Psychoedukation der Eltern wird, als Basis aller nachfolgenden Interventionen (vgl. Leitlinie L11) (ab dem Jugendalter mit Zustimmung des Patienten) immer durchgeführt. Die Aufklärung und Beratung der Erzieher, Lehrer bzw. Ausbilder erfolgt mit Einverständnis der Eltern und des Jugendlichen, sofern im Kindergarten, in der Schule oder am Arbeitsplatz Zwangs- oder damit zusammenhängende Symptome auftreten. Die Zustimmung der Psychoedukation wichtiger anderer Bezugspersonen muss auch durch den Patienten erfolgen, wenn er (normalerweise spätestens im Jugendalter) einwilligungsfähig ist. Möchte ein Jugendlicher aufgrund von Ängstlichkeit und Schamgefühlen bezüglich seiner Zwangssymptomatik sein Einverständnis für die Kontaktaufnahme zu Lehrern bzw. Ausbildern oder anderen wichtigen Bezugspersonen aus seinem sozialen Umfeld nicht geben, sollten die zugrundeliegenden Befürchtungen thematisiert und aufgelöst werden.

L10	Leitlinie 10: Psychoedukation des Kindes/Jugendlichen, der Eltern, der Erzieher/Lehrer/Ausbilder, gegebenenfalls auch anderer Bezugspersonen
Indikation	
Die Aufklärung und Beratung der Eltern erfolgt (ab dem Jugendalter mit Zustimmung des Patienten) fast immer. Da die Zwangssymptomatik primär im familiären Setting auftritt, ist die Aufklärung und Beratung der Eltern, gegebenenfalls auch anderer Familienangehöriger, für die Entwicklung von Verständnis für die Symptomatik meist sehr wichtig. Die Aufklärung und Beratung des Kindes kann etwa ab dem Kindergartenalter in altersangemessener Form durchgeführt werden. Die Beratung der Erzieher, der Lehrer bzw. der Ausbilder wird mit Einverständnis der Eltern und des Patienten (wenn einwillungsfähig) immer dann realisiert, wenn im Kindergarten, in der Schule oder am Arbeitsplatz Zwangs- oder damit in Zusammenhang stehende andere Symptome auftreten. Auf Wunsch des Patienten oder mit seinem Einverständnis, wenn Zwangs- oder damit verbundene komorbide Symptome in anderen sozialen Kontexten (z. B. Freizeitbereich, Gleichaltrigengruppe) auftreten, kann auch die Beratung von Bezugspersonen dieser sozialen Kontexte erfolgen. Die Beratung des Patienten oder seiner Bezugspersonen sollte eine umfassende Behandlung einleiten (vgl. Leitlinie L9).	

Individualisierung

Die Psychoedukation geht von den individuellen Störungs- und Interventionskonzepten der Beteiligten aus. Durch gezielte Information und Modifikation inadäquater Vorstellungen und Attributionen werden gemeinsam ein biopsychosoziales Störungskonzept und darauf aufbauend ein multimodales Behandlungskonzept erarbeitet.

Inhalte

Die Aufklärung und Beratung des Kindes/Jugendlichen erfolgt gemäß seinem Entwicklungsstand und beinhaltet:

- Allgemeine psychologisch-medizinische Informationen über Zwangsstörungen, insbesondere auch unter Berücksichtigung der Entstigmatisierung „ich bin verrückt".
- Informationen bezüglich der individuellen Zwangssymptomatik, potenzieller komorbider Störungen, der Konsequenzen für den Alltag und des vermutlichen Verlaufes der Zwangs- und möglichen komorbiden Symptomatik.
- Informationen hinsichtlich der mutmaßlichen zwangsauslösenden und zwangsaufrechterhaltenden Faktoren, Herausarbeiten der Unterschiede in den Störungskonzepten des Kindes/Jugendlichen und anderer Familienmitglieder und darauf aufbauend Erarbeitung eines gemeinsamen biopsychosozialen Störungskonzeptes.
- Erarbeitung der Erkenntnis, dass die Durchführung von Zwangshandlungen oder gedanklichen Ritualen lediglich kurzfristig erfolgreiche Versuche darstellen, die unangenehmen Gefühle und die damit meist auftretenden Zwangsgedanken abzubauen. Langfristig weitet sich die Zwangssymptomatik dadurch jedoch aus und wird massiver.
- Informationen über psychotherapeutische und pharmakologische Behandlungsmöglichkeiten und darauf aufbauend Erarbeitung eines gemeinsamen multimodalen Behandlungskonzeptes.

Ein Erfahrungsaustausch mit anderen betroffenen Kindern/Jugendlichen kann ebenfalls sehr wichtig sein.

Die Aufklärung und Beratung der Eltern und Erzieher/Lehrkräfte/Ausbilder bzw. anderer relevanter Bezugspersonen umfasst:

- Informationen bezüglich der Zwangssymptomatik und potenzieller komorbider Störungen, der Konsequenzen der Zwangs- und möglichen komorbiden Symptomatik sowie der mutmaßlich zwangsauslösenden und zwangsaufrechterhaltenden Faktoren. In diesem Zusammenhang sind insbesondere die Faktoren herauszuarbeiten, die von den Bezugspersonen beeinflusst werden können.
- Informationen zum möglichen weiteren Verlauf der Zwangs- und potenziellen komorbiden Symptomatik sowie der entsprechenden Behandlungsmöglichkeiten. Hierbei sind besonders die Interventionen herauszustellen, die die Bezugspersonen umsetzen können.
- Beratung bezüglich pädagogischer Interventionen in der Familie und im Kindergarten/in der Schule/am Arbeitsplatz, gegebenenfalls auch in anderen sozialen Kontexten, unter Berücksichtigung der individuellen (vor-)schulischen bzw. arbeitsmäßigen, möglicherweise auch sozialen, störungsauslösenden und/oder –aufrechterhaltenden Faktoren, insbesondere durch:
  - Erarbeitung von Verständnis für die Zwangsstörung, Abbau von Fehlzuschreibungen.
  - Stärkung der positiven Beziehung zum Kind/Jugendlichen.
  - Förderung der Autonomie des Kindes/Jugendlichen.
  - Lenken der Aufmerksamkeit und Zuwendung, die von den Bezugspersonen bisher für die Zwangssymptomatik gegeben bzw. vom Kind oder Jugendlichen eingefordert wurden, auf die Bemühungen des Kindes oder Jugendlichen, die Symptomatik zu bekämpfen und zu bewältigen.

- Förderung von Einsicht bei den Bezugspersonen, dass Vermeidung und Entlastung des Kindes oder Jugendlichen lediglich vermeintlich und nur kurzfristig zu helfen scheinen, langfristig aber dazu führen, die Zwangssymptomatik zu verstärken.
- Abbau eines überbehütenden, überkontrollierenden, überfordernden, strafenden oder kritisierenden Erziehungsverhaltens sowie Förderung eines Erziehungsverhaltens, das das Kind/den Jugendlichen dabei unterstützt, seine Zwangssymptomatik zu bewältigen.

Ein Erfahrungsaustausch mit anderen Angehörigen eines Kindes/Jugendlichen mit einer Zwangsstörung (z. B. im Rahmen einer Angehörigengruppe) kann sehr hilfreich sein.

Die Psychoedukation des Kindes/Jugendlichen und seiner Bezugspersonen nimmt auf die im Rahmen der Diagnostik erhobenen individuellen Störungs- und Interventionskonzepte aller Beteiligten Bezug (vgl. Leitlinie L1.7. bzw. Kap. 2.1.1.7). Die individuellen Störungs- und Interventionskonzepte werden durch entsprechende Informationen über Zwangsstörungen untermauert bzw. (inadäquate Vorstellungen und Attributionen) modifiziert und so gemeinsam ein biopsychosoziales Störungskonzept und darauf aufbauend ein multimodales Behandlungskonzept entwickelt.

Psychoedukation des Kindes/Jugendlichen

Externalisierung des Zwanges bei jüngeren Kindern

Bei jüngeren Kindern ist im Rahmen der Aufklärung über die Zwangsproblematik („Was ist ein Zwang?") die Externalisierung des Zwanges wichtig. Dazu sind bildhafte Analogien, kindgerechte Broschüren, Geschichten, Handpuppen oder Stofftiere hilfreich. Viele Kinder haben bereits eine konkrete Vorstellung ihres Zwanges und haben ihn beispielsweise mit einem Namen versehen, wie etwa „Herr Grübel" oder „Thaddäus". In diesem Zusammenhang ist es empfehlenswert, das Kind seinen Zwang malen zu lassen (Goletz & Döpfner, in Vorb.). Die Inhalte der Psychoedukation sind Leitlinie L10 zu entnehmen.

Erarbeitung eines Störungskonzeptes

Das in Leitlinie L10 angegebene biopsychosoziale Störungskonzept sollte folgende wesentliche Faktoren berücksichtigen (vgl. auch Kap. 1.4):

- Biologische Vulnerabilität (Genetische Prädisposition, Infektionen)
- Psychosoziale Belastungen (z. B. Krankheit eines Familienmitgliedes, Beziehungsprobleme der Eltern, finanzielle Schwierigkeiten der Eltern, berufliche Probleme der Eltern, Mobbingerfahrungen in der Schule)
- Prämorbide Auffälligkeiten (z. B. zwangsstörungsbezogene dysfunktionale Überzeugungen, Ängste, Depressionen, sozialer Rückzug)
- Potenzieller Auslöser der Zwangsstörung allgemein (molare Ebene) (z. B. eigene körperliche Erkrankung, Schauen eines angstauslösenden Filmes) und spezifischer Zwangssymptome (molekulare Ebene) (z. B. etwas anfassen oder selbst berührt werden, etwas Bestimmtes sehen oder hören)

- Umgang des Familiensystems sowie außerfamiliärer Bezugspersonen mit der Symptomatik und entsprechende Konsequenzen auf die Symptomatik (z. B. Aufmerksamkeit, Trost, Übernahme von Aufgaben im Rahmen der Zwangssymptomatik, Aggression)

Mit Jugendlichen kann das Auftreten von Zwangssymptomen (insbesondere Zwangsgedanken) auch mittels kognitiver Erklärungsansätze veranschaulicht werden (siehe z. B. das modifizierte Kognitive Modell zur Entwicklung von Zwangsstörungen nach Salkovskis und Mitarbeitern, 1998, vgl. Kap. 1.4).

Bei der Erarbeitung des Störungskonzeptes ist zu bedenken, dass sich Schuldgefühle („Was habe ich nur falsch gemacht?") und Schuldzuschreibungen („Du bist schuld an meinen Zwängen") bei den Betroffenen (und den Familienangehörigen; siehe unten) zeigen können. In diesem Zusammenhang ist es wichtig, eine positive, lösungsorientierte Perspektive zu fokussieren (Die Schuldfrage hilft nicht weiter. Was kann man tun, um ... zu verändern?). Auch wenn das Störungskonzept immer individuell konzipiert wird, können entsprechende schriftliche Materialien nützlich sein (vgl. dazu Hilfreiche Materialien).

Bezugnehmend auf die im Störungsmodell herausgestellten Bedingungen und Faktoren, die zur unmittelbaren Entstehung und Aufrechterhaltung der (Zwangs-)Symptomatik in konkreten Situationen beitragen (molekulare Ebene, vgl. auch Leitlinie L5 in Kap. 2.1.5) wird mit den Kindern und Jugendlichen anhand geleiteter Fragen die Erkenntnis erarbeitet, dass durch die Durchführung von Zwangshandlungen bzw. kognitiver Rituale die unangenehmen Gefühle und die damit häufig auftretenden Zwangsgedanken lediglich kurzfristig vermindert werden. Langfristig weitet sich die Zwangssymptomatik dadurch jedoch immer mehr aus und wird stärker.

Informationen über Behandlungsmöglichkeiten

Von dem gemeinsam erarbeiteten biopsychosozialen Störungskonzept ausgehend werden, unter Einbeziehung der subjektiven Behandlungskonzepte des Kindes/Jugendlichen und seiner Familie, *Informationen über psychotherapeutische und pharmakologische Behandlungsmöglichkeiten* vermittelt (vgl. auch Leitlinie L6 in Kap. 2.1.6). Bei einem jüngeren Kind sollte hier im Fokus stehen, dass es lernt, den Zwang zu bewältigen, indem es sich der Situation, die ihm Angst macht, stellt. Dabei kann der Vergleich mit dem Lernen einer neuen Verhaltensweise im Kindesalter, wie z. B. Fahrradfahren oder Schwimmen, hilfreich sein, da dieses Lernen auch zunächst Angst machen kann. Älteren Kindern und Jugendlichen ist aufzuzeigen, dass folgende Möglichkeiten zur Behandlung ihrer Zwangsstörung wichtig sein können:

- Erkennen und Verändern zwangsstörungsbezogener negativer Gedanken,
- Konfrontation mit den zwangsauslösenden Situationen und gleichzeitig keine Durchführung von Zwangshandlungen bzw. kognitiven Ritualen,

- Veränderungen in der Familie zur Verminderung familiärer Bedingungen, die die Zwangssymptomatik mit hervorrufen und/oder aufrechterhalten,
- Veränderungen in der Schule/am Ausbildungsplatz zur Verminderung schulischer/ausbildungsplatzbezogener Bedingungen, die die Zwangssymptomatik mit bedingen und/oder aufrechterhalten,
- gegebenenfalls Veränderungen in anderen sozialen Bereichen (insbesondere Gleichaltrigen- oder Freizeitbereich) zur Verminderung derjenigen Bedingungen in diesen Bereichen, die die Zwangssymptomatik mit hervorrufen und/oder aufrechterhalten,
- Bei Vorliegen komorbider Probleme Einübung entsprechender Bewältigungsstrategien (z. B. Einüben sozial kompetenten Verhaltens, Einüben von Emotionsregulationsstrategien, Einüben von Strategien zur Stimmungsverbesserung).

Wichtig dabei ist die Betonung, dass das Kind/der Jugendliche dem Zwang nicht hilflos ausgeliefert ist, sondern ihn selbst aktiv bewältigen kann (Selbststeuerung, beginnend beispielsweise mit Selbstbeobachtung, vgl. auch Kap. 2.1.2).

Entwicklung eines multimodalen Behandlungskonzeptes

In diesem Zusammenhang sind auch die Chancen der Behandlung aber auch die mit der Behandlung einhergehenden Belastungen (insbesondere häufige Expositionsübungen im Rahmen der Psychotherapie) sowie auch potenzielle unerwünschte Medikamentenwirkungen zu thematisieren. Auf dem Störungskonzept basierend erfolgt die gemeinsame Entwicklung eines *multimodalen Behandlungskonzeptes*. Es wird dargelegt, dass dieses teilweise sequenziell und teilweise parallel ausgeführt wird. Bezüglich der Vorgehensweise empfiehlt es sich, sich an dem differenzialtherapeutischen Entscheidungsbaum zu orientieren (vgl. Abb. 6). Erste Behandlungsschritte werden nun thematisiert und vereinbart. Ein Erfahrungsaustausch mit anderen Betroffenen kann für Kinder und Jugendliche mit Zwangsstörungen emotional sehr entlastend sein und zu einer größeren Behandlungsmotivation und Krankheitsbewältigung beitragen.

Psychoedukation der Eltern und Erzieher/Lehrkräfte/Ausbilder

Erfahrungs- und Informationsaustausch mit anderen Angehörigen hilfreich

Die Inhalte der Psychoedukation der Eltern und Erzieher/Lehrkräfte/Ausbilder bzw. anderer relevanter Bezugspersonen sind in Leitlinie L10 aufgeführt. Für die Angehörigen eines Kindes/Jugendlichen mit Zwangsstörungen kann ein Erfahrungs- und Informationsaustausch mit anderen Angehörigen (z. B. in einer Angehörigengruppe) zu einem größeren Störungsverständnis sowie einem verbesserten innerfamiliären Umgang hinsichtlich der Symptomatik beitragen. Bezüglich der Beratung der Erzieher/Lehrer/Ausbilder sind, unter Berücksichtigung des Gruppensettings, deren potenziell begrenzte Ressourcen zu berücksichtigen, sich individuell mit dem Kind/Jugendlichen zu befassen. Der Fokus der Beratung sollte daher insbesondere auf dem Aufbau von Verständnis für die Zwangsstörung sowie der Unterstützung des Kindes/Jugendlichen bezüglich seiner Zwangsbewältigung liegen (vgl. auch Leitlinie L13 bzw. Kap. 2.3.4). Es sollte individuell entschieden werden, inwieweit eine Aufklärung der Mitschüler sowie deren Eltern bzw. Kollegen am Arbeitsplatz über das Störungsbild sinnvoll bzw. erforderlich ist (z. B. zur Prävention oder zum Abbau von Hänseleien oder Stigmatisierungen).

Aufbau von Verständnis sowie Unterstützung hinsichtlich der Zwangsbewältigung

Eine mögliche Beratung anderer Bezugspersonen aus dem sozialen Umfeld des Kindes bzw. Jugendlichen (insbesondere Gleichaltrigen- oder Freizeitbereich) sollte sich schwerpunktmäßig ebenfalls auf den Aufbau von Verständnis für die Zwangssymptomatik sowie die Unterstützung des Kindes/Jugendlichen bezüglich seiner Zwangsbewältigung beziehen (vgl. dazu auch Leitlinie L13 bzw. Kap. 2.3.4).

Hilfreiche Materialien:

Für die Psychoedukation des Kindes/Jugendlichen, seiner Eltern sowie weiterer Familienangehöriger, Erzieher/Lehrer/Ausbilder oder anderer umfeldbezogener Bezugspersonen liegt folgende Literatur vor:

- *Ein verheimlichtes Problem* (Wever & Phillips, deutsche Bearbeitung von Knölker & Thatford, 1999) beinhaltet eine Cartoon-Broschüre für betroffene Kinder und Jugendliche zum Störungsbild, zu Ursachen und Behandlungsmöglichkeiten von Zwangsstörungen.
- Die Broschüre *Zwangsstörungen bei Kindern und Jugendlichen – Fragen und Antworten. Eine Information für Betroffene und ihre Eltern* (Döpfner et al., 2011; Hrsg. Deutsche Gesellschaft Zwangserkrankungen) informiert über Phänomenologie, Ätiologie und Behandlungsmöglichkeiten von Zwangsstörungen und enthält Leitlinien für Eltern und Empfehlungen für Jugendliche.
- Der Ratgeber *Zwangsstörungen* (Goletz et al., 2018) enthält Informationen über Phänomenologie sowie Ätiologie von Zwangsstörungen und Ratschläge für Jugendliche und Bezugspersonen zur Störungsbewältigung.
- Der Ratgeber *Dem Zwang die rote Karte zeigen* (Fricke & Armour, 2016), der sich primär an die Kinder und Jugendlichen, aber auch an die Eltern richtet, beinhaltet Informationen über das Störungsbild, einschließlich Behandlungsmöglichkeiten und Übungen mit Arbeitsmaterialien für die Kinder und Jugendlichen sowie Unterstützungsmöglichkeiten durch die Eltern.
- *Zwänge bei Kindern und Jugendlichen* (Schmidt-Traub, 2013) stellt einen *Ratgeber für Kinder, Jugendliche, Eltern und Therapeuten* dar. Dieser informiert über Phänomenologie, Ätiologie und Behandlungsmöglichkeiten von Zwangsstörungen und enthält Anleitungen zur Zwangsbewältigung (Selbsthilfe).

- Der *Ratgeber Zwangsstörungen bei Kindern und Jugendlichen* (Wewetzer & Wewetzer, 2014) umfasst *Informationen für Kinder, Jugendliche und Eltern* über das Störungsbild sowie Behandlungs- und Selbsthilfemöglichkeiten für Kinder, Jugendliche und deren Eltern.
- *Zwangsstörungen: Ein Therapieprogramm für Kinder und Jugendliche mit Angst- und Zwangsstörungen (THAZ) – Band 3* (Goletz & Döpfner, in Vorb.) beinhaltet Materialien zur Psychoedukation von Kindern/Jugendlichen, Eltern sowie Erziehern/Lehrern/Ausbildern.
- Das Therapieprogramm *Zwangsstörungen bei Kindern und Jugendlichen* (Wewetzer & Wewetzer, 2012) enthält Informations- und Arbeitsblätter zur Psychoedukation von Kindern/Jugendlichen und Eltern.

2.3.2 Familienzentrierte Interventionen

Da Faktoren im Familiensystem die Zwangsstörung eines Kindes/Jugendlichen im Allgemeinen mitbedingen und/oder aufrechterhalten, ist der Einsatz familienzentrierter Interventionen, die auf eine Veränderung dieser Faktoren abzielen, besonders relevant. In Leitlinie L11 sind die Empfehlungen zur Durchführung von Interventionen in der Familie zusammenfassend dargestellt. Diese werden meist parallel zu den patientenzentrierten Interventionen eingesetzt. Da der einwilligungsfähige jugendliche Patient der Durchführung familienzentrierter Interventionen zustimmen muss, sollten diese detailliert mit ihm thematisiert werden.

Anleitung zu bzw. Durchführung von familienzentrierten Interventionen gemeinsam mit Kind/Jugendlichen und Eltern

Die Anleitung zu diesen bzw. die Durchführung dieser Interventionen erfolgt meist gemeinsam mit dem betroffenen Kind/Jugendlichen und seinen Eltern. Zum einen ist dies insofern wichtig, da Transparenz bezüglich des therapeutischen Vorgehens besondere Relevanz in einem familiären System hat, in dem im Zusammenhang mit der Zwangssymptomatik (die häufig als verheimlichte Erkrankung bezeichnet wird) des Kindes/Jugendlichen Heimlichkeit vorherrschen kann. Zum anderen trägt dieses Vorgehen zur Stärkung des Kontrollerlebens beim Kind bzw. Jugendlichen und damit zum Abbau des durch die Zwangssymptomatik bedingten Hilf- und Machtlosigkeitserlebens bei.

Bearbeitung von Problemen oder Konflikten auf der Elternebene

Hinsichtlich der Thematisierung und Bearbeitung von Problemen oder Konflikten auf der Elternebene (z. B. Partnerschaftsprobleme, finanzielle Schwierigkeiten, psychische Auffälligkeiten eines Elternteils oder Geschwisterkindes), als potenziell mitbedingende bzw. aufrechterhaltende Faktoren der Zwangssymptomatik, können alleinige Sitzungen mit den Eltern oder einem Elternteil sinnvoll sein. Bei einem Klein- oder Vorschulkind mit Zwangsstörung sind therapeutische Sitzungen alleine mit den Eltern ebenfalls angezeigt, zumal in diesem Alter des Kindes familienzentrierte Interventionen meist besonders wichtig sind. Für die Durchführung von Interventionen im Familiensystem sind die Kooperationsbereitschaft der Eltern oder anderer Hauptbezugspersonen sowie das Vorhandensein familiärer Ressourcen, die bei den Interventionen förderlich sein können (beispielsweise Zeit, positive Beziehungsanteile, Interesse für die Behandlung, Fähigkeit zur Umsetzung von Interventionen), notwendig.

Kooperationsbereitschaft der Eltern und familiäre Ressourcen

L11 Leitlinie 11: Familienzentrierte Interventionen

Familienzentrierte Interventionen können parallel zu den patientenzentrierten Interventionen durchgeführt werden. Je jünger das Kind ist, desto größer ist die Relevanz der familienzentrierten Interventionen.

Die Kooperationsbereitschaft der Hauptbezugspersonen sowie das Vorhandensein von Ressourcen in der Familie, die bei den Interventionen hilfreich sein können (z. B. Zeit, positive Beziehungsanteile, Fähigkeit zur Umsetzung von Interventionen), sind Voraussetzung für die Durchführung von Interventionen im Familiensystem. Darüber hinaus muss die Zustimmung des einwilligungsfähigen Jugendlichen für familienzentrierte Interventionen vorliegen.

Die familienzentrierten Interventionen beinhalten:

- Familiengespräche über die Zwangsstörung sowie ihre Auswirkungen auf die Familie und Erfahrungen mit bisherigen Bewältigungsversuchen in der Familie (vgl. Leitlinie L10).
- Erarbeitung eines gemeinsamen angemessenen Störungs- und Interventionskonzeptes (vgl. Leitlinie L10) und Begründung familienzentrierter Interventionen.
- Bearbeitung familiärer Konflikte oder inadäquater familiärer Prozesse (z. B. Partnerschaftskonflikte, Geschwisterrivalitäten, psychische Störung eines Elternteils/beider Elternteile oder eines Geschwisters, Autonomiekonflikte durch Jugendliche und Eltern, inadäquate Kommunikationsstrukturen in der Familie, interpersonelle Emotionsregulation in der Familie) die vermutlich zur (Mit-)Bedingung und Aufrechterhaltung der Zwangssymptomatik beitragen.
- Wenn vorhanden: Thematisierung und gegebenenfalls (soweit dies im Rahmen der kinder- und jugendpsychotherapeutischen Behandlung erforderlich und möglich ist) Bearbeitung perfektionistischer Ansprüche, zwanghafter Tendenzen oder manifester Zwangsstörungen bei den Eltern.
- Aufbau regelmäßiger gemeinsamer angenehmer familiärer Interaktionen. In diese Interaktionen können sowohl die ganze Familie als auch Familienteile einbezogen werden.
- Kontinuierliche Beobachtung und Aufzeichnung der Symptomatik durch den Patienten und eventuell auch durch Bezugspersonen.
- Anleitung der Eltern (oder anderer familiärer Bezugspersonen) sowie des Kindes/Jugendlichen zur Verminderung der Unterstützung und Zuwendung durch die Eltern (oder andere Bezugspersonen) bei der Durchführung von Zwangshandlungen.
- Anleitung der Eltern (oder anderer familiärer Bezugspersonen) sowie des Kindes/Jugendlichen zur Verminderung der Unterstützung durch die Eltern (oder andere Bezugspersonen) bei der Vermeidung von Situationen, welche die Zwangssymptomatik auslösen.
- Einsatz positiver Verstärkung durch die Eltern von adäquaten Bewältigungsbemühungen des Patienten und von Symptomreduktion.

Thematisierung und Bearbeitung zwanghafter Tendenzen bei den Eltern

Weisen die Eltern perfektionistische bzw. zwanghafte Tendenzen oder manifeste Zwangsstörungen auf, dann sind diese zu thematisieren, um bei den Eltern Verständnis für die Zwangssymptomatik des Kindes aufzubauen bzw. zu stärken und sowohl dem Patienten als auch den Eltern Symptomparallelen und Ähnlichkeiten aufzuzeigen. Dies kann zur Entlastung und eventuell auch zur Symptomreduktion des Kindes beitragen („Ich habe nicht etwas völlig Unbekanntes, sondern ich bin meinem Vater ähnlich"). In diesem Zusammenhang möglicherweise bei den Eltern auftretende Schuldgefühle sind entsprechend aufzulösen (vgl. auch Kap. 2.3.1). Die Bearbeitung elterlicher perfektionistischer Ansprüche oder zwanghafter Tendenzen kann mittels kognitiver Umstrukturierung (Hinterfragen und Neubewerten) und Verhaltenstests erfolgen (z. B. Erarbeitung von Vor- und Nachteilen von Perfektionismus. Wann ist es sinnvoll, perfekt zu sein? Was passiert, wenn Sie etwas weniger perfekt durchführen?). Weist ein Eltern- bzw. ein Geschwisterteil eine Zwangsstörung auf, so sind deren Auswirkungen auf die Familie herauszustellen und zu bearbeiten sowie (falls noch nicht erfolgt) eine eigene Behandlung zu empfehlen.

Empfehlung einer eigenen Behandlung

Einführung regelmäßiger familiärer Aktivitäten

Familien mit einem zwangserkrankten Kind berichten häufig über eine starke Inanspruchnahme der familiären Ressourcen durch die Zwangssymptomatik, so dass kaum noch Freiräume für gemeinsame angenehme Beschäftigungen und Aktivitäten bestehen. Daher sollten regelmäßige Beschäftigungen und Aktivitäten mit dem zwangserkrankten Kind oder Jugendlichen eingeführt werden. Dies dient dazu, den Fokus von der Zwangssymptomatik auf positive Erlebnisse zu lenken. Weil die Durchführung einer angenehmen gemeinsamen Aktivität im Fokus steht, sollte die Planung und Vorbesprechung so erfolgen, dass die Umsetzung möglichst sichergestellt ist, damit die Familienmitglieder die Erfahrung machen können, dass es, neben der Zwangssymptomatik des Kindes, auch wieder schöne Erlebnisse gibt.

Schrittweiser Abbau der familiären „Einbindung" in die Zwangssymptomatik

Da die Eltern oder andere Familienmitglieder meist (intensiv) in die Durchführung oder Vermeidung von Zwangssymptomen einbezogen („eingebunden") werden, ist der schrittweise Abbau dieser „Einbindung" besonders relevant. So werden in gemeinsamen Sitzungen von Kind/Jugendlichem mit den Eltern (oder anderen familiären Bezugspersonen) alle Beteiligten dazu angeleitet, wie das Kind/der Jugendliche seine Zwänge schrittweise immer mehr alleine, d. h. ohne Unterstützung durch andere, durchführen kann. Des Weiteren sind die Eltern oder andere Bezugspersonen dazu anzuleiten, wie sie ihre Unterstützung des Kindes/Jugendlichen hinsichtlich der Vermeidung zwangsauslösender Situationen schrittweise abbauen können. Diese Anleitung sollte in gemeinsamen Gesprächen mit den Eltern (Bezugspersonen) sowie auch dem betroffenen Kind/Jugendlichen erfolgen, damit genau festgelegt werden kann, was alle Beteiligten jeweils tun können. Möglicherweise kann sich dadurch die Zwangssymptomatik des Kindes/Jugendlichen vermeintlich vorübergehend „verstärken“. Faktisch zeigt sich jedoch lediglich das demaskierte Ausmaß der Zwangssymptomatik des Kindes/Jugendlichen.

Der Einsatz positiver Verstärkung durch die Eltern (oder anderer familiärer Bezugspersonen) ist bei Kindern und Jugendlichen mit Zwangsstörungen besonders relevant, da die Interventionen (insbesondere Exposition mit Reaktionsmanagement, aber auch familienzentrierte Interventionen) für die Kinder und Jugendlichen sehr belastend sein können. Daher sind adäquate Bewältigungsbemühungen des Patienten und eine Reduktion der Symptomatik mittels besonderer Zuwendung (Lob, Anerkennung) oder (bei jüngeren Kindern) Belohnungen (z. B. gemeinsame Spielzeit oder kleine Gegenstände) zu honorieren.

Anwendung positiver Verstärkung

Hilfreiche Materialien

- *Zwangsstörungen: Ein Therapieprogramm für Kinder und Jugendliche mit Angst- und Zwangsstörungen (THAZ) – Band 3* (Goletz & Döpfner, in Vorb.) umfasst die in Leitlinie 11 dargestellten familienzentrierten Interventionen einschließlich entsprechender Materialien.
- Das Therapieprogramm *Zwangsstörungen bei Kindern und Jugendlichen* (Wewetzer & Wewetzer, 2012) beinhaltet familienzentrierte Interventionen zur Eingrenzung der Einbindung der Eltern in die Zwangssymptomatik inklusive entsprechender Materialien.
- Die entsprechenden Ratgeber sowie die Broschüre (vgl. Hilfreiche Materialien in Kap. 2.3.1) informieren über familienzentrierte Interventionen und enthalten Anleitungen, Ratschläge bzw. Empfehlungen für Jugendliche und ihre Eltern.

2.3.3 Kognitiv-behaviorale Therapie des Kindes/ Jugendlichen

Neben den familienzentrierten Interventionen stellt die kognitiv-behaviorale Therapie des Kindes/Jugendlichen die wichtigste therapeutische Komponente in der psychotherapeutischen Behandlung von Zwangs- und möglichen komorbiden Störungen dar. Die kognitiv-behaviorale Therapie des Kindes/Jugendlichen erfolgt im Allgemeinen im einzeltherapeutischen Setting, kann aber auch im Gruppenformat durchgeführt werden. Die Interventionen können ab dem Alter von drei Jahren angewandt werden, wobei sie an den jeweiligen Entwicklungsstand des Kindes oder Jugendlichen anzupassen sind. Sie werden umso wichtiger, je älter das Kind ist. In Leitlinie L12 sind die Empfehlungen für die kognitiv-behaviorale Therapie des Kindes/Jugendlichen zusammenfassend dargestellt.

Kognitiv-behaviorale Therapie prinzipiell im einzeltherapeutischen Setting

Einsatz der Interventionen ab dem Alter von drei Jahren

L12 Leitlinie 12: Kognitiv-behaviorale Therapie des Kindes/Jugendlichen

- Die kognitiv-behaviorale Therapie des Kindes/Jugendlichen kann als Einzelpsychotherapie, aber auch als Gruppenpsychotherapie durchgeführt werden. Die Interventionen können ab dem Alter von drei Jahren eingesetzt werden, sind aber dem Entwicklungsstand des jeweiligen Kindes/Jugendlichen anzupassen. Je älter das Kind ist, umso relevanter sind diese Interventionen.
- Voraussetzung für die Durchführung einer kognitiv-behavioralen Therapie ist die Kooperationsbereitschaft des Kindes/Jugendlichen, wobei initiale Ängste oder Motivationsprobleme beim Kind/Jugendlichen häufig sind und damit ein schrittweises Heranführen an die einzelnen Interventionen sowie der Einsatz von Motivierungsstrategien Bestandteil der Therapie darstellen. Da Kinder/Jugendliche mit Zwangssymptomen häufig große Schamgefühle aufweisen, ist die Entwicklung von Vertrauen zum Therapeuten und der damit möglicherweise einhergehenden Interventionen im Umgang mit dem Schamgefühl wesentlich.
- Die Therapie wird auf die individuelle Problematik des Kindes/Jugendlichen spezifisch zugeschnitten (individuelle Kombination von Interventionen), wobei das Entwicklungsalter und die Faktoren berücksichtigt werden, die in den jeweiligen Situationen die Zwangssymptomatik vermutlich auslösen und/oder aufrechterhalten. Standardisierte Behandlungspakete, die verschiedene Interventionskomponenten integrieren, können hilfreich sein, insbesondere, wenn sie auf die individuelle Situation angepasst werden.
- Bei allen Interventionen muss der Transfer auf das natürliche Lebensumfeld des Patienten (familiäres oder schulisches/berufliches Setting, Freundeskreis, Partnerschaft) gewährleistet sein, insbesondere durch Selbstbeobachtung und weitere Selbstmanagementmethoden, Expositionsübungen mit Reaktionsmanagement im natürlichen Umfeld und Verhaltensexperimente, positive Verstärkung von Verhaltensänderungen und durch die Einbeziehung von Eltern und gegebenenfalls anderer Familienmitglieder, von Erziehern, Lehrern, Ausbildern, Gleichaltrigen oder anderen umfeldbezogenen Bezugspersonen in die Interventionen.
- Bei Vorliegen einer komorbiden Symptomatik ist zunächst zu prüfen, inwieweit diese vorrangig behandelt werden sollte (vgl. Leitlinie L9).
- In der Behandlung der Zwangssymptomatik sollten kognitiv-therapeutische Methoden ab dem Alter von ca. fünf Jahren immer zur Anwendung kommen. Mittels verschiedener kognitiver Techniken soll der Patient lernen, sich mit seinen Zwangsbefürchtungen auseinanderzusetzen und dysfunktionale Kognitionen durch funktionale zu ersetzen. Darüberhinaus soll der Patient durch die Anwendung dieser Techniken die Erfahrung der Selbstwirksamkeit machen, also dem Zwang nicht hilflos ausgeliefert zu sein, sondern ihn aktiv bewältigen zu können. Auch bei Vorschulkindern ist die Erfahrung der Selbstwirksamkeit mittels kreativer Medien wichtig.
- Weist das Kind/der Jugendliche zwangsstörungsbezogene (irrationale) Grundüberzeugungen auf, sollen diese ebenfalls mittels kognitiver Techniken in funktionalere (rationale) Grundüberzeugungen verändert werden. Dabei können auch Verhaltensexperimente hilfreich sein, um zu überprüfen, inwieweit die befürchteten Reaktionen eintreten oder realistisch sind, wenn man die mit den dysfunktionalen Grundüberzeugungen zusammenhängenden dysfunktionalen Verhaltensweisen nicht durchführt.
- Die Exposition mit Reaktionsmanagement mit dem Ziel der Habituation und damit der Verminderung der unangenehmen Emotionen (insbesondere Angst, Scham, Ekel) sowie auch kognitiver Modifikationen (Erfahrungen, dass die Befürchtungen nicht eintreten) stellt eine Behandlungsmethode der Zwangssymptomatik dar, die immer zum Einsatz kommen sollte, wenn familienzentrierte Interventionen alleine nicht ausreichen. Bei

dieser Behandlungsmethode wird das Kind/der Jugendliche dazu angeleitet, sich mit den zwangsauslösenden Stimuli zu konfrontieren (Exposition) und gleichzeitig seine kognitiven Rituale beziehungsweise Zwangshandlungen nicht durchzuführen (Reaktionsmanagement). Dabei ist auch jegliches Vermeidungsverhalten zu unterlassen. Die Expositionsbehandlungen sollten möglichst in vivo durchgeführt werden und nur dann in sensu, wenn eine In-vivo-Exposition nicht herstellbar ist.

- In der als ausgesprochen schwierig geltenden Behandlung kognitiver Rituale können, neben der Exposition in sensu mit Reaktionsmanagement, auch Strategien der Ablenkung bzw. Aufmerksamkeitsumlenkung eingesetzt werden.
- Hat ein Kind/Jugendlicher Schwierigkeiten in der Emotionswahrnehmung, -differenzierung und -expression, sind emotionsfokussierende Interventionen durchzuführen.
- Weist ein Patient soziale (Kommunikations-)Probleme auf, wie insbesondere Schwierigkeiten in der Aufnahme und Aufrechterhaltung sozialer Kontakte, oder werden Probleme in der Selbstbehauptung und Konfliktlösung deutlich, dann ist ein Training sozialer Kompetenzen angezeigt.
- Bei Vorliegen einer komorbiden depressiven Symptomatik ist zu prüfen, inwieweit sich diese indirekt durch die Behandlung der Zwangssymptomatik vermindert oder zusätzliche Interventionen zum Depressionsabbau indiziert sind.
- Weist ein Kind/Jugendlicher Angstsymptome auf, die nicht in Zusammenhang mit der Zwangssymptomatik stehen, dann sind Interventionen zum Abbau dieser Angstsymptome angezeigt.
- Mit dem Abbau der Zwangssymptomatik, die häufig viel Tageszeit in Anspruch genommen hat oder noch nimmt, ist der Aufbau von Verhaltensalternativen relevant. Diese können sowohl für das Kind/den Jugendlichen schöne Aktivitäten als auch (im Sinne einer Stabilisierung des Behandlungserfolges sowie einer (späteren) Rückfallprophylaxe) Stressbewältigungsstrategien darstellen, um mit Belastungssituationen adäquater umgehen zu können.

Einsatz von Motivierungsstrategien

Für die Durchführung kognitiv-behavioraler Interventionen beim Kind/Jugendlichen ist seine Kooperationsbereitschaft relevante Voraussetzung. Die Anwendung von Motivierungsstrategien sowie das allmähliche Heranführen an die einzelnen therapeutischen Interventionen sind daher wesentlich. Bei Kindergarten- oder Vorschulkindern stehen spielerische Elemente (Puppenspiele, Gesellschaftsspiele, Malen, Vorlesen, Rätseln) zum Aufbau einer vertrauensvollen therapeutischen Beziehung und von Therapiemotivation (Wiederkommen und schöne Dinge machen wollen) im Vordergrund. Weist ein Kind/Jugendlicher auch nach einigen Therapiesitzungen weiterhin ein ausgeprägtes Scham-, Hilf- und Hoffnungslosigkeitserleben sowie intensive Ängste auf, können Strategien zu einem adäquateren Umgang mit diesen Emotionen zunächst im Behandlungsfokus stehen. Unter Berücksichtigung des Entwicklungsalters des Kindes/Jugendlichen und der Faktoren, die in den jeweiligen Situationen seine Zwangssymptomatik mutmaßlich auslösen und/oder aufrechterhalten, wird die Behandlung auf seine Problematik individuell zugeschnitten (vgl. Leitlinie L11). Parallel zu oder im Anschluss an familienzentrierte Interventionen (in die das Kind/der Jugendliche häufig auch intensiv einbezogen ist) werden kognitiv-therapeutische Interventionen durchgeführt. Diese dienen der Modifikation zwangsstörungsbe-

Adäquaterer Umgang mit Scham, Hilf- und Hoffnungslosigkeitserleben sowie intensiven Ängsten

zogener (dysfunktionaler) Grundüberzeugungen und, soweit erforderlich, der Vor- und Nachbereitung der Expositionsübungen mit Reaktionsmanagement. Die Exposition mit Reaktionsmanagement wird also häufig in die kognitiv-therapeutischen Interventionen eingebettet. Nach einer Reduktion der Zwangssymptomatik werden gegebenenfalls Interventionen zu komorbiden Problemen oder Störungen angewendet. Diese können infolge der Zwangssymptomatik (wie z. B. soziale Isolation), davon mutmaßlich unabhängig (wie z. B. Akrophobie, Spinnenphobie) oder mitbedingend (wie z. B. mangelnde Emotionsregulation) auftreten. Interventionen zur Stabilisierung der Behandlungseffekte („Rückfallprophylaxe") kommen meist vor Behandlungsende zum Einsatz.

2.3.3.1 Kognitive Interventionen

Modifikation dysfunktionaler Kognitionen sowie des Umgangs mit ihnen

Kognitive Interventionen basieren auf der Annahme, dass dysfunktionale Bewertungen von (aufdringlichen) Kognitionen sowie dysfunktionale übergeordnete Schemata wesentlich für die Entstehung und Aufrechterhaltung von Zwangsstörungen sind (Clark, 2004; Wilhelm & Steketee, 2006; vgl. auch Kap. 1.4). Die Interventionen dienen der Identifikation und Veränderung konkreter Kognitionen (insbesondere auch Zwangsgedanken) und Verhaltensweisen, aber auch übergeordneter Schemata. Somit umfassen kognitiv-therapeutische Interventionen Strategien zur Modifikation dysfunktionaler Kognitionen (also Inhalte von Kognitionen) sowie Strategien zur Modifikation des Umgangs mit diesen Kognitionen (also die Art des Denkens, Metakognitionen). Auch narrative Elemente können dabei eingesetzt werden (March & Mulle, 1998; March & Benton, 2007, siehe auch Simons 2012).

Einsatz der Interventionen ab dem Alter von ca. fünf Jahren

Kognitiv-therapeutische Interventionen können ab dem Alter von ca. 5 Jahren angewandt werden (Grave & Blissett, 2004; Doherr et al., 2005; Flavell et al., 2001; Wellman et al., 1996). In diesem Alter beinhalten die Interventionen die Modifikation „angstmachender Gedanken" durch hilfreiche, ermutigende Gedanken (Selbstinstruktionen) wie z. B. „ich kann es und schaffe dies" (statt „ich kann es nicht"). In diesem Zusammenhang ist auch die Externalisierung des Zwanges mittels kreativer Medien (z. B. bildhafte Analogien, kindgerechte Broschüren, Geschichten, Handpuppen oder Stofftiere; vgl. Kap. 2.3.1) bedeutsam, beispielsweise „ich kann dagegen kämpfen, da ich so stark bin wie…". Die dadurch erfahrene Selbstwirksamkeit ist sehr wichtig.

Bei älteren Kindern bzw. Jugendlichen ist es zunächst wichtig, dem Kind bzw. Jugendlichen und seinen Eltern Informationen über Kennzeichen von Gedanken und Zwangsgedanken zu geben (z. B. Wann wird ein Gedanke als Zwangsgedanke bezeichnet?) und über die Beeinflussung von Emotionen und Verhaltensweisen in einer Situation durch Kognitionen zu vermitteln. Dabei kann die Verwendung kognitiver Ätiologiemodelle hilfreich sein.

In diesem Zusammenhang sind auch dysfunktionale Schemata herauszustellen, die potenziell bei Personen mit Zwangsstörungen bedeutsam sind (Obsessive Compulsive Cognitions Working Group, 1997; Moore, et al., 2007; Williams & Waite, 2009):

Herausarbeitung dysfunktionaler Schemata

- Übermäßige Verantwortlichkeit (z. B. „Wenn meinen Eltern etwas passiert, bin ich Schuld").
- Übermäßige Gewichtung von Gedanken (Überzeugung, dass das Auftreten eines Gedankens auf seine Bedeutsamkeit hinweist).
  Dies wird besonders deutlich daran, dass Kinder und Jugendliche mit Zwangsstörungen häufig Gedanken und Handlungen sowie Gedanken und Ereignisse vermischen („metakognitive Verzerrungen"; siehe Simons & Herpertz-Dahlmann, 2003; Simons, 2012):
  - Moral Thought-action fusion (Moralische Gedanken-Handlungs-Fusion): „Wenn ich etwas Schlimmes denke, dann ist es genau so schlimm, als ob ich den Gedanken umsetzen würde."
  - Likelihood Thought-action fusion (Wahrscheinlichkeits-Gedanken-Handlungs-Fusion): „Wenn ich etwas denke, dann tue ich es wahrscheinlich auch."
  - Thought-event fusion (Gedanken-Ereignis-Fusion): „Wenn ich etwas denke, dann passiert es auch."
  - Thought-object fusion (Gedanken-Objekt-Fusion): „Wenn ich etwas denke, könnten diese Gedanken auf den Gegenstand überspringen" (z. B. ihn dann verseuchen).
- Übermäßige Besorgnis über die Bedeutung, die eigenen Gedanken kontrollieren zu können (z. B. „Ich würde ein besserer Mensch sein, wenn ich Kontrolle über meine Gedanken gewinnen würde").
- Überschätzung von Bedrohung (z. B. „Schlimme Dinge passieren eher mir als anderen").
- Intoleranz gegenüber Ungewissheit (z. B. „Wenn ich nicht absolut sicher bin, werde ich ganz bestimmt einen Fehler machen").
- Perfektionismus (z. B. „Selbst kleine Fehler bedeuten, dass eine Arbeit nicht vollständig ist").
- Überzeugung, dass die durch die Gedanken verursachte Angst, unannehmbar und/oder gefährlich ist („Wenn ich sehr ängstlich werde, werde ich sterben").

Die Identifizierung und Modifizierung dysfunktionaler Kognitionen und Schemata (kognitive Umstrukturierung) kann mittels verschiedener Techniken erfolgen, beispielsweise (siehe auch Wilhelm & Steketee, 2006):

Selbstbeobachtungsbogen

- *Selbstbeobachtungsbogen.* Für eine bestimmte Situation werden Kognitionen (auch Zwangsgedanken), Emotionen und Verhaltensweisen in einen entsprechenden Bogen eingetragen. Dieses dient insbesondere der Verdeutlichung dysfunktionaler Kognitionen (auch Zwangsgedanken) und Schemata.

Spaltentechnik

- *Spaltentechnik (modifizierter Selbstbeobachtungsbogen).* Die im Selbstbeobachtungsbogen eingetragenen dysfunktionalen Kognitionen werden kritisch hinterfragt. Die herausgearbeiteten funktionalen Kognitionen werden den dysfunktionalen gegenübergestellt.

Sokratischer Dialog/geleitetes Entdecken

- *Sokratischer Dialog/geleitetes Entdecken.* Durch einfache, konkrete, offene Fragen wird das Kind bzw. der Jugendliche angeleitet, seine Sichtweise bzw. Überzeugung zu reflektieren und damit zu neuen bzw. anderen Einsichten zu gelangen.

Gedankenexperiment

- *Gedankenexperiment.* Mithilfe dieser Technik können dysfunktionale Gedanken oder Schemata sowie Befürchtungen anschaulich gemacht, untermauert, widerlegt oder weitergedacht werden.
  Mittels des Gedankenexperimentes „rosa Elefant" („Stelle dir einen rosa Elefanten vor. Schaue ihn dir genau an. Wie sieht er aus? Siehst du ihn von vorne oder von hinten? Wie groß ist er? Sieht er freundlich aus? Schaut er dich an? ... – Und nun denke auf keinen Fall an den rosa Elefanten") kann beispielsweise verdeutlicht werden, dass Versuche, Gedanken zu unterdrücken, genau das Gegenteil bewirken. Es ist vielmehr wichtig, innere Distanz zu (Zwangs-)Gedanken (Hoffmann & Hofmann, 2005, 2010, siehe unten) zu entwickeln („Stell dir vor, dein Gedanke ist wie ein vorbeifahrender Zug", Alternativ „vorüberziehende Wolke", „vorbeifliegendes Blatt" oder „vorbeifließendes Wasser in einem Fluss"...), damit sie ihre Bedrohlichkeit und damit auch ihre Auftretenshäufigkeit verlieren.

Pfeil-Abwärts-Technik

- *Pfeil-Abwärts-Technik.* Von einer dysfunktionalen Kognition ausgehend werden dem Kind/Jugendlichen Fragen nach der individuellen Bedeutung gestellt. Diese Technik dient der Identifizierung und Modifikation dysfunktionaler Schemata.

Kontinuum-Technik

- *Kontinuum-Technik.* Zur Aufweichung dichotomen und polarisierten Denkens (z. B. bei Perfektionismus oder Intoleranz gegenüber Ungewissheit) werden Abstufungen entwickelt. Dies kann grafisch erfolgen. Ziel ist der Aufbau eines dimensionalen Denkens.

Kosten-/Nutzen-Analysen

- *Kosten-/Nutzen-Analysen.* Gegenüberstellung von Vor- und Nachteilen dysfunktionaler Überzeugungen oder Verhaltenweisen (z. B. bei perfektionistischen Verhaltensweisen).

Rollenspiele und Perspektivübernahme

- *Rollenspiele und Perspektivübernahme.* Kind/Jugendlicher und Therapeut tauschen die Rollen und nehmen damit jeweils die Perspektive des anderen ein. Im Rollenspiel kann der Patient in der Rolle des „Therapeuten" aufgrund der anderen Sichtweise neue Bewältigungsstrategien entwickeln (z. B. etwas weniger perfektionistisch kann auch einfacher sein).

Wahrscheinlichkeitsberechnung

- *Wahrscheinlichkeitsberechnung.* Für ein befürchtetes negatives Ereignis werden zunächst alle Voraussetzungen, die für sein Eintreffen bedeutsam sind, gesammelt und dann wird die jeweilige Wahrscheinlichkeit (in Prozent) jeder einzelnen Voraussetzung eingeschätzt. Diese Technik kann insbesondere zum Abbau der Überschätzung von Bedrohung eingesetzt werden.

- *Torten-Diagramm.* Im Rahmen dieser Technik, die insbesondere dem Abbau übermäßiger Verantwortlichkeit dient, wird zunächst die eigene Verantwortung für ein negatives Ereignis angegeben (in Prozent). Dann werden alle möglichen anderen Einflussfaktoren aufgelistet, ihr prozentualer Verantwortungsanteil eingeschätzt und als Tortenstück grafisch dargestellt. Der zuletzt übriggebliebene (prozentuale) Anteil ist die eigene Verantwortung.

Torten-Diagramm

- *Geschichten, Metaphern und Analogien.* Der Einsatz von Geschichten, Metaphern oder Analogien kann hilfreich zur Entwicklung anderer/neuer Einsichten und Perspektiven sein. In diesem Zusammenhang kann es auch nützlich sein, den Zwang zu externalisieren und sich mit ihm (im Gespräch) auseinanderzusetzen.

Geschichten, Metaphern und Analogien

- *Verhaltensexperiment.* In Ergänzung zu den aufgeführten kognitiven Techniken können zur Überprüfung und Modifizierung dysfunktionaler Schemata auch Verhaltensexperimente eingesetzt werden. So kann man z. B. ein Verhalten auf nicht perfektionistische Weise durchführen lassen (z. B. schnelles Schreiben statt langsames Schreiben). Bei der Durchführung von Zwängen aufgrund der Befürchtung schlimmer Konsequenzen, wenn man nachts nicht einschlafen kann, könnte man (in einem ersten Schritt) in den Ferien ausprobieren, was tatsächlich passiert, wenn man nachts nicht einschlafen kann.
  Mittels Verhaltensexperimenten lässt sich ebenfalls herausstellen, dass Gedanken von Handlungen bzw. Ereignissen abzugrenzen sind (Gedanken sind frei – „Wenn ich an etwas denke, bedeutet es nicht, dass ich es tun werde", „Wenn ich an etwas denke, bedeutet es nicht, dass es passieren wird"). So kann man beispielsweise das Kind/den Jugendlichen bitten, in der kommenden Woche zu überprüfen, ob ein Glas vom Tisch auf den Fußboden alleine dadurch fallen kann, dass es/er daran denkt es umzustoßen, ohne es tatsächlich zu berühren.

Verhaltensexperiment

Zur Behandlung von Zwangsgedanken (Gedanken, Vorstellungen, Handlungsimpulse (Intrusionen)), die unangenehme Emotionen auslösen, sehen Hoffmann und Hofmann (2010) folgende Verfahrensweise vor (für Erwachsene, aber auch für Jugendliche anwendbar):

Behandlung von Zwangsgedanken nach Hoffmann und Hofmann

1. Den Zwangsgedanken identifizieren (z. B. „Wie ist der Gedankenlaut und welche Gefühle begleiten ihn?") und die Entstehungsbedingungen analysieren (z. B. „Wann ist der Gedanke zum ersten Mal aufgetreten? Gab es zu diesem Zeitpunkt besondere Lebensereignisse?").
2. Konkretisieren auf der verbalen Ebene (Fragen zur möglichen Vorgehensweise, z. B. „Wann wäre die Gefahr am größten") und auf der Bewegungsebene (Durchführung der „nachgestellten" befürchteten Situation).
3. Den Zwangsgedanken variieren und aufweichen (z. B. „Welche anderen schlimmen Handlungen könntest Du durchführen, um Deine Eltern zu verletzen? Welche anderen Gedanken haben einen schlimmeren Inhalt als dein Zwangsgedanke?").

4. Distanz zum Zwangsgedanken herstellen (Auseinandersetzung mit dem Zwang (gleichsam als Person) im Rollenspiel (auch „leerer Stuhl"); z. B. „Wie sieht der Zwang dich? Wie siehst du dich?")
5. Einüben der Bewältigung in Wirklichkeitsübungen (Konfrontation mit der Situation, die den Zwangsgedanken evoziert)
6. Umorientierung (von einem durch den Zwang bestimmten (passiven) zu einem selbstbestimmten Subjekt).

Die beschriebenen kognitiv-therapeutischen Interventionen machen deutlich, wie bedeutsam eine enge Verknüpfung mit der Exposition mit Reaktionsmanagement ist.

2.3.3.2 Exposition mit Reaktionsmanagement

Die Exposition mit Reaktionsmanagement beinhaltet die Konfrontation mit den zwangsauslösenden Situationen, und somit gleichsam den potenziell auftretenden Zwangsgedanken sowie den (damit zusammenhängenden) unangenehmen Emotionen (insbesondere Angst, Scham, Ekel oder ein Unvollständigkeits- und Nicht-genau-richtig-Erleben) ohne Durchführung von Zwangshandlungen und/oder kognitiven Ritualen. Da sich das Kind bzw. der Jugendliche so lange der jeweiligen zwangsauslösenden Situation aussetzen sollte, bis eine deutliche Reduktion der unangenehmen Emotion erfolgt ist, kann diese Behandlungsmethode eine große Belastung darstellen.

In-vivo-Exposition wirkungsvoller als In-sensu-Exposition

Eine Exposition mit Reaktionsmanagement kann *in vivo* (in der Realität) oder *in sensu* (in der Vorstellung) sowie *graduiert* (Konfrontation mit gemäß den Angaben des Patienten schwierigkeitsgestuften Auslösesituationen) oder *massiert* (Konfrontation mit den am meisten gefürchteten Auslösesituationen; Reizüberflutung bzw. flooding) erfolgen. Soweit es möglich ist, sollte eine In-vivo-Exposition mit Reaktionsmanagement durchgeführt werden, da sie wirkungsvoller als eine In-sensu-Exposition ist. Eine Exposition mit Reaktionsmanagement in sensu ist insbesondere dann anzuwenden, wenn die zwangsauslösenden Reizbedingungen nicht beliebig häufig herstellbar sind bzw. sich die Befürchtungen auf katastrophale Konsequenzen wie beispielsweise Tod, Vergiftung, HIV beziehen. Eine In-sensu-Exposition kann überdies auch eine In-vivo-Exposition vorbereiten. Expositionen mit Reaktionsmanagement können bereits im Vorschulalter angewandt werden. Im Kindes- und Jugendalter sollten aufgrund des hohen Belastungsgrades von Expositionsbehandlungen diese graduiert durchgeführt werden. In diesem Zusammenhang ist bei jüngeren Kindern auch zu berücksichtigen, dass sie aufgrund ihres kognitiven Entwicklungsstandes eine Konfrontation mit den am meisten gefürchteten Auslösesituationen potenziell kognitiv nicht adäquat verarbeiten könnten, so dass sich ihre Gefühlsreaktionen (in diesem Alter insbesondere Angstreaktionen) intensivieren könnten, anstatt zu habitu-

Graduierte Expositionsbehandlungen statt massierte

ieren. Des Weiteren lassen sich Kinder und Jugendliche für die Durchführung graduierter Expositionen leichter motivieren. Die diesbezüglich erforderliche Kooperation des Kindes/Jugendlichen ist häufig höher und das Risiko des Misslingens ist meist geringer.

Sorgfältige Vorbereitung erforderlich

Die Expositionsbehandlung erfordert eine sorgfältige Vorbereitung (siehe Psychoedukation in Kap. 2.3.1). Das Kind bzw. der Jugendliche und seine Eltern müssen verstanden haben, dass sich durch die Konfrontation mit der zwangsauslösenden Situation und dem gleichzeitigen Unterlassen der aktiven Vermeidungsstrategien (Zwangshandlungen bzw. kognitive Rituale) die unangenehmen Emotionen (insbesondere Angst, Scham, Ekel) zunächst verstärken können, aber bei Verharren in der Situation schließlich vermindern können, so dass es zu einer Reduktion der unangenehmen Emotionen und zur Erfahrung der Ungefährlichkeit kommt (Habituationsprinzip und kognitive Lernprozesse).

Die Reihenfolge der Expositionsübungen kann mittels des Gefühle-Thermometers (vgl. Hilfreiche Materialien, S. 65) bestimmt werden. Um das Gelingen einer ersten Expositionsübung möglichst zu gewährleisten, sollte nicht mit einer zu stark zwangsauslösenden Situation begonnen werden. Die einzelnen Schritte einer graduierten In-vivo-Exposition sind an anderer Stelle ausführlich dargestellt (Döpfner, 2015; Goletz & Döpfner, in Vorb.). Die Schrittabfolge ist auch bei einer In-sensu-Exposition zu berücksichtigen.

2.3.3.3 Behandlung ausschließlicher Zwangsgedanken

Behandlung von Zwängen auf rein gedanklicher Ebene durch Exposition mit Reaktionsmanagement in sensu

Die Behandlung reiner Zwangsgedanken erweist sich im Vergleich zur Behandlung von Zwangsstörungen mit Zwangsgedanken und Zwangshandlungen im Allgemeinen als schwieriger. Weist ein Kind bzw. Jugendlicher unangenehme Emotionen (insbesondere Angst, Scham, Ekel, möglicherweise Unvollständigkeits- und Nicht-genau-richtig-Erleben) auslösende Zwangsgedanken (z. B. „Ich muss ein guter Junge sein") und daran gekoppelte kognitive Rituale („Lieber Gott, lass mich ein guter Junge sein". Anschließend lautloses Verrichten eines bestimmten Gebetes) auf, dann ist die Durchführung einer Exposition mit Reaktionsmanagement in sensu angezeigt. Der Patient konfrontiert sich mit seinen emotionsauslösenden Zwangsgedanken (Exposition) ohne dabei seine kognitiven Rituale durchzuführen (Reaktionsmanagement). Das diesbezügliche Vorgehen orientiert sich dabei grundsätzlich an der graduierten In-vivo-Exposition (siehe oben). Die Behandlung kognitiver Rituale erweist sich als äußerst schwierig, da sie häufig hoch automatisiert ablaufen (sie können auch ohne oder entkoppelt von vorherige(n) Zwangsgedanken auftreten) und von außen nicht beobachtbar sind. Eine Behandlungsmöglichkeit besteht in Strategien der Ablenkung bzw. Aufmerksamkeitsumlenkung. Die Technik des Gedankenstopps (das gezielte Unterbrechen von Gedan-

Behandlung kognitiver Rituale äußerst schwierig

Strategien der Ablenkung bzw. Aufmerksamkeitsumlenkung

ken mittels eines lauten oder nach längerer Übung lautlosen „Stopps“) ist aufgrund der fraglichen Wirksamkeit (möglicherweise Verstärkung des kognitiven Rituals) nicht zu empfehlen.

Behandlung unangenehme Emotionen auslösender Zwangsgedanken durch Exposition in sensu

Wenn ein Kind bzw. Jugendlicher unangenehme Emotionen auslösende Zwangsgedanken (z. B. „Krebs“, „Ich bin in meine Schwester verliebt“) aufweist, ohne dabei diesbezügliche aktive Vermeidungsstrategien (kognitive Rituale) durchzuführen, dann stellt die Exposition in sensu eine Behandlungsmöglichkeit dar. Im Rahmen dieser Behandlungsmethode ist es wichtig, sich dem völlig gleichartig dargebotenen Gedankenlaut so lange immer wieder auszusetzen, bis es zu einer Erfahrung der mangelnden Bedrohlichkeit dieses Gedankens (Habituation und kognitive Veränderungen) kommt. Diese Erfahrung stellt sich meist nach spätestens 20 bis 30 Minuten ein. Zur Einübung dieser Vorgehensweise kann das Kind bzw. der Jugendliche die Art der Konfrontation auswählen: Der Therapeut spricht den Zwangsgedanken aus und wiederholt ihn in möglichst gleicher Tonlage immer wieder, der Patient spricht den Zwangsgedanken aus und wiederholt ihn immer wieder oder der Patient denkt ihn immer wieder. Nach dieser Expositionsübung spricht der Patient den Zwangsgedanken auf sein Handy oder seinen MP3-Player und hört sich diesen Gedanken mehrmals täglich so lange an, bis die Bedrohlichkeit des Gedankens für ihn abnimmt („Ich kann ihn gut anhören, er macht mir nicht mehr so viel aus“, „Er wird zu langweilig“). Als Konfrontationsvariation kann man den Patienten mit einer Geschichte konfrontieren, in die die Zwangsgedanken und die damit zusammenhängenden unangenehmen Emotionen eingebettet sind. Mittels des im Jugendalter auch anwendbaren Computerprogramms „Gedankenmühle“ (Wölk & Seebeck, 2002) kann die Exposition des Zwangsgedankens gleichzeitig zur gesprochenen Form auch als geschriebener Text erfolgen. Die von Hoffmann und Hofmann (2010) vorgeschlagene Verfahrensweise zur Behandlung reiner Zwangsgedanken (vgl. S. 105 f.) beinhaltet neben primär kognitiv-therapeutischen Interventionen auch Expositionen.

2.3.3.4 Emotionsfokussierende Interventionen

Interventionen zur Wahrnehmung von und zum Umgang mit Emotionen

Wenn ein Kind bzw. Jugendlicher Schwierigkeiten bezüglich der Wahrnehmung, Differenzierung bzw. Expression von Emotionen hat, dann sind emotionsfokussierende Interventionen anzuwenden. So können beispielsweise anhand von grafischen oder mimischen Darstellungen unterschiedliche Gefühle benannt und unterschieden sowie auch eigene Gefühle ausgedrückt werden. Im Rollenspiel können die Selbst- und Fremdwahrnehmung von Gefühlen und der jeweilige Umgang damit eingeübt werden. Eine adäquatere Regulation von Emotionen kann z. B. mittels bewusster Atemsteuerung oder Aufmerksamkeitslenkung auf äußere Gegebenheiten erlernt werden. Bei jüngeren Kindern kann auch der Einsatz emotionsthematisierender Bilderbücher hilfreich sein.

2.3.3.5 Training sozialer Kompetenzen

Bei Problemen, sich in sozialen Situationen mit den jeweiligen Anforderungen sozial kompetent zu verhalten, ist eine Vermittlung und Einübung entsprechender Kompetenzen angezeigt. Diesbezüglich sind die adäquate Wahrnehmung sozialer Situationen und die Generierung und Selektion von Handlungsalternativen bedeutsam. Im Rollenspiel, möglichst auch mit Videofeedback, lernt ein Kind bzw. Jugendlicher Grundfertigkeiten sozial kompetenten Verhaltens (wie z. B. adäquate Mimik und Gestik), Kompetenzen zur Aufnahme und Aufrechterhaltung sozialer Kontakte sowie auch Selbstbehauptungs- und Konfliktlösestrategien (Umgang mit Kritik und Ablehnung, sein Recht einfordern und durchsetzen, Nein sagen, sich zur Wehr setzen, Ärger ausdrücken). Anschließend setzt das Kind bzw. der Jugendliche seine erlernten Kompetenzen in Alltagssituationen um (z. B. im Gespräch mit Freunden, Verabredungen mit anderen treffen). Einige Behandlungsprogramme enthalten Bausteine zum Training sozialer Kompetenzen (vgl. Hilfreiche Materialien auf S. 110 f. und Kap. 3.2).

Interventionen zur Förderung sozialer Kompetenzen

2.3.3.6 Interventionen zum Abbau von depressiven Symptomen und von Angstsymptomen

Weist ein Kind bzw. Jugendlicher depressive Symptome oder Angstsymptome (die nicht mit der Zwangsproblematik zusammenhängen) auf, dann ist zu prüfen, inwieweit sich diese durch die Behandlung der Zwangssymptomatik indirekt verringern oder aber darüber hinaus depressionsspezifische/angstspezifische Interventionen angezeigt sind, wie beispielsweise Ressourcenförderung zur Stimmungsstabilisierung, Planung und Durchführung täglicher schöner Aktivitäten zum Aufbau positiver Aktivitäten, Kognitive Techniken zur Erarbeitung realistischer und hilfreicher Wahrnehmungs- und Bewertungsmuster (und damit zum Abbau dysfunktionaler Kognitionen und Schemata), Vermittlung adäquater Problemlösetrategien und Transfer in den Alltag, Entspannungstechniken, Selbstverstärkungsstrategien und Problemlösefertigkeiten sowie Kommunikationsstrategien in der Familie bei depressiver Symptomatik. Bei Angstsymptomen können kognitive Interventionen zur Modifikation dysfunktionaler (Angst fördernder) Kognitionen (Selbstinstruktionen, einschließlich Mutmach-Sätzen bei jüngeren Kindern), Verhaltensexperimente, Konfrontation mit den angstauslösenden Situationen, Entspannungstechniken sowie eltern-/familienzentrierte Interventionen mit Fokus auf die Unterstützung ihres Kindes bezüglich angstbewältigenden Verhaltens zum Einsatz kommen. Bezüglich genauerer Beschreibungen der Behandlungsinterventionen wird auf den Leitfaden Depression (Ihle et al., 2012) und den Leitfaden Soziale und Leistungsängste (Büch et al., 2015) sowie entsprechende Behandlungsprogramme verwiesen. Bei jüngeren Kindern kann auch der Einsatz entsprechender Bilderbücher nützlich sein.

Depressionsspezifische Interventionen

Angstspezifische Interventionen

2.3.3.7 *Interventionen zur Stabilisierung des Behandlungserfolges und zur Rückfallprophylaxe*

Kinder und Jugendliche mit ausgeprägter Zwangsstörung sind häufig durch die Dauer ihrer Zwangsdurchführungen in ihren Alltagsaktivitäten (Freizeitaktivitäten, eventuell auch Schulbesuch bzw. Ausbildungsplatz) massiv beeinträchtigt. Die durch die Verminderung der Zwangssymptomatik wiedererlangte „freie Zeit" gilt es adäquat zu gestalten. Dazu sind insbesondere die Wiedereinführung früherer Aktivitäten (Unternehmungen mit Freunden, Ausüben von Hobbys) sowie auch die Etablierung neuer Aktivitäten empfehlenswert. Des Weiteren sollte die Zwangssymptomatik, sofern dies realistisch ist, vollständig abgebaut werden, da das Vorliegen von residualen Zwängen den Nährboden für das Wiederauftreten der Zwangssymptomatik darstellen kann. Daher sollten mit einem Patienten, der seine residualen Zwänge gerne bewahren möchte, die Gründe herausgestellt, bearbeitet und somit widerlegt werden. In diesem Zusammenhang sind auch potenzielle Therapiemotivationsprobleme zu berücksichtigen.

Stressbewältigungsstrategien

„Überlernen"

Zur Stabilisierung des Behandlungserfolges sowie als (spätere) Rückfallprophylaxe können Stressbewältigungsstrategien zum adäquateren Umgang mit Belastungssituationen eingeübt werden. Überdies können mit dem Kind bzw. Jugendlichen individuelle potenziell zwangsauslösende Situationen herausgestellt werden, die es bzw. er dann regelmäßig explizit aufsuchen soll (als sogenanntes „Überlernen").

Hilfreiche Materialien:

- *Zwangsstörungen: Ein Therapieprogramm für Kinder und Jugendliche mit Angst- und Zwangsstörungen (THAZ) – Band 3* (Goletz & Döpfner, in Vorb.) ist ein unfangreiches Behandlungsprogramm für Kinder im Alter von 4 bis 18 Jahren. Es enthält kognitiv-therapeutische Interventionen, detaillierte Anleitungen zur Exposition mit Reaktionsmanagement, emotionsfokussierende Methoden, Interventionen zur Steigerung sozialer Kompetenzen sowie Interventionen zur Stabilisierung des Behandlungserfolges und zur Rückfallprophylaxe. Es liegen vielfältige Arbeitsmaterialien für die unterschiedlichen Interventionen vor (vgl. Kap. 3.2.1).
- Das Therapieprogramm *Zwangsstörungen bei Kindern und Jugendlichen* im Alter von 8 bis 18 Jahren (Wewetzer & Wewetzer, 2012) beinhaltet insbesondere kognitive Interventionen, Exposition mit Reaktionsmanagement sowie Interventionen im Rahmen der Nachsorge. Es werden diverse Arbeitsmaterialien zur Verfügung gestellt (vgl. Kap. 3.2.2).
- Das Behandlungsmanual *Cognitive Therapy for Obsessive Compulsive Disorder. A Guide for Professionals* (Wilhelm & Steketee,

2006) beinhaltet eine detaillierte Beschreibung vielfältiger kognitiv-therapeutischer Techniken in der Behandlung von Erwachsenen mit Zwangsstörungen. Diese Techniken können auch für die Behandlung im Kindes- und Jugendalter angewandt werden.

- *Zwanghafte Persönlichkeitsstörung und Zwangserkrankungen. Therapie und Selbsthilfe* (Hoffmann & Hofmann, 2010) enthält spezifische Übungen zur Behandlung ausschließlicher Zwangsgedanken. Diese Übungen sind für das Erwachsenenalter konzipiert worden, können aber auch im Jugendalter eingesetzt werden.
- In *Anders denken – Metakognitive Therapie für Kinder und Jugendliche mit Zwangsstörung: Ein Behandlungsplan* (Simons, 2012) werden metakognitiv-therapeutische Interventionen beschrieben.
- Das *Expositions-Übungstagebuch* (Goletz & Döpfner, in Vorb.) dient der Protokollierung der (täglich) durchzuführenden Expositionsübungen mit Reaktionsmanagement durch das Kind bzw. den Jugendlichen oder die Bezugsperson (Elternteil). Für jede Übungssituation werden das Ausmaß der unangenehmen Emotion vor, während und am Ende der Konfrontation, die Eintretenswahrscheinlichkeit der Befürchtung, die Übungsdauer, der Belastungsgrad und besondere Ereignisse eingetragen.
- Die entsprechenden Ratgeber (vgl. Kasten „Hilfreiche Materialien" in Kap. 2.3.1) enthalten Informationen über kind- und jugendlichenzentrierte kognitiv-behaviorale Interventionen, einschließlich Ratschläge und Anleitungen für Jugendliche zur Störungsbewältigung.
- *Brainy, das Anti-Zwangs-Training* (Wölk & Seebeck, 2002) beinhaltet ein computergestütztes Übungsprogramm zur Durchführung von Expositionsübungen im häuslichen Setting bei Zwangshandlungen und Zwangsgedanken.
- Materialien für komorbide Störungen können den Leitfäden zu den entsprechenden Störungen entnommen werden.

2.3.4 Erzieher-/schul-/ausbildungszentrierte Interventionen, gegebenenfalls auch anderer Bezugspersonen des sozialen Umfeldes

Die Empfehlungen zu Interventionen im Kindergarten, in der Schule oder am Ausbildungsplatz, gegebenenfalls auch in anderen sozialen Kontexten, wie im Gleichaltrigen- oder Freizeitbereich, sind in Leitlinie L13 dargestellt. Diese Interventionen werden meist parallel zu den patientenzentrierten Interventionen angewandt.

L13 Leitlinie 13: Erzieher-/schul-/ausbildungszentrierte Interventionen, gegebenenfalls auch anderer Bezugspersonen des sozialen Umfeldes

- Interventionen im Kindergarten/in der Schule/im Ausbildungssetting auf verhaltenstherapeutischer Basis setzen die Kooperation der Erzieher/des Lehrpersonals/des Ausbildungspersonals sowie Ressourcen voraus, die durch die Interventionen aktiviert werden können. Sie können nur durchgeführt werden, wenn die Eltern (bei Jugendlichen, die noch nicht 18 Jahre alt sind) und der einwilligungsfähige Patient mit einer entsprechenden Kontaktaufnahme einverstanden sind.
- Die Erzieher/Lehrkräfte/Ausbildungskräfte sollten über das Störungsbild und den allgemeinen Umgang mit Kindern/Jugendlichen mit dieser Problematik umfassend informiert werden (vgl. Leitlinie L10).
- Strukturelle Interventionen im Kindergarten/in der Schule/im Ausbildungssetting sind indiziert, wenn nicht veränderbare Rahmenbedingungen die Zwangssymptomatik mitbedingen und/oder aufrechterhalten (insbesondere Überforderung bzw. Unterforderung).
- Bei Schulkindern mit einer schulischen Überforderung ist eine Zusammenarbeit mit der Schule, den Schulbehörden und den Eltern zur Platzierung des Kindes in einer adäquaten Schule/Klasse oder zur Erarbeitung eines spezifischen Inklusionsplanes gemäß der grundlegenden schulischen Leistungsfähigkeit dieses Schulkindes erforderlich.
- Bei einem Jugendlichen, der aufgrund seiner kognitiven Leistungsfähigkeit in seiner Ausbildungsstelle überfordert ist, ist eine Zusammenarbeit mit der Ausbildungsstelle und den Eltern wichtig, um (falls ausreichend) spezifische Fördermöglichkeiten oder eine alternative Ausbildungsmöglichkeit für ihn zu erarbeiten.
- Anleitung der Erzieher/Lehrer/Ausbilder sowie des Kindes/Jugendlichen dazu, wie sie es/ihn dabei unterstützen können, seine Zwangshandlungen nicht mehr durchzuführen (Reaktionsmanagement; z. B. selteneres Erlauben, den Klassenraum zu verlassen, um sich die Hände zu waschen).
- Anleitung der Erzieher/Lehrer/Ausbilder sowie des Kindes/Jugendlichen dazu, wie sie es/ihn dabei unterstützen können, zwangsauslösende Situationen nicht mehr zu vermeiden, sondern sich ihnen explizit auszusetzen (Exposition; z. B. bei Wasch- und Reinigungszwängen im Zusammenhang mit Kontaminationsbefürchtungen Einsammeln der Arbeitsblätter der Mitschüler).
- (Gegebenenfalls) Einsatz positiver Verstärkung durch die Erzieher/Lehrer/Ausbilder von adäquaten Bewältigungsbemühungen des Patienten und von Symptomreduktion.
- Bei einer Zwangssymptomatik, die sich explizit auch auf die schulischen Fertigkeiten bzw. Inhalte bezieht (z. B. Schreib-, Lese- oder Wiederholungszwänge), kann gegebenenfalls eine vorübergehende schulische Entlastung relevant sein (z. B. Befreiung von Hausaufgaben oder Klassenarbeiten oder Ableistung mündlicher Prüfungen statt schriftlicher Klassenarbeiten).
- Die Erzieher/Lehrer/Ausbilder sind auch für potenzielle Hänseleien durch andere Kindergartenkinder/Mitschüler/(Ausbildungs-)Kollegen zu sensibilisieren. Gegebenenfalls sind entsprechende Maßnahmen zum Abbau bzw. der Verhinderung dieser Hänseleien indiziert.
- Möglicherweise angezeigte Interventionen in anderen sozialen Kontexten des Kindes/Jugendlichen (z. B. Gleichaltrigen- oder Freizeitbereich) erfordern ebenfalls das elterliche Einverständnis und setzen die Kooperation sowie auch entsprechende Ressourcen der jeweiligen umfeldbezogenen Bezugspersonen voraus. Individuell notwendige Interventionen werden analog zu den gerade dargelegten erzieher-/schul-/ausbildungszentrierten Interventionen durchgeführt.

Ausgehend von der Psychoedukation (als Basisintervention), in der Erzieher/Lehrkräfte/Ausbildungskräfte über das Störungsbild und den allgemeinen Umgang mit Kindern bzw. Jugendlichen mit dieser Problematik ausführlich informiert werden (vgl. Leitlinie L10 bzw. Kap. 2.3.1), werden Faktoren des sozialen Umfeldes des Kindes bzw. Jugendlichen (Kindergarten, Schule, Ausbildungsplatz) bearbeitet, die zur (Mit-)Bedingung und Aufrechterhaltung der (Zwangs-)Symptomatik beitragen. Spezifische Interventionen im Kindergarten, in der Schule oder im Ausbildungssetting erfordern die Zustimmung der Beteiligten sowie Ressourcen bei den jeweiligen Einrichtungsmitarbeitern. Leitlinie L13 beschreibt die Ansatzpunkte entsprechender Interventionen. Wenn sich die Zwangssymptomatik eines Kindes/Jugendlichen ausdrücklich auf schulische Fertigkeiten oder Inhalte bezieht, beispielsweise bei Lese-, Schreib- oder Wiederholungszwängen, ist bei einer sehr ausgeprägten Zwangssymptomatik möglicherweise eine temporäre schulische Entlastung angezeigt. Diese ist insbesondere auch dann indiziert, wenn ein Kind bzw. Jugendlicher mit einem hohen Leistungsanspruch an sich selbst alles daran setzt, die schulischen Anforderungen so gut wie möglich zu erfüllen. Entlastungsmöglichkeiten sind beispielsweise zeitliche Begrenzungen oder auch Befreiung von Hausaufgaben, Befreiung von Hausarbeiten oder Klassenarbeiten oder auch die Ableistung mündlicher Prüfungen statt schriftlicher Klassenarbeiten oder Klausuren. Gegebenenfalls ist auch die vorübergehende Befreiung vom Besuch eines bestimmten Schulfaches (mittels ärztlichen Attestes), insbesondere Sportunterricht (z.B. wenn ein schneller Kleidungswechsel aufgrund der Zwangssymptomatik nicht möglich ist), angezeigt.

Möglicherweise temporäre schulische Entlastung

Um Hänseleien, Stigmatisierungen bzw. Mobbing durch andere Kindergartenkinder/Mitschüler/(Ausbildungs-)Kollegen oder auch Eltern zu verhindern, sollten die Erzieher/Lehrer/Ausbilder für entsprechende Anzeichen sensibilisiert werden (z.B. Mitschüler stellen Fragen über das Verhalten des betroffenen Kindes und machen dies zum Gesprächsthema untereinander; spitze Bemerkungen; Anspielungen im Unterricht/Beisein des Lehrers; Ausgrenzungen auf dem Schulhof), um dann entsprechende Maßnahmen ergreifen zu können (z.B. Psychoedukation der Mitschüler, gegebenenfalls der Eltern). Kann das Auftreten von Hänseleien, Stigmatisierungen oder Mobbing nicht verhindert werden, dann sind Maßnahmen durch die Erzieher/Lehrer/Ausbilder zu ihrem Abbau angezeigt (z.B. Gespräche mit den jeweiligen Schülern; Ansprechen und Bearbeitung des Themas „Ausgrenzung/Mobbing" im Unterricht; Durchführung von Präventions- und Interventionsprogrammen gegen Mobbing; ein Klassenwechsel des betroffenen Kindes/Jugendlichen sollte nur dann erfolgen, wenn man davon ausgehen kann, dass sich Hänseleien, Stigmatisierungen oder Mobbing möglichst im neuen Klassensetting nicht wiederholen).

Interventionen zum Abbau von Hänseleien, Stigmatisierungen oder Mobbing

Interventionen in anderen sozialen Kontexten des Kindes bzw. Jugendlichen (z.B. Gleichaltrigen- und Freizeitbereich) sind dann indiziert,

Interventionen in anderen sozialen Kontexten

wenn Faktoren dieser sozialen Kontexte zur (Mit-)Bedingung und Aufrechterhaltung der Symptomatik beitragen. Zur Interventionsdurchführung sind das Einverständnis des Kindes/Jugendlichen und seiner Eltern sowie die Kooperation und hinreichende Ressourcen der umfeldbezogenen Bezugspersonen (z. B. Freunde, Eltern von Freunden, Trainer, Sportkameraden, Kursleiter) Voraussetzung. Die Interventionen kommen nach individueller Notwendigkeit zum Einsatz und werden analog zu den oben beschriebenen Erzieher-/schul-/ausbildungszentrierten Interventionen durchgeführt. Schwerpunkte dabei können, neben der Psychoedukation der Bezugspersonen (vgl. Leitlinie L10 bzw. Kap. 2.3.1), sein:

- strukturelle Veränderungen (z. B. Reduktion der Anzahl sportlicher Aktivitäten, eventuell nach Rücksprache mit den entsprechenden Trainern),
- Anleitung der Bezugspersonen zur Unterstützung des Kindes bzw. Jugendlichen seine Zwänge nicht mehr durchzuführen und zwangsauslösende Situationen nicht mehr zu vermeiden, sondern sich ihnen ausdrücklich auszusetzen,
- positive Verstärkung des Kindes/Jugendlichen für seine Bewältigungsbemühungen oder Symptomreduktion,
- Sensibilisierung für potenzielle Hänseleien des Kindes/Jugendlichen und Einleitung entsprechender Gegenmaßnahmen.

Hilfreiche Materialien:

Zwangsstörungen: Ein Therapieprogramm für Kinder und Jugendliche mit Angst- und Zwangsstörungen (THAZ) – Band 3 (Goletz & Döpfner, in Vorb.) beinhaltet Interventionen im Kindergarten, in der Schule oder am Ausbildungsplatz mit entsprechenden Materialien (vgl. Kap. 3.2.1).

2.3.5 Medikamentöse Behandlung

Leitlinie L14 gibt eine Übersicht über die Empfehlungen zur medikamentösen Therapie. Die Indikationen von Pharmakotherapie und Psychotherapie wurden bereits in Leitlinie L9 ausführlich dargestellt.

L14 **Leitlinie 14: Medikamentöse Behandlung**

– Eine medikamentöse Therapie ist entweder alleine (A) oder in Kombination mit einer kognitiven Verhaltenstherapie (K) indiziert, wenn
  - eine psychotherapeutische Intervention nicht zur Verfügung steht (A);
  - eine psychotherapeutische Intervention von Patient bzw. Familie dauerhaft abgelehnt wird (A);
  - sich eine (isolierte) psychotherapeutische Intervention als nicht hinreichend erfolgreich erwiesen hat oder als wenig erfolgversprechend eingeschätzt wird (A, K);

  - eine dauerhafte psychosoziale Beeinträchtigung vorliegt, die durch die kognitive Verhaltenstherapie (alleine) keine rasche Besserung erfahren wird (A, K);
  - die Schwere der Zwangsstörung aktuell keine alleinige KVT zulässt (A, K).
- Bei Zwangsstörungen ohne komorbide Störungen sind in der Regel Selektive Serotonin-Wiederaufnahmehemmer (SSRI) indiziert. Mittel der ersten Wahl sind hier Fluoxetin oder Fluvoxamin. Mittel der zweiten Wahl sind andere SSRI oder Clomipramin.
- Im Rahmen der Pharmakotherapie mit SSRI sollte vor allem auf:
  - Hinweise auf ein Serotoninsyndrom (Verwirrtheit, Delir, Zittern/Frösteln, Schwitzen, Veränderungen des Blutdrucks, Myoklonus und Mydriasis),
  - Blutungsneigung in Verbindung mit der Gabe von nichtsteroidalen Antirheumatika (CAVE: Interaktion),
  - Hyponatriämie, jedoch eher bei älteren Patienten (SIADH = vermehrte Produktion oder Wirkung des antidiuretischen Hormons ADH),
  - Diarrhöe, Suizidgedanken, sexuelle Funktionsstörungen, erhöhtes Frakturrisiko, erhebliche Zunahme von motorischer Unruhe und Agitiertheit
  - erhebliche Zunahme von Angst

  geachtet werden.

  Die Patienten und Eltern sollten auf das Risiko solcher Symptome zu Beginn und während der medikamentösen Behandlung hingewiesen werden und bei deren Auftreten unverzüglich ärztlichen Rat einholen. Die Patienten und Eltern sollten immer bei Gabe eines „Off-label"-Medikamentes im Rahmen eines individuellen Heilversuches ausführlich über Indikation, Risiken und Alternativen aufgeklärt werden. Zur Erhaltungstherapie sollten SSRI in der zuletzt wirksamen Dosis eingesetzt werden.
- Bei unzureichender oder ausbleibender Wirksamkeit (z. B. definiert durch <25 % CY-BOCS-Veränderung) einer Behandlung mit SSRI/Clomipramin kann eine Dosissteigerung erwogen werden, in begründeten Ausnahmen auch in höherer als zugelassener Dosis. Hierbei ist eine engmaschige ärztliche Betreuung des Patienten mit Überprüfung möglicher unerwünschter Wirkungen erforderlich.
- Wenn Therapieversuche mit zwei oder mehr verschiedenen SSRI bei adäquater Dauer und Dosierung wirkungslos geblieben sind bzw. aufgrund von Nebenwirkungen abgebrochen oder die Dosis reduziert werden musste, kann eine Behandlung mit Clomipramin erwogen werden.
- Clomipramin, ein trizyklisches Antidepressivum, ist vergleichbar wirksam wie eine Substanz aus der Gruppe der SSRI, soll jedoch aufgrund der Nebenwirkungen und geringeren therapeutischen Breite (CAVE: Überdosierung irrtümlich oder in suizidaler Absicht) zur Behandlung von Patienten mit Zwangsstörungen nicht als erstes Medikament zum Einsatz kommen.
- Die Wirksamkeit anderer trizyklischer Antidepressiva (d. h. außer Clomipramin) bei der Behandlung von Patienten mit einer Zwangsstörung wurde nicht untersucht bzw. konnte nicht nachgewiesen werden; daher sollen sie nicht eingesetzt werden.
- Spricht ein Patient mit Zwangsstörung nicht auf eine Behandlung mit SSRI/Clomipramin an (z. B. definiert durch CY-BOCS-Reduktion <25 %), sollten mögliche Ursachen für diesen Verlauf evaluiert werden. Dazu gehören ggf. auch die mangelnde Mitarbeit des Patienten, eine nicht angemessene Dosis oder ein zu kurzer Zeitraum der Dosisfindung (d. h. eine oder mehrere Erhöhungen der täglichen Dosis und Beobachtung des Effektes).
- Die Behandlungsdauer mit SSRI/Clomipramin bis zur Evaluierung der Wirkung sollte mindestens 12 Wochen betragen (davon sollte sechs Wochen eine ausreichende Dosis angewendet worden sein).
- Bei unzureichender oder ausbleibender Wirksamkeit (z. B. definiert durch <25 % CY-BOCS-Veränderung) einer Behandlung mit SSRI/Clomipramin kann auf ein anderes SSRI oder Clomipramin umgestellt werden.

- Wenn Therapieversuche mit zwei oder mehr verschiedenen SSRI/Clomipramin bei adäquater Dauer und Dosierung wirkungslos geblieben sind, kann eine kombinierte Therapie eines SSRI mit Clomipramin erwogen werden.
- Die Monotherapie mit Antipsychotika kann aufgrund fehlender Wirkungsnachweise und möglicher Nebenwirkungen bei der Behandlung von Patienten mit Zwangsstörung nicht empfohlen werden.
- Bei nicht ausreichendem Ansprechen auf eine begonnene Monotherapie mit Psychopharmaka oder weiterbestehender klinisch relevanter Zwangssymptomatik soll Patienten zusätzlich eine leitliniengerechte kognitive Verhaltenstherapie mit Exposition und Reaktionsmanagement angeboten werden.
- Bei komorbider Depression/Dysthymie sind SSRI Mittel der ersten Wahl. Aufgrund der antriebssteigernden Wirkung zu Beginn und einem damit – wenn auch sehr gering – erhöhten Risiko suizidaler Handlungen muss ein engmaschiges Monitoring erfolgen.
- Bei komorbider phobischer Störung/Angststörung sind SSRI Mittel der ersten Wahl.
- Bei komorbider Ticstörung kann eine Medikation mit dem Benzamid Sulpirid erwogen werden. Sollte die Wirkung auf die Tics zu gering sein, kann als Augmentation eine zusätzliche Therapie mit den Antipsychotika Risperidon, Aripiprazol oder mit Einschränkung Haloperidol, Quetiapin erwogen werden. Bei unzureichender Wirkung auf die Zwänge erweist sich die Umstellung auf die Kombination SSRI plus Risperidon oft als hilfreich. Bei Nichtansprechen auf die Augmentation sollten die Antipsychotika spätestens nach 6 Wochen abgesetzt werden.

Pharmakotherapie nur bei nicht ausreichender kognitiver Verhaltenstherapie

In der Regel sollte eine medikamentöse Therapie nur bei nicht verfügbarer kognitiver Verhaltenstherapie, nach erfolgter und für unzureichend befundener kognitiver Verhaltenstherapie (CAVE: aufgrund der nicht zu vernachlässigenden Gefahr der Chronifizierung *müssen* Psychotherapeut, Patient und Familie zu Beginn festlegen, wann eine zusätzliche Medikation erfolgen soll), oder in Kombination mit dieser erfolgen. In bestimmten Fällen eröffnet eine Medikation durch eine Besserung erst die Möglichkeit, dass der Betroffene sich für eine kognitive Verhaltenstherapie öffnen kann. Dies ist vor allem dann der Fall, wenn bis dahin aufgrund der starken Beeinträchtigung durch die Symptomatik ein Aufsuchen des Therapeuten, ein Austausch mit diesem über die Zwangssymptome usw. nicht möglich war. Alle pharmakologischen Interventionen (vgl. Tab. 11) wirken ausschließlich symptomatisch und sollten langfristig angewendet werden.

Langsame Titration

Hierbei sollte das Medikament nach langsamer, auf den Patienten individuell abgestimmter Titration (Effektivität und Verträglichkeit vorausgesetzt) in der optimal wirksamen Dosis über einen Zeitraum von mindestens einem Jahr (besser zwei Jahre) eingenommen werden, bevor erstmals über einen evtl. ärztlich begleiteten Absetzversuch entschieden wird. Die empfohlene Maximaldosis sollte nur in begründeten Ausnahmefällen überschritten werden. Kurzfristige Dosisanpassungen sind aufgrund der Gefahr des Auftretens bzw. der Zunahme von Nebenwirkungen zu vermeiden. Eine Veränderung der bisherigen medikamentösen Therapie ist lediglich für den Fall angezeigt, dass:

- eine Symptomverschlechterung über einen Zeitraum von mehreren Wochen bestehen bleibt und

- der Zeitraum der Dosisfindung und damit verbundener Wirkungsverzögerung beendet ist, und/oder
- die Zwänge eine deutliche Zunahme der psychosozialen Beeinträchtigung verursachen.

Vorzug der SSRIs gegenüber trizyklischen Antidepressiva

Unter den Antidepressiva sind SSRI aufgrund des günstigeren Nebenwirkungsprofils den trizyklischen Antidepressiva (anticholinerge Effekte, Herz-Kreislauf-Störungen, Sedierung, zum Teil Senkung der zentralnervösen Krampfschwelle) vorzuziehen. Generell sind Fluoxetin (zugelassen für Kinder über acht Jahren bei mittelschweren bis schweren Episoden einer Major Depression in Kombination mit einer gleichzeitigen psychotherapeutischen Behandlung) und Fluvoxamin (zugelassen für Kinder mit Zwangsstörung ab acht Jahren) die Mittel der ersten Wahl aufgrund zufriedenstellender Ergebnisse in Studien und aufgrund klinischer Erfahrung. Studien, die Fluoxetin und Fluvoxamin direkt bezüglich Effektivität und Nebenwirkungsprofil für die Indikation Zwangsstörung vergleichen, gibt es leider bisher nicht. Bei beiden SSRI muss insbesondere in der Dosissteigerungsphase auf die antriebssteigernde Wirkung und damit auf das – wenn auch sehr geringe – Risiko für suizidale Handlungen geachtet werden.

Fluoxetin

Fluvoxamin

Hohes Interaktionspotenzial von Fluvoxamin

Fluvoxamin hat aufgrund seiner starken Hemmung von CYP1A2, seiner Hemmung von CYP2C und CYP3A4 und teilweisen Biotransformation durch CYP2D6 ein hohes Interaktionspotenzial mit anderen Medikamenten. Insbesondere interagiert es mit von Kindern im Falle von Kinderkrankheiten häufig eingenommenen Pharmaka wie einigen H1-Antihistaminika, Antibiotika und Theophyllin (Sperber, 1991). Dadurch besteht ein erhöhtes Risiko für Herzrhythmusstörungen. Fluvoxamin hemmt weiterhin den Abbau vieler anderer Wirkstoffe wie beispielsweise Koffein, Paracetamol, Methadon, Antiepileptika, Phenytoin und Carbamazepin, nicht-steroidaler Antirheumatika, Neuroleptika wie Clozapin und Olanzapin, trizyklischer Antidepressiva wie Clomipramin, Imipramin und Amitriptylin. Daher wird Fluoxetin trotz fehlender Zulassung für die Indikation „kindliche Zwangsstörung“ (Zulassung jedoch für Kinder ab acht Jahren mit mittelschwerer bis schwerer Episode einer Major Depression) in der klinischen Praxis nicht selten der Vorzug gegeben. Allerdings erfolgt die Anwendung „off-label“ als individueller Heilversuch.

Sorgfältiges Überwachen bezüglich suizidaler Symptome

Suizidale Verhaltensweisen (Suizidversuch und Suizidgedanken) sowie Feindseligkeit (vorwiegend Aggressivität, oppositionelles Verhalten und Wut) wurden in klinischen Studien zur medikamentösen Behandlung von Kindern und Jugendlichen mit Antidepressiva häufiger in der Verum- (= Tablette mit Wirkstoff) als in der Placebogruppe (= Tablette ohne Wirkstoff) beobachtet. Sollte aufgrund klinischer Notwendigkeit dennoch die Entscheidung für eine Behandlung getroffen werden, ist der Patient im Hinblick auf das Auftreten suizidaler Symptome sorgfältig zu überwachen. Darüber hinaus gibt es nur begrenzte Langzeitdaten zur Unbedenklichkeit. Eltern und Patienten müssen darüber aufgeklärt werden. Insbe-

Tabelle 11: Übersicht über Medikamente der ersten und zweiten Wahl, ihre Eindosierung, Höchstdosen und Kontrolluntersuchungen

Medikation	Zulassung bei Kindern	Startdosis in mg/Tag	Dosisbereich in mg/Tag	UAW (häufig)	Kontrolluntersuchungen
Medikamente der ersten Wahl					
Fluoxetin	ab 8 Jahren mittelschwere oder schwere Episode einer Major Depression	5–10	bis 60 Steigerung um 5 bis 10 mg alle 2 Wochen	Schlafstörung,Unruhe, Müdigkeit, Übelkeit, Blutungen,Tremor, Mundtrockenheit, Schwitzen, Serotonerges Syndrom	Blutbild, GOT, GPT, GGT, Harnstoff, Kreatinin, Na, K, Puls, Blutdruck, EKG, EEG
Fluvoxamin	ab 8 Jahren für Zwangsstörungen	25	200 (12–17-Jährige bis zu 300) Steigerung um 25 bis 50 mg alle 2 Wochen	Dermatitis, Schlafstörung, Hyperaktivität, Aufregung, Anspannung, Tremor, Übelkeit, Enthemmung, Serotonerges Syndrom	Blutbild, GOT, GPT, GGT, Harnstoff, Kreatinin, Na, K, Puls, Blutdruck, EKG, EEG
Medikamente der zweiten Wahl					
andere SSRI	keine	je nach Substanz	je nach Substanz	je nach Substanz	je nach Substanz
Clomipramin	ab 5 Jahren Enuresis	25	25–250	Xerostomie, Hypotonie, Tachykardie, Herzrhythmusstörungen, Mydirasis, Gastrointestinale Symptome, Obstipation, Harnverhalt, Krampfanfall	Blutbild, GOT, GPT, GGT, Harnstoff, Kreatinin, Na, K, Puls, Blutdruck, EKG, EEG

sondere bei gefährdeten Kindern und Jugendlichen kann auch eine Medikamenteneinstellung im stationären Bereich erwogen werden, um eventuell auftretende oder sich verstärkende suizidale Gedanken und Handlungen besser beobachten und gegebenenfalls reagieren zu können.

Möglicherweise Medikamenteneinstellung im stationären Setting

Als Wirkstoffe der zweiten Wahl sind andere SSRI oder Clomipramin zu erwägen. Obwohl Clomipramin vergleichsweise gut wirksam ist, sollte es aufgrund des Nebenwirkungsspektrums und der geringeren therapeutischen Breite (CAVE: Überdosierung irrtümlich oder in suizidaler Absicht) nicht als erste Wahl eingesetzt werden.

Andere SSRI oder Clomipramin nicht erste Wahl

Mit einem Wirkeintritt von SSRI bzw. Clomipramin ist in der Regel erst nach vier bis zehn Wochen zu rechnen. Die Beurteilung des therapeutischen Effekts sollte daher nicht vor dem Ablauf von acht bis zwölf Wochen erfolgen. Bei fehlendem Ansprechen auf einen SSRI ist zunächst die Umstellung auf einen anderen SSRI vorzunehmen. Bei dem Wechsel des Wirkstoffes oder auch bei Kombinationstherapien ist zu berücksichtigen, dass sich die verschiedenen SSRI in Bezug auf die Pharmakokinetik deutlich unterscheiden (Gerlach et al., 2009). Sollte ein zweiter SSRI oder Clomipramin keine Symptomreduktion bewirken, so kommt die zusätzliche Verabreichung eines atypischen Neuroleptikums insbesondere bei komorbider Ticstörung in Frage.

SSRI-Umstellung

Zusätzlich atypisches Neuroleptikum

Komorbide psychische Probleme sind störungsspezifisch zu behandeln. Bei komorbider Depression sind SSRI Mittel der ersten Wahl. Aufgrund der antriebsteigernden Wirkung zu Beginn und einem damit theoretisch gegebenen Risiko suizidaler Handlungen muss ein engmaschiges Monitoring erfolgen. Bei komorbider phobischer Störung oder Angststörung sind ebenfalls SSRI Mittel der ersten Wahl. Bei komorbider Ticstörung kann eine Medikation mit dem Benzamid Sulpirid erwogen werden. Das atypische Neuroleptikum erwies sich in einer Doppelblind-Studie bei der Therapie von Ticstörungen, insbesondere bei komorbiden zwanghaft-ängstlichen Symptomen, als wirksam (Robertson & Stern, 2000). Günstig ist auch seine antidepressive Wirkung. Bei niedrigeren Dosierungen besteht kaum ein Risiko für Nebenwirkungen wie z. B. extrapyramidalmotorischen Symptomen. Aufgrund der breiten klinischen Erfahrungen besitzt es somit bei der häufigen Kombination von Tics und zwanghaft-ängstlichen Symptomen seinen Stellenwert in der medikamentösen Behandlung. Sollte die Wirkung auf die Tics zu gering sein, kann eine Ergänzung von Risperidon erwogen werden. Bei unzureichender Wirkung auf die Zwänge kann die Umstellung auf einen SSRI plus Risperidon erwogen werden.

SSRI bei komorbider Depression oder Angststörung

Möglicherweise Sulpirid bei komorbider Ticstörung

Eventuell Ergänzung von Risperidon

Obwohl sich in einer doppeltblinden, placebokontrollierten Studie mit 14 Patienten mit Tourette-Syndrom und Behandlung mit Fluoxetin keine Besserung der Tic-Symptomatik zeigte (Scahill et al., 1997), ist in der klinischen Praxis bei Patienten mit Ticstörung durch ein Antidepressivum neben der Besserung begleitender zwanghafter Verhaltensweisen durchaus eine Abschwächung der gesamten psychischen Probleme inklusive der Tics zu beobachten. Bei Patienten mit Tic- und Zwangsstörung (Zulassung von Fluvoxamin zur Behandlung von Zwängen bei Kindern ab 8 Jahren) oder Depressionen (Zulassung von Fluoxetin zur Behandlung von Depressionen bei Kindern ab 8 Jahren) hat sich die Kombination aus Neuroleptikum und SSRI bewährt. Die Dosierungen des Antidepressivums orientieren sich nach dem eigentlichen Zielsymptom.

Stimulanzien bei komorbider ADHS

Stimulanzien (Methylphenidat, Amphetaminsulfat) werden zur störungsspezifischen Behandlung bei komorbider ADHS eingesetzt. Gelegentlich wird auch diskutiert, ob diese eine Therapieoption für Patienten mit Zwangsstörung sein könnten (Insel et al., 1983; Woolley & Heyman, 2003).

3 Verfahren zur Diagnostik und Therapie

In Tabelle 12 werden Verfahren zur Diagnostik und Therapie bei Zwangsstörungen sowie zur Therapie von Kindern und Jugendlichen mit Zwangsstörungen angeführt.

Tabelle 12: Verfahren zur Diagnostik und Therapie bei Zwangsstörungen

Verfahren zur Diagnostik und Verlaufskontrolle	Erfassung der Zwangssymptomatik – im Kindes- und Jugendalter	– DCL-ZWA – Diagnose-Checkliste Zwangs-Spektrum-Störungen – CY-BOCS-D – Deutsche Fassung der Children's Yale Brown Obsessive-Compulsive Scale – ZWIK-S/-E – Zwangsinventar für Kinder und Jugendliche – FBB-ZWA/SBB-ZWA – Fremdbeurteilungsbogen und Selbstbeurteilungsbogen für Zwangs-Spektrum-Störungen – EAZ-Zwangsstörungen – Allgemeines Explorationsschema für Zwangsstörungen
	– im Jugend- und Erwachsenenalter	– HZI – Hamburger Zwangsinventar – HZI-K – Hamburger Zwangsinventar – Kurzform
	Erfassung der familiären Anpassung an und der familiären Belastung durch die Zwangssymptomatik des Kindes	– FABS: Familien-Anpassungs-und-Belastungs-Skala-Kind
	Erfassung der spezifischen Störungskonzepte von Kindern und Jugendlichen	– FKAU-Z – Fragebogen zu Kausalattributionen bei Zwangsstörungen – FKON-Z – Fragebogen zu Kontrollattributionen bei Zwangsstörungen
Verfahren zur Therapie	Für Kinder- und Jugendliche entwickelte Verfahren	– Zwangsstörungen. Ein Therapieprogramm für Kinder und Jugendliche mit Angst- und Zwangsstörungen (THAZ) (Goletz & Döpfner, in Vorb.) – Zwangsstörungen bei Kindern und Jugendlichen. Ein Therapiemanual (Wewetzer & Wewetzer, 2012)
	Für Erwachsene entwickelte Verfahren, die auch im Jugendalter angewendet werden können	– Kognitive Verhaltenstherapie bei Zwangsstörungen. Ein Therapiemanual (Lakatos & Reinecker, 2016) – Zwangsstörungen. Kognitiv-verhaltenstherapeutisches Behandlungsmanual (Oelkers & Hautzinger, 2013)

3.1 Verfahren zur Diagnostik und Verlaufskontrolle bei Zwangsstörungen

Nachfolgend sind Verfahren zur Diagnostik und Verlaufskontrolle bei Zwangsstörungen im Kindes- und Jugendalter dargestellt. Die für das Erwachsenenalter (ab dem Alter von 18 Jahren) entwickelten Verfahren Obsessive-Compulsive Inventory – Revised (OCI-R; Foa et al., 2009 (deutsche Bearbeitung: Gönner et al.) und Multidimensionales Zwangsstörungsinventar – MZI (Gönner et al., 2016) können auch inhaltlich bei Jugendlichen eingesetzt werden. Das Hamburger Zwangsinventar (HZI, Zaworka et al., 1998) und seine Kurzform (HZI-K, Klepsch et al., 1993) sind zwar ab dem Alter von 16 Jahren einsetzbar, aber die Eichstichprobe bezieht lediglich Patienten ab dem Alter von 17 Jahren ein.

3.1.1 DCL-ZWA – Diagnose-Checkliste für Zwangs-Spektrum-Störungen

Tabelle 13: Kurzbeschreibung der DCL-ZWA

Beurteiler	Klinische Beurteilung basierend auf der Exploration des Kindes/Jugendlichen, seiner Eltern und/oder seiner Erzieher, Lehrer (entweder freie klinische Exploration oder strukturierte Exploration mit dem ILF-ZWANG/TIC)
Spezifität	Störungsspezifisch – Zwangsstörung und Anankastische/Zwanghafte Persönlichkeitsstörung, Pathologisches Horten, Körperdysmorphe Störung, Dermatillomanie, Trichotillomanie
Altersbereich	Gesamtes Kindes- und Jugendalter
Quelle	Bestandteil des Diagnostik-Systems für Psychische Störungen nach ICD-10 und DSM-5 für Kinder- und Jugendliche (DISYPS-III) (Döpfner & Görtz-Dorten, 2017)
Bezug	Testzentrale Göttingen

Die Diagnose-Checkliste Zwangsstörungen beinhaltet alle Kriterien für die Diagnose einer Zwangsstörung und die Diagnose einer Anankastischen/Zwanghaften Persönlichkeitsstörung sowohl nach ICD-10 als auch nach DSM-5. Dabei lassen sich für die Ausprägung der jeweiligen Symptomgruppen Kennwerte bestimmen. Des Weiteren können Funktionsbeeinträchtigung und Leidensdruck durch die Zwangssymptomatik sowie die Zwangssymptome in der Untersuchungssituation in jeweils 5 Items ermittelt und zu Skalen-Kennwerten zusammengefasst werden. Zur Diagnosebestimmung nach ICD-10 und DSM-5 dienen entsprechende Entscheidungsbäume. Zusätzlich werden die Diagnosekriterien für Pathologisches Horten, Körperdysmorphe Störung, jeweils mit Zusatzkodierungen, und für Dermatillomanie nach DSM-5 sowie Diagnosekriterien für Trichotillomanie nach ICD-10 und DSM-5 erhoben.

Die klinische Beurteilung basiert auf der Exploration des Kindes/Jugendlichen, seiner Eltern und/oder seiner Erzieher/Lehrer. Die Diagnose-Checkliste kann als niedrig strukturierte klinische Explorationshilfe oder in Verbindung mit dem Interview-Leitfaden für Zwangs- und Tic-Störungen (ILF-ZWANG/TIC) auch als strukturiertes Interview eingesetzt werden. Je mehr Informanten in den Diagnose-Prozess einbezogen werden, umso höher erweist sich der Sicherheitsgrad der zu stellenden Diagnose.

3.1.2 CY-BOCS-D – Deutsche Fassung der Children's Yale Brown Obsessive-Compulsive Scale

Tabelle 14: Kurzbeschreibung CY-BOCS-D: Deutsche Fassung

Beurteiler	Klinische Checkliste und Beurteilung auf der Basis eines halbstrukturierten Interviews des Kindes/Jugendlichen, seiner Eltern oder anderer enger Bezugspersonen
Spezifität	Störungsspezifisch, symptom-/diagnosebezogen – Zwangsstörungen
Altersbereich	Kinder und Jugendliche im Alter von 11;0 bis 18;11; bei jüngeren Kindern Befragung der Eltern oder anderer wichtiger Bezugspersonen
Quelle	Goletz, H. & Döpfner, M. (2018). *Die klinische Beurteilung von Zwangssymptomen bei Kindern und Jugendlichen. Eine Studie mit der Children's Yale-Brown Obsessive-Compulsive Scale (CY-BOCS-D).* Eingereicht zur Publikation.

Die Deutsche Fassung der Children's Yale-Brown Obsessive-Compulsive Scale (CY-BOCS-D) (Goletz & Döpfner, 2011a, 2018) dient der detaillierten Erfassung von Zwangssymptomatik und assoziierten Persönlichkeitsmerkmalen (allerdings keine Persönlichkeitsstörungen) bei Kindern und Jugendlichen sowie des Schweregrades der Zwangssymptomatik. Das Verfahren, das auf der von Döpfner (1999) übersetzten deutschen Fassung der englischsprachigen Originalversion der CY-BOCS basiert und eine leicht modifizierte Fassung der autorisierten deutschen Version von Steinhausen (2007) darstellt, umfasst die CY-BOCS-D-Symptomcheckliste und die -Ratingskala.

Eine differenzierte Erfassung der Art der Zwangssymptome (Identifikation sowohl einzelner Zwangssymptome als auch Zwangssymptombereiche) und damit eine Erleichterung der klinischen Exploration der Art der Zwangssymptomatik werden durch die Symptomcheckliste möglich. Sie beinhaltet 58 Items zu verschiedenen Zwangsgedanken (bezüglich Aggression, Kontamination, Horten und Sammeln, Symmetrie, Genauigkeit, Ordnung, sexueller Inhalte etc.) und Zwangshandlungsinhalten (Reinigungs-, Ordnungs-, Kontroll-, Zählzwänge etc.), die jeweils nach ihrem jemaligen Auftreten (ja/nein), Alter bei Beginn, gegenwärtigen Auftreten (ja/nein) bzw. Zeitpunkt des letztmaligen Auftretens abgefragt werden.

Die Ratingskala stellt ein Maß zur Schwere der derzeitigen Zwangssymptomatik dar, welches keine Beeinflussung durch die Art der Zwangsgedanken und Zwangshandlungen erfährt, und enthält 19 Items. Dabei werden die Items 1 bis 16 auf einer fünfstufigen Antwortskala (Items 1 bis 4, 6 bis 9, 12 bis 16: 0 = nicht vorhanden, 1 = wenig, 2 = mäßig, 3 = hoch, 4 = extrem) beurteilt. In den Items 1 bis 10 erfolgt die Einschätzung von Zwangsgedanken und Zwangshandlungen bezüglich Zeitaufwand für die Zwangssymptomatik, Zeitintervall ohne Zwangssymptomatik, Beeinträchtigung im Alltagsleben, empfundenem Leidensdruck, eingesetztem Widerstand und ausgeübter Kontrolle über die Symptomatik. Die Items 11 bis 19 umfassen ein Item zur Einschätzung der Einsicht in die Zwangssymptomatik (Item 11), fünf Items zur Beurteilung assoziierter (Persönlichkeits-)Merkmale und Auffälligkeiten (Items 12 bis 16: Vermeidung, Entscheidungsschwierigkeiten, übertriebenes Verantwortungsgefühl, Langsamkeit, pathologisches Zweifeln), und drei Items, die durch den Interviewer zu beantworten sind, am Ende des Verfahrens zur Beurteilung des Schweregrads der Störung insgesamt, des Verlaufs der Symptomatik und der Zuverlässigkeit (Reliabilität) der erhobenen Informationen. Die Beurteilung der letzten 3 Items erfolgt auf einer sieben- bzw. vierstufigen Antwortskala (Schwere der Gesamtstörung: 0 = keine Erkrankung bis zu 6 = extrem schwere Symptomatik; Verlaufsbeurteilung: 0 = sehr starke Verschlechterung bis zu 6 = sehr starke Verbesserung; Zuverlässigkeit: 0 = gering bis zu 3 = hervorragend). Der Gesamtschweregrad wird durch die Addition der Antwortwerte der Items 1 bis 10 ermittelt, die Teilsummen der Items 1 bis 5 und 6 bis 10 ergeben den Schweregrad der Zwangsgedanken bzw. den Schweregrad der Zwangshandlungen (Abramowitz, 2006a, 2006b; American Academy of Child and Adolescent Psychiatry (AACAP), 2012; Bossert-Zaudig & Niedermeier, 2002).

Im Rahmen der diagnostischen Instrumente zur Erfassung von Zwangsstörungen gilt die CY-BOCS mittlerweile als „Gold-Standard" (Merlo et al., 2007). Die englischsprachige Originalversion der CY-BOCS wurde von Goodman und Mitarbeitern (1986) als Kinder- und Jugendlichenversion der international weit verbreiteten Yale-Brown Obsessive-Compulsive Scale (Goodman et al., 1989a, 1989b) entwickelt.

Die Deskription der Ausgangslage eines Probanden, die Klassifikation der Symptomatik, die Unterstützung bei der Diagnosestellung, die Selektion und Deskription therapeutischer Zielbereiche, die Beurteilung der Therapieeffekte sowie die Dokumentation des Behandlungsverlaufs stellen primäre Einsatzziele des Verfahrens dar.

Eine psychometrische Untersuchung konnte die Reliabilität und Validität des Instrumentes belegen (Goletz & Döpfner, 2011a, 2018).

3.1.3 ZWIK-S/-E – Zwangsinventar für Kinder und Jugendliche

Tabelle 15: Kurzbeschreibung des ZWIK-S/-E

Beurteiler	Mehrdimensionaler Fragebogen in einer Selbst- und Fremdbeurteilungsversion (ZWIK-S und ZWIK-E) zur systematischen, differenzierten und umfassenden Erfassung von Zwangssymptomen bei Kindern und Jugendlichen
Spezifität	Störungsspezifisch – Zwangsstörungen
Altersbereich	Der ZWIK-S ist für Kinder und Jugendliche im Alter von 11;0 bis 18;11 einsetzbar. Der ZWIK-E ist für die Eltern (oder andere enge Bezugspersonen) von Kindern im Alter von 6;0 bis 18;11 konzipiert worden.
Quelle	Bestandteil des Diagnostikums für Zwangsstörungen im Kindes- und Jugendalter (DZ-KJ). (Goletz, Adam & Döpfner, in Vorb.). Göttingen: Hogrefe.
Bezug	Testzentrale Göttingen

Das Zwangsinventar für Kinder und Jugendliche (Goletz et al., in Vorb.) beinhaltet einen mehrdimensionalen Fragebogen in einer Selbst- und Fremdbeurteilungsversion (ZWIK-S und ZWIK-E) zur systematischen, differenzierten und umfassenden Erfassung von Zwangssymptomen bei Kindern und Jugendlichen. Das Verfahren stellt eine für Kinder und Jugendliche modifizierte Form der durch die Abteilung für Neuropsychologie des Universitätsklinikums Bonn (2002) erfolgten deutschen Übersetzung des für erwachsene Zwangspatienten entwickelten Padua Inventory – Washington State University Revised (PI-WSUR, Burns et al., 1996) dar. Der Fragebogen enthält 36 Items zu unterschiedlichen Zwangsgedanken (Kontamination, Katastrophen und Verletzungen, Glücks-/Unglückszahlen) und Zwangshandlungen (Waschen, Katastrophen und Verletzungen, Kontrollieren, Ordnen, Wiederholen, Zählen, Fragen, Sammeln, Nicht-fertig-Werden). Die Selbst- und Fremdbeurteilungsversion (ZWIK-S bzw. -E für Eltern oder andere enge Bezugspersonen) umfassen gleiche Items. Auf einer fünfstufigen Antwortskala (0 = gar nicht, 1 = ein wenig, 2 = ziemlich, 3 = stark, 4 = sehr stark) ist auf die aktuelle Situation bezogen zu beurteilen, wie stark Gedanken und Verhaltensweisen, die im alltäglichen Leben auftreten können, zutreffen.

Die Items werden zu vier Subskalen und einer Gesamtskala zusammengefasst:

- *Kontaminationsgedanken und Waschzwänge* (9 Items),
- *Zwangsgedanken und Zwangshandlungen zu Katastrophen und Verletzungen* (11 Items),
- *Kontrollzwänge* (7 Items),
- *Ordnungs- und Wiederholungszwänge* (5 Items),
- *Gesamtskala* (36 Items, 32 Items der Subskalen sowie zwei Items zu Zählzwängen bzw. Glücks-/Unglückszahlen, ein Item zum Sammeln und ein Item zum Nicht-Fertig-Werden).

Eine frühere (erste) psychometrische Evaluation des ZWIK (Waclawiak, 2006) zeigte vier Dimensionen der Zwangssymptomatik auf, die den Faktoren gemäß der A-Priori-Skalierung weitestgehend entsprachen (Kontaminationsgedanken und Waschzwänge, Kontroll- und Wiederholungszwänge, Zwangsgedanken bezüglich des Schadens bzw. der Verletzung anderer oder sich selbst, Zähl- und Fragezwänge sowie Glücks-/Unglückszahlen).

Das Zwangsinventar für Kinder- und Jugendliche ermöglicht die Identifikation der unterschiedlichen Zwangsphänomene (Itemebene), die Identifikation der relevanten Inhalte (Hauptgruppen) der Zwangsgedanken und Zwangshandlungen (Skalenebene) und die Bildung eines Index zur Beurteilung der Schwere der Zwangssymptomatik insgesamt (Gesamtskalenebene).

Primäre Einsatzziele des Verfahrens beinhalten die Beschreibung der Ausgangslage eines Probanden, die Klassifikation der Symptomatik, die Unterstützung bei der Diagnosestellung, die Selektion und Deskription therapeutischer Zielbereiche, die Beurteilung der Therapieeffekte sowie die Dokumentation des Behandlungsverlaufs.

Es liegen klinische Normen (Stanine- und Prozentrangnormen für das Selbsturteil ab 11 Jahren und für das Elternurteil für die 6- bis 10-Jährigen und die 11- bis 18-Jährigen) sowie Normen einer Feldstichprobe (Stanine- und Prozentrangnormen für das Selbsturteil ab 11 Jahren und für das Elternurteil ab 11 Jahren) vor (siehe auch Goletz et al., in Vorb.). Das Messinstrument erwies sich in einer Studie als reliables und valides Instrument (siehe auch Goletz et al., in Vorb.).

3.1.4 FBB-ZWA/SBB-ZWA – Fremdbeurteilungsbogen/ Selbstbeurteilungsbogen für Zwangs-Spektrum-Störungen

Tabelle 16: Kurzbeschreibung *FBB/SBB-ZWA*

Beurteiler	Mehrdimensionaler Fragebogen in einer Selbst- und Fremdbeurteilungsversion (SBB-ZWA und FBB-ZWA) zur systematischen, differenzierten und umfassenden Erfassung von Zwangssymptomen bei Kindern und Jugendlichen sowie von verwandten psychischen Auffälligkeiten
Spezifität	Störungsspezifisch – Zwangsstörung und Anankastische/Zwanghafte Persönlichkeitsstörung, Pathologisches Horten, Körperdysmorphe Störung, Dermatillomanie, Trichotillomanie
Altersbereich	Der SBB-ZWA ist für Kinder und Jugendliche im Alter von 11;0 bis 17;11 einsetzbar. Der FBB-ZWA ist für die Eltern (oder andere enge Bezugspersonen) von Kindern im Alter von 4;0 bis 17;11 konzipiert und normiert.
Quelle	Bestandteil des Diagnostik-Systems für Psychische Störungen nach ICD-10 und DSM-5 für Kinder- und Jugendliche (DISYPS-III) (Döpfner & Görtz-Dorten, 2017)
Bezug	Testzentrale Göttingen

Der *Fremdbeurteilungsbogen* und der *Selbstbeurteilungsbogen für* Zwangs-Spektrum-Störungen *(FBB/SBB-ZWA)* sind Bestandteil des Diagnostik-Systems für Psychische Störungen nach ICD-10 und DSM-5 für Kinder- und Jugendliche (DISYPS-III) (Döpfner & Görtz-Dorten, 2017) und erfassen in 26 Items die Symptomkriterien nach ICD-10 und DSM-5 für die Diagnosen der Zwangsstörung und der Anankastischen/zwanghaften Persönlichkeitsstörung sowie die Symptomkriterien nach DSM-5 für die Diagnosen Körperdysmorphe Störung, Trichotillomanie, Dermatillomanie und Pathologisches Horten. Die Items zur Erfassung der Symptomkriterien sind entsprechend den Vorgaben der Diagnose-Systeme zu vier Subskalen zusammengefasst: (1) Zwangshandlungen, (2) Zwangsgedanken, (3) Zwanghafte Persönlichkeitsmerkmale und (4) Körperdysmorphe Symptome & Tricho-/Dermatillomanie. Für diese vier Skalen können Kennwerte ermittelt werden. Zusätzlich kann ein Kennwert für die Gesamtsymptomatik Zwangsspektrum berechnet werden, in die alle 26 Items zur Erfassung der Symptomkriterien eingehen.

Für den FBB-ZWA liegen repräsentative Normen für das Elternurteil bei 4- bis 6-jährigen, 7- bis 10-jährigen, 11- bis 13-jährigen und 14- bis 17-jährigen Jungen und Mädchen vor. Für den SBB-ZWA, der ab dem Alter von 11 Jahren beantwortet werden kann, liegen Normen für 11- bis 13-jährige und 14- bis 17-jährige Jungen und Mädchen vor. Beide Fragebogen erwiesen sich als weitgehend faktoriell valide und sind überwiegend hinreichend intern konsistent.

3.1.5 EAZ-Zwangsstörungen – Allgemeines Explorationsschema für Zwangsstörungen

Tabelle 17: Kurzbeschreibung EAZ-Zwangsstörungen

Beurteiler	Klinische Beurteilung auf der Basis der Exploration des Kindes/Jugendlichen und/oder seiner Eltern
Spezifität	Störungsspezifisch – Zwangsstörungen
Altersbereich	Kindes- und Jugendalter
Quelle	Goletz, H. & Döpfner, M. (in Vorb.). Zwangsstörungen: Ein Therapieprogramm für Kinder und Jugendliche mit Angst- und Zwangsstörungen (THAZ) – Band 3. Göttingen: Hogrefe.
Bezug	Buchhandel

Das Allgemeine Explorationsschema für Zwangsstörungen wurde in Anlehnung an das Allgemeine Explorationsschema für Leistungsängste – EAZ-Leistungsängste (Suhr-Dachs & Döpfner, 2015) entwickelt. Durch die Befragung des Kindes/Jugendlichen und seiner Eltern dient das Verfahren dazu, eine Übersicht hinsichtlich folgender Bereiche zu erlangen:

- Vorstellungsanlass und spontan berichtete Problematik (insbesondere Zwangsgedanken und Zwangshandlungen sowie damit zusammenhängende unangenehme Emotionen),
- Symptom- und Verhaltensanalyse (Entstehung und Verlauf der Symptomatik, eigene Bewältigungsversuche und Vorbehandlungen),
- Andere (komorbide) psychische Auffälligkeiten,
- Entwicklungsgeschichte des Kindes/Jugendlichen,
- Schule und Schulleistungen,
- Familiärer und sozialer Hintergrund (insbesondere Einbindung der Familienmitglieder in die Zwangssymptomatik, potenzielle zwanghafte Tendenzen der Eltern, familiäre psychische Auffälligkeiten oder körperliche Erkrankungen, Bedingungen in der Schule/am Ausbildungsplatz und in der Gleichaltrigengruppe, Bedingungen des psychosozialen und kulturellen Umfeldes, einschließlich schädigender Einflüsse, ungewöhnliche oder traumatische Lebensbedingungen),
- Interessen, Aktivitäten, Kompetenzen und positive Eigenschaften des Kindes/Jugendlichen,
- Einstellungen zur Symptomatik und zur Therapie.

Psychometrische Daten liegen für dieses Verfahren, das als Explorationshilfe auch die Therapieplanung erleichtern kann, nicht vor.

3.1.6 FABS – Familien-Anpassungs-und-Belastungs-Skala – Kind

Tabelle 18: Kurzbeschreibung des FABS

Beurteiler	Klinische Beurteilung auf der Basis eines halbstrukturierten Interviews der Eltern
Spezifität	Störungsspezifisch – Zwangsstörungen
Altersbereich	Kindes- und Jugendalter
Quelle	Bestandteil des Diagnostikums für Zwangsstörungen im Kindes- und Jugendalter (DZ-KJ). (Goletz, Adam & Döpfner, in Vorb.). Göttingen: Hogrefe.
Bezug	Testzentrale Göttingen

Die Familien-Anpassungs-und-Belastungs-Skala – Kind (FABS) ist eine übersetzte und modifizierte Fassung der Family Accommodation and Impact Scale-Child (FAIS-C; Freeman & Garcia, 2009a) und Teil des Diagnostikums für Zwangsstörungen im Kindes- und Jugendalter (DZ-KJ; Goletz et al., in Vorb.). Sie beinhaltet ein Verfahren zur Erfassung eines Spektrums von Anpassungs-Verhaltensweisen der Familienmitglieder an die Zwangssymptomatik des Kindes/Jugendlichen sowie der Auswirkungen seiner Symptome auf die Eltern und andere Familienmitglieder. Zu Beginn des an die Eltern gerichteten halbstrukturierten Interviews wird die aktuelle Zwangssymptomatik des Kindes/Jugendlichen erfragt. Daran anschließend werden in den Items 1 bis 13 die Auswirkungen der Zwangsstörung auf die Familie ermittelt (Beruhigungen/Rückversicherungen, Tolerieren des ungewöhnlichen Verhaltens des Kindes, Unterstützung von und Teilnahme an Zwangshandlungen, Sorgen (Verzweiflung)/ Vorwürfe, Unterstützung von Vermeidung, Hilfe bei einfachen Aufgaben oder Entscheidungen, Übernahme der Pflichten des Kindes, Wahrnehmung der Auswirkung des Eingebundenseins, Konsequenzen der Begrenzung des Eingebundenseins).

Das Verfahren (die übersetzte und modifizierte Fassung der Family Accomodation and Impact Scale-Child, FAIS; Freeman & Garcia, 2009a) basiert auf der für erwachsene Zwangspatienten entwickelten Family Accommodation Scale for Obsessive Compulsive Disorder (FAS; Calvocoressi et al., 1995, 1999). Die Fragetechniken hinsichtlich der Belastung in der Family Accomodation and Impact Scale-Child wurden in Anlehnung an die Impact on Family Scale (Stein & Riessman, 1980) formuliert. Die Family Accommodation Scale for Obsessive Compulsive Disorder und die Impact on Family Scale erwiesen sich als reliable und valide Instrumente (Calvocoressi et al., 1999; Stein & Riessman, 1980; Stein & Jessop, 2003). Für die Family Accomodation and Impact Scale-Child und die Familien-Anpassungs-und-Belastungs-Skala-Kind liegen bislang keine psychometrischen Daten vor.

3.1.7 FKAU-Z – Fragebogen zu Kausalattributionen bei Zwangsstörungen

Tabelle 19: Kurzbeschreibung FKAU-Z

Beurteiler	Mehrdimensionaler Fragebogen zur Erfassung von Kausalattributionen des Kindes/Jugendlichen
Spezifität	Störungsspezifisch – Zwangsstörungen
Altersbereich	Kindes- und Jugendalter (ab 11 Jahren)
Quelle	Bestandteil des Diagnostikums für Zwangsstörungen im Kindes- und Jugendalter (DZ-KJ). (Goletz, Adam & Döpfner, in Vorb.). Göttingen: Hogrefe.
Bezug	Testzentrale Göttingen

Der Fragebogen zu Kausalattributionen bei Zwangsstörungen (FKAU-Z, Goletz et al., in Vorb.) stellt ein Verfahren zur Erfassung von Ursachenattributionen im Rahmen von Störungskonzepten hinsichtlich der Zwangsstörung dar. Das Messinstrument basiert auf dem Fragebogen Störungskonzepte bei psychischen Problemen von Jugendlichen (SPPJ) von Schmidt und Kollegen (2003), der sowohl Ursachenattributionen als auch Kontrollüberzeugungen erfasst. 15 ursachenattributionsbezogene Items dieses Fragebogens wurden zwangsspezifisch modifiziert und 11 neu entwickelte zwangsspezifische Items ergänzt, so dass dieser Fragebogen, anders als der SPPJ, ausschließlich kausalatttributionsbezogene Items enthält. Der Fragebogen zu Kausalattributionen beinhaltet 26 Items, die zu vier Subskalen zusammengefasst werden (siehe auch Dengs, 2017):

- *Internale Ursachenattributionen* (14 Items),
- *External-personenbezogene Ursachenattributionen* (3 Items),
- *External-zufallsbezogene Ursachenattributionen* (5 Items),
- *Magische Ursachenattributionen* (4 Items).

Die Beantwortung der Items erfolgt auf einer vierstufigen Likert-Skala (0 = stimmt überhaupt nicht, 1 = stimmt eher nicht, 2 = stimmt überwiegend, 3 = stimmt vollkommen).

In einer ersten Studie zur Psychometrie erwies sich der Fragebogen als reliabel. Es liegen Quartile als orientierende Normen vor (Zwangspatienten als Referenzstichprobe).

3.1.8 FKON-Z – Fragebogen zu Kontrollattributionen bei Zwangsstörungen

Tabelle 20: Kurzbeschreibung FKON-Z

Beurteiler	Mehrdimensionaler Fragebogen zur Erfassung von Kontrollattributionen des Kindes/Jugendlichen
Spezifität	Störungsspezifisch – Zwangsstörungen
Altersbereich	Kindes- und Jugendalter (ab 11 Jahren)
Quelle	Bestandteil des Diagnostikums für Zwangsstörungen im Kindes- und Jugendalter (DZ-KJ). (Goletz, Adam & Döpfner, in Vorb.). Göttingen: Hogrefe.
Bezug	Testzentrale Göttingen

Der Fragebogen zu Kontrollattributionen bei Zwangsstörungen (FKON-Z, Goletz et al., in Vorb.) beinhaltet ein Messinstrument zur Erfassung von Kontrollüberzeugungen bezüglich der Zwangsstörung. Das Verfahren beruht, wie auch der Fragebogen zu Kausalattributionen (siehe S. 129), auf dem Fragebogen Störungskonzepte bei psychischen Problemen von Jugendlichen (SPPJ) von Schmidt und Kollegen (2003). Es erfolgte eine zwangsspezifische Modifikation von 21 kontrollüberzeugungsspezifischen Items des SPPJ und eine Neuentwicklung von 12 zwangsspezifischen Items. Somit umfasst der Fragebogen zu Kontrollattributionen insgesamt 33 Items, die auf einer vierstufigen Likert-Skala (0 = stimmt überhaupt nicht, 1 = stimmt eher nicht, 2 = stimmt überwiegend, 3 = stimmt vollkommen) beantwortet werden. Die Items können den folgenden drei Subskalen zugeordnet werden (siehe auch Dengs, 2017):

- *Internale Kontrollattributionen* (15 Items),
- *External-personenbezogene Kontrollattributionen* (7 Items),
- *External-zufallsbezogene Kontrollattributionen* (11 Items).

In einer ersten psychometrischen Studie konnte die Reliabilität des Verfahrens aufgezeigt werden (Dengs, 2017). Quartile liegen als orientierende Normen vor (Zwangspatienten als Referenzstichprobe).

3.2 Verfahren zur Therapie bei Kindern und Jugendlichen mit Zwangsstörungen

3.2.1 Zwangsstörungen. Ein Therapieprogramm für Kinder und Jugendliche mit Angst- und Zwangsstörungen (THAZ – Zwangsstörungen)

Das Therapieprogramm für Kinder und Jugendliche mit Angst- und Zwangsstörungen (THAZ) stellt ein umfassendes Behandlungsprogramm zur multimodalen Behandlung juveniler Angst- und Zwangsstörungen dar. Die ersten beiden Bände des

Therapieprogramms beinhalten die Diagnostik und Therapie von Kindern und Jugendlichen mit Leistungsängsten (Band 1; Suhr-Dachs & Döpfner, 2015) und sozialen Ängsten (Band 2; Büch & Döpfner, 2012). Band 3 umfasst die Diagnostik und Therapie von Kindern und Jugendlichen mit Zwangsstörungen (Goletz & Döpfner, in Vorb.).

Das Therapieprogramm für Kinder- und Jugendliche mit Zwangsstörungen (THAZ – Zwangsstörungen) beinhaltet ein multimodales verhaltenstherapeutisches Behandlungskonzept im Einzelsetting für Kinder im Alter von 4 bis 18 Jahren, das durch seinen modularen Aufbau einen *individuellen Behandlungsansatz* eines Kindes oder Jugendlichen mit einer Zwangsstörung ermöglicht. Die Behandlung schließt kind-, familien- und elternzentrierte Interventionen, gegebenenfalls ergänzt durch schul-, erzieher- und ausbildungszentrierte Interventionen, ein. Das Therapieprogramm beinhaltet folgende Behandlungsbausteine:

- Beziehungsaufbau und Ressourcenaktivierung,
- Psychoedukation (von Kindern/Jugendlichen, Eltern sowie Erziehern/Lehrern/Ausbildern) und Therapiemotivation,
- Bearbeitung problem(mit-)verursachender und aufrechterhaltender familiärer Bedingungen,
- Bearbeitung problem(mit-)verursachender und aufrechterhaltender schulischer und anderer Bedingungen (z. B. im Kindergarten bzw. Ausbildungsplatz),
- Kognitive Interventionen bezüglich dysfunktionaler Kognitionen,
- Exposition mit Reaktionsmanagement,
- Emotionsfokussierende Methoden, Interventionen zur Steigerung sozialer Kompetenzen sowie Interventionen zur Stabilisierung des Behandlungserfolges und zu Rückfallprophylaxe.

Potenziell auftretende Schwierigkeiten bei der Durchführung von Interventionen werden thematisiert und jeweilige Lösungsmöglichkeiten beschrieben. Die einzelnen Bausteine können in Abhängigkeit von der Störungsmanifestation individuell assimiliert und durchgeführt werden. Das Behandlungsprogramm enthält umfangreiche Materialien (Informations- und Arbeitsblätter) bezüglich der unterschiedlichen Interventionen für das Kind bzw. den Jugendlichen, aber auch seine Bezugspersonen, da die Einbeziehung der Eltern und gegebenenfalls anderer wichtiger Bezugspersonen aus dem Umfeld des Kindes/Jugendlichen in den therapeutischen Prozess im Allgemeinen als wesentlich erachtet wird. Jüngeren Kindern werden mittels Geschichten über ein Mädchen (als Identifikationsfigur), das lernt, seine Zwänge nach und nach abzubauen, die einzelnen Behandlungsschritte altersadäquat vermittelt. Die Wirksamkeit des Behandlungsprogramms wird derzeit in einer Pilotstudie untersucht.

3.2.2 Zwangsstörungen bei Kindern und Jugendlichen. Ein Therapiemanual

Das modulare Behandlungsprogramm Zwangsstörungen bei Kindern und Jugendlichen (Wewetzer & Wewetzer, 2012) ist für Kinder und Jugendliche im Alter von 8 bis

18 Jahren konzipiert worden und kann im Rahmen der Einzeltherapie sowohl im stationären als auch im ambulanten Behandlungssetting angewandt werden. Es umfasst folgende Module, die in einzelne Sitzungen gegliedert werden:

- Modul I – Diagnostik (Basis- und störungsspezifische Diagnostik),
- Psychotherapeutische Fallkonzeption (Erstellen eines Behandlungsplanes),
- Modul II – Psychoedukation des Kindes/Jugendlichen und der Eltern,
- Modul III – Erste therapeutische Maßnahmen zur Eingrenzung der Zwänge (durch das Kind bzw. den Jugendlichen sowie auch Reduktion der Einbindung der Familienmitglieder in die Zwangssymptomatik),
- Modul IV – Kognitive Interventionen zur Bearbeitung von Denkverzerrungen,
- Modul V – Exposition mit Reaktionsmanagement (therapeutenbegleitet, kotherapeutenbegleitet, selbstständig),
- Modul VI – Psychopharmakotherapie (Indikationen, Möglichkeiten, Grenzen, gegebenenfalls Durchführung),
- Modul VII – Nachsorge (Stabilisierung des Behandlungserfolges, Rückfallprophylaxe, ergänzende Behandlungen).

Elternsitzungen sind in den Modulen Diagnostik, Psychoedukation, erste therapeutische Maßnahmen zur Eingrenzung der Zwänge, Exposition mit Reaktionsmanagement, Psychopharmakotherapie und Nachsorge vorgesehen.

Die Therapiemodule können in Abhängigkeit vom individuellen Bedarf (auch in Kombination) eingesetzt werden, daher ist die Sitzungsanzahl variabel (15 + x). Für die verschiedenen Module liegen vielfältige Informations- und Arbeitsblätter vor. Jüngeren Kindern werden die diagnostischen und therapeutischen Inhalte mittels der Geschichte vom Jungen Nick, der eine Zwangssymptomatik aufweist, und dem Fantasiewesen „Puck“ als visualisiertem Zwang vermittelt. Potenzielle Schwierigkeiten, die bei Anwendung der verschiedenen Interventionen auftreten können, werden thematisiert und entsprechende Lösungsmöglichkeiten dargestellt.

3.2.3 Kognitive Verhaltenstherapie bei Zwangsstörungen. Ein Therapiemanual

Das für erwachsene Zwangspatienten entwickelte Therapiemanual „Kognitive Verhaltenstherapie bei Zwangsstörungen“ (Lakatos & Reinecker, 2016) stellt ein umfassendes Behandlungsprogramm dar. Im Rahmen des therapeutischen Vorgehens werden Beziehungsgestaltung, Motivations- und Zielklärung einschließlich potenzieller Schwierigkeiten ausführlich dargelegt. Die Durchführung spezieller Interventionen wird praxisorientiert beschrieben, insbesondere Verschiebung der Problemdefinition (vom Inhalt der Befürchtungen zur Überzeugung, aufdringliche Gedanken und unangenehme Emotionen zu haben), Exposition mit Reaktionsmanagement, kognitive Interventionen bezüglich dysfunktionaler Grundannahmen, spezifische Interventionen für Zwangsgedanken, emotionsfokussierende Interventionen, Techniken zur Veränderung der Selbst- und Weltsicht und problematischer Beziehungsgestaltung sowie Stabilisierung des Behandlungserfolges und Rückfallprophylaxe. Überdies werden die Kennzeichen hinsichtlich der Behandlung von Unvollständigkeitsgefühlen und

Hortzwängen dargelegt. Es liegen einige Materialien vor. Die dargestellten Interventionen sind auch für Jugendliche mit Zwangsstörungen anwendbar.

3.2.4 Zwangsstörungen. Kognitiv-verhaltenstherapeutisches Behandlungsmanual

Das kognitiv-verhaltenstherapeutische Behandlungsmanual (Oelkers & Hautzinger, 2013) stellt ein umfassendes Therapiekonzept für erwachsene Zwangspatienten dar, das zwei Module beinhaltet. Während im ersten Modul die unmittelbare Behandlung der Zwangssymptomatik fokussiert wird, umfasst das zweite Modul ein soziales Adaptationstraining zur Bearbeitung sozialer Defizite, die für Zwangspatienten charakteristisch sind. Modul I beinhaltet 15 Sitzungen. Nach einer Einführungssitzung wird, neben einer umfassenden Psychoedukation (aus lerntheoretischer, kognitiver, netzwerktheoretischer sowie neurobiologischer Sicht und mit biografischem Hintergrund; Sitzungen 2 bis 6), das Erkennen und Verändern problematischer Kognitionen und Verhaltensweisen sowie das Erstellen einer eigenen Verhaltensanalyse erarbeitet (Sitzungen 7 und 8). Im Anschluss an die Vorbereitung auf die Expositionsübungen (Sitzungen 9 und 10) erfolgt die Durchführung von Expositionsübungen (therapeutenbegleitet oder selbstständig: Sitzungen 11 bis 14). Das Modul wird mit einer Rückfallprophylaxe und der Fokussierung weiterer Problembereiche beendet (Sitzung 15). Modul II, das 11 Sitzungen beinhaltet, dient der adäquaten Wahrnehmung der eigenen Bedürfnisse und Emotionen, der angemessenen Formulierung dieser Bedürfnisse in sozialen Situationen und der Akzeptanz einer potenziellen Nichterfüllung dieser Bedürfnisse. In diesem Zusammenhang ist auch die Umstrukturierung dysfunktionaler Grundeinstellungen (Schuld und Verantwortung, Perfektion sowie Fehlschlag- und Kritikangst) relevant.

Das Therapieprogramm ist sowohl für das Gruppen- als auch für das Einzelsetting konzipiert. Die Expositionssitzungen (Sitzungen 11 bis 14) werden jedoch als Einzelexpositionen (mit Begleitung durch den Therapeuten) durchgeführt.

Zu den Interventionen liegen vielfältige Arbeitsblätter vor. In einer Untersuchung einer Vorversion des ersten Moduls von 10 Sitzungen im Gruppensetting ergaben sich signifikante Reduktionen der Zwangssymptomatik (Ebel, 2004). Eine nach einer Gruppenbehandlung der Zwangssymptomatik erfolgte Studie zur Wirksamkeitsuntersuchung des sozialen Adaptationstrainings (Hofmann, 2006; Wahlheim, 2006) zeigte Verbesserungen hinsichtlich der sozialen Unsicherheit (Erfassung mittels Fragebogen und Verhaltensbeobachtung) der Patienten auf. Unter Berücksichtigung weiterer leichter, aber nicht signifikanter Reduktionen der Zwangssymptomatik nach dem sozialen Adaptationstraining kann dieses als empfehlenswerte Ergänzung der Behandlung der Zwangssymptomatik betrachtet werden. Das Therapieprogramm kann auch bei Jugendlichen mit Zwangsstörungen eingesetzt werden.

4 Materialien

Übersicht	
M01	Allgemeines Explorationsschema für Zwangsstörungen (EAZ-Zwangsstörungen)
M02	Selbstbeobachtungsbogen für Zwangsgedanken und Zwangshandlungen (SBZZ)
M03	Problemliste – Zwangssymptomatik

M01 Allgemeines Explorationsschema für Zwangsstörungen (EAZ-Zwangsstörungen)[1]

Untersucher:	Datum:
Name:	Geburtsdatum:
Adresse:	
Versichert bei: Krankenkasse:	

1 Familienzusammensetzung

	Vor- und Nachname	Geb.	Alter	Schule/Beruf	Anmerkung
Patient					
Mutter					
Vater					
Geschwister					
Geschwister					
Geschwister					
Andere					
Andere					
Andere wichtige Personen außerhalb der Familie (z. B. getrenntlebende Elternteile, Halbgeschwister)					

2 Kindergarten/Schule/Beruf

Kindergarten/Schule: Erzieherin/Lehrerin:	Klasse:
Adresse:	
Zustimmung der Eltern zu Kontaktaufnahme?	

1 aus Goletz und Döpfner (in Vorb.); in Anlehnung an Suhr-Dachs und Döpfner (2015)

3 Vorstellungsanlass und spontan berichtete Probleme (z. B. Ängste oder andere unangenehme Gefühle (insbesondere Ekel, Scham) vor Situationen oder Ereignissen; Zwangsgedanken; Zwangshandlungen)
Vorstellung veranlasst durch:
Problem 1:
Problem 2:
Problem 3:
Problem 4:
Problem 5:
Wer ist besorgt und warum?
Warum wird das Kind zu diesem Zeitpunkt vorgestellt?
Erwartungen von Eltern und Kind in Bezug auf die Vorstellung (Diagnostik, Beratung, Therapie)

4 Weitergabe und Einholung von Information
Einverständnis der Sorgeberechtigten, dass der Untersucher Informationen über das Kind mündlich/schriftlich weitergibt an (Art der Information spezifizieren):
Informationen über das Kind mündlich/schriftlich einholt (Art der Information spezifizieren):
Art des Einverständnisses (mündlich/schriftlich):

5 Symptom- und Verhaltensanalyse			
5.1 Verhaltensanalyse (siehe Tabelle am Ende des Explorationsschemas)			
5.2 Erstmaliges Auftreten des Problemverhaltens im Alter von:			
Spezifische Auslöser (external und internal), z. B. Veränderungen der eigenen Lebenssituation (z. B. Schulwechsel, Wohnortwechsel), Veränderungen innerhalb des Familiensystems (Verlust eines Familienmitglieds der Aufenthaltsfamilie), Entwicklungskrisen:			
Symptomatisches Verhalten damals (Beschreibung auf den vier Symptomebenen: Behavioral, kognitiv, emotional, physiologisch):			
Damalige Reaktionen der Umgebung:			
5.3 Symptomverlauf und -bewältigung			
Problementwicklung seit erstem Auftreten und Zusammenhang mit bestimmten Veränderungen (z. B. Umschulung, Pubertät, Auszug eines Geschwisterkindes). Schwankungen, symptomfreie Phasen, Verschlimmerungen:			
Art der Bewältigungsversuche durch den Patienten, Familie, Schule und Erfolg:			
5.4 Vorbehandlungen (psychotherapeutische sowie pharmakologische)			
Alter (bei Beginn)	Behandlung	Dauer	Verlauf

6 **Andere psychische Auffälligkeiten**	**Stärke**	**Alter (bei Beginn)**
Problemstärke: 0 = nicht vorhanden; 1 = leicht; 2 = deutlich; 3 = stark		
Interaktionsverhalten (z. B. überangepasst, scheu, sozial unsicher, demonstrativ, distanzgemindert):		
Aggressiv-dissoziales Verhalten (z. B. dominant, oppositionell, aggressiv, lügen, stehlen):		
Intelligenz, Entwicklungsstörungen (z. B. Artikulation, expressive Sprache, Motorik), schulische Fertigkeiten:		
Aktivität und Aufmerksamkeit (z. B. verminderte/gesteigerte Aktivität, Impulsivität, Unaufmerksamkeit):		
Psychomotorik (z. B. Tics, Stereotypien, abnorme Gewohnheiten wie Nägelbeißen):		
(Andere) Ängste:		
– Soziale Ängste		
– Isolierte Phobien		
–		
–		
Stimmung und Affekt (z. B. depressiv, reizbar, mangelndes Selbstvertrauen, interessenlos, innere Unruhe, euphorisch):		
Essverhalten (z. B. verminderte oder erhöhte Nahrungsaufnahme, Heißhungerattacken):		

Körperliche Beschwerden unabhängig von der Zwangssituation (z. B. Appetitverlust, Erbrechen, Einnässen, Einkoten, Schlafstörungen):		
Denken und Wahrnehmung (z. B. gehemmt/verlangsamt, umständlich/weitschweifig, inkohärent, Halluzination, Wahn):		
Gedächtnis, Orientierung und Bewusstsein:		
Andere Störungen (z. B. selbstverletzendes Verhalten, Suizidgedanken, Alkohol-/Drogenmissbrauch):		

7 Entwicklungsgeschichte des Patienten
Schwangerschaftswunsch, Schwangerschafts-/Geburtskomplikationen, Komplikationen in der Neugeborenenperiode:
Verzögerungen der frühkindlichen Entwicklung (Sitzen, Krabbeln, Laufen, erste Worte, Sauberkeit):
Entwicklung der Sprache (Sprachverständnis, Artikulation, Wortschatz, Satzbildung), Grobmotorik (Laufen, Ballspiele, Radfahren), Feinmotorik und der visuellen Wahrnehmung (Zeichnen), des Spielverhaltens (Ausdauer, Kreativität, Differenziertheit), der praktischen und sozialen Selbstständigkeit und der Sauberkeit (Einnässen, Einkoten):
Temperamentsmerkmale im Säuglings- und Kleinkindalter (z. B. Verhaltenshemmung, Ängste, Schlafprobleme, Störungen der Nahrungsaufnahme, häufiges Schreien, Koliken, Unruhe, Belastungen der Eltern dadurch):

Ritualisierte Verhaltensweisen im Kindesalter (z. B. immer das gleiche Spiel spielen (insbesondere Regel- und Reimspiele), immer eine bestimmte Ordnung einhalten, nur einschlafen nach einem bestimmten Einschlafritual, häufiges Nachfragen bzw. Rückversichern bei den Eltern) oder abergläubisches Verhalten (Glücksbringer, Rituale vor Wettkämpfen):
Bei Schulkindern: Verhalten/Probleme im Kindergartenalter (u. a. Reaktionen auf Kindergartenbesuch, z. B. Trennungsängste oder soziale Ängste, Entwicklungsverzögerungen, Perfektionismus, Entscheidungsschwierigkeiten, Übertriebenes Verantwortungsgefühl):
Bei Kindern > 10 Jahre: Verhalten/Probleme im Grundschulalter (u. a. Reaktionen auf Veränderungen, soziale Ängste, Gleichaltrigenbeziehungen, Perfektionismus, Entscheidungsschwierigkeiten, Übertriebenes Verantwortungsgefühl):
Bei Adoleszenten: Verhalten/Probleme in Pubertät und Adoleszenz (u. a. Reaktion auf Schulwechsel, Pubertätsentwicklung, Ablösungsprobleme, Gleichaltrigenbeziehungen, Perfektionismus, Entscheidungsschwierigkeiten, Übertriebenes Verantwortungsgefühl):
8 Schule und Schulleistungen
Schullaufbahn (Schulwechsel, Klassenwiederholungen):
Betreuung in einer Förder-/Sondereinrichtung, Förder-/Sonderbeschulung oder spezielle Förderung (z. B. als Integrationsmaßnahme):
Schulische Stärken und Schwächen (fächerbezogen beschreiben mit Angabe der Zensuren):
Lern- und Leistungsmotivation:
Lern- und Arbeitsverhalten (zeitliche Organisation, Arbeitsplatz):
Lernhilfen (z. B. Hausaufgabenbetreuung, Nachhilfe-Lehrer):

9 Familiärer und sozialer Hintergrund
9.1 Haushalt und Familie
Familienzusammensetzung und Veränderungen der Zusammensetzung:
Berufliche, finanzielle und Wohnsituation (einschließlich Privat- und Intimsphären):
Aufgabenverteilung in der Familie und familiäre Aktivitäten (Alltagsleben, Freizeit- und Erholungsaktivitäten) und Zufriedenheit damit:
Familienregeln, Grenzen und ihre Beachtung durch die Familienmitglieder:
Beziehungen des Kindes/Jugendlichen zu Geschwistern und anderen Familienmitgliedern (Wärme, Konflikte, Vertrauen, Abhängigkeit, Unabhängigkeit, Rivalität):
Vorherrschende emotionale Stimmung in der Familie (unterstützend, kritisierend oder feindselig, übermäßige oder zu geringe Kontrolle):
Allianzen innerhalb der Familie und Rolle des Kindes dabei; Position des Kindes im Familiensystem:
Problemlöse- und Kommunikationsstil der Familie:
Erziehungseinstellungen und -praktiken (z. B. Überbehütung, Kontrolle, wenig Zutrauen, Überforderung, Leistungsorientierung):
Vergangene und gegenwärtige Belastungen und Krisen in der Familie (z. B. durch Krankheiten, Unfälle, Trennungen, Arbeitslosigkeit):

Einbindung der Familienmitglieder in die Zwangssymptomatik des Kindes (Einkäufe bzw. Besorgungen (z. B. Reinigungsmittel) für die Zwänge; (stellvertretende) Durchführung von Zwangshandlungen; Unterstützung des Kindes bei der Vermeidung zwangsauslösender Situationen; Rückversicherungen geben; Vermeidung bestimmter Situationen, Orte, Menschen aufgrund der Zwangssymptomatik des Kindes):
9.2 Eltern
Stärken, Schwächen und Konfliktbereiche als Person, als Paar und als Eltern:
Zwanghafte Tendenzen der Eltern (Perfektionismus, Zwangssymptome, Zwangsstörung):
Einstellungen der Eltern zum Kind, einschließlich Hoffnungen, Ängste, Erwartungen, Enttäuschungen oder Bereiche fehlender Übereinstimmung hinsichtlich des Kindes:
Erfahrungen in den Herkunftsfamilien der Eltern, welche die allgemeinen Einstellungen oder das Verhalten dem Kind gegenüber beeinflusst haben:
Art der Bindung der Eltern an das Kind im Verlauf der Entwicklung; Qualität der Eltern-Kind-Beziehung:
9.3 Psychische Störungen und körperliche Erkrankungen bei Familienmitgliedern/ Verwandten ersten Grades
Art der Störungen/Erkrankungen (insbesondere Zwangs-, Tic-, Angst- und depressive Störungen) und Auswirkungen auf die Familie:
9.4 Bedingungen in der Schule/am Ausbildungsplatz und in der Gleichaltrigengruppe
Integration des Kindes in der Schule, Teilnahme an spontanen oder organisierten Gleichaltrigen-Aktivitäten:

Anzahl und Art der Freunde (Präferenzen bezüglich Alter und Geschlecht), soziale Kompetenzen und Defizite:
Ressourcen (z. B. Kleingruppenunterricht, Kleingruppenbeschäftigung, Integrationsmaßnahmen, Förderunterricht) und belastende Bedingungen (z. B. Gruppen-/Klassengröße, Anteil verhaltensauffälliger Kinder) in der Schule:
Leistungsklima der Schule (z. B. starke Leistungsorientierung und hohe Anforderungen):
Lehrer-Kind-Beziehung und Lehrer-Eltern-Beziehung:
9.5 Bedingungen des psychosozialen und kulturellen Umfeldes, einschließlich schädigender Einflüsse
Ethnischer, kultureller und religiöser Hintergrund:
Psychische Belastungen der Eltern am Arbeitsplatz:
Soziale Unterstützung und Abgrenzung durch Verwandte und Freunde:
9.6 Ungewöhnliche oder traumatische Lebensbedingungen (Art und Dauer, Reaktionen des Kindes und der Familie)
Gewalt (Misshandlung) in der Familie oder am Wohnort:
Sexueller Missbrauch, Vernachlässigung oder Überstimulation:
Andere Ereignisse mit traumatischem Charakter (z. B. Unfälle, Katastrophen):

10 Interessen, Aktivitäten, Kompetenzen und positive Eigenschaften des Kindes
Spielvorlieben, Freizeitaktivitäten (u. a. Fernseh-/und Computerkonsum):
Talente und Interessen (z. B. musische Begabung, Sport):
Andere positive Eigenschaften, Ressourcen und Kompetenzen (z. B. soziale Kompetenzen):
Religiöse und weltanschauliche Orientierung (Jugendliche):
Auswirkungen der Probleme auf diese Aktivitäten, Kompetenzen, Interessen (z. B. Einschränkungen):
11 Einstellungen zur Symptomatik und zur Therapie
Ursachen der Probleme (organische, psychische, familiäre, schulisches Umfeld) nach Meinung des Patienten: der Eltern: der Lehrer:
Therapieerwartungen des Patienten: der Eltern: der Lehrer:
Therapieziele (Zielsymptome und konkrete Ziele): des Patienten: 1. 2. 3. der Eltern: 1. 2. 3. der Lehrer: 1. 2. 3.

5.1 Verhaltensanalyse				
Auslösende Situation/ (Zwangs-)Gedanken	Art der Zwangshandlungen/-gedanken Reaktion (kognitiv/emotional/ physiologisch/behavioral)	Ausmaß von Angst/ Scham/Ekel/Unbehagen (0–100)	Konsequenzen (C+, C- …)	Beeinträchtigung des Pat./anderer (0–5)

M02 Selbstbeobachtungsbogen für Zwangsgedanken und Zwangshandlungen (SBZZ)[2]

Name: ______________________ Datum: ______________

Uhrzeit	Auslösende Situation/Gedanken	Art der Zwangshandlungen/ Zwangsgedanken	Ausmaß von Angst/ Scham/Ekelgefühl/ Unbehagen (0–100)	Dauer (Min.)
05.00 – 06.00				
06.00 – 07.00				
07.00 – 08.00				
08.00 – 09.00				
09.00 – 10.00				
10.00 – 11.00				
11.00 – 12.00				
12.00 – 13.00				
13.00 – 14.00				
14.00 – 15.00				
15.00 – 16.00				
16.00 – 17.00				
17.00 – 18.00				
18.00 – 19.00				
19.00 – 20.00				
20.00 – 21.00				
21.00 – 22.00				
22.00 – 23.00				
23.00 – 24.00				
00.00 – 01.00				

Gesamtbeurteilung:	
1. Wie lange haben die Zwangshandlungen/Zwangsgedanken insgesamt gedauert (Min./Std.)?	
2. Wie belastend waren die Zwangshandlungen/Zwangsgedanken heute insgesamt (0 bis 100)?	
Besondere Ereignisse:	

[2] aus Goletz et al. (in Vorb.)

M03 Problemliste – Zwangssymptomatik[3]

Name: ______________________ Datum: __________ Fragebogen ausgefüllt von: ☐ Kind ☐ Mutter ☐ Vater

Beurteile bitte für die vergangene Woche:
1. Wie häufig ist die beschriebene Zwangssymptomatik aufgetreten?
2. Wie belastend oder beeinträchtigend war die beschriebene Zwangssymptomatik?

Zwangsgedanken	Unangenehmes Gefühl (Angst, Scham, Ekel, Unbehagen)	Zwangshandlung/ gedankliches Ritual	Wie häufig trat der Zwang auf?*					Wie belastend war der Zwang?									
			nie	wenig	mäßig	viel	extrem viel	Kein Problem									Es hätte nicht schlimmer kommen können
1.			0	1	2	3	4	0	1	2	3	4	5	6	7	8	9
2.			0	1	2	3	4	0	1	2	3	4	5	6	7	8	9
3.			0	1	2	3	4	0	1	2	3	4	5	6	7	8	9
4.			0	1	2	3	4	0	1	2	3	4	5	6	7	8	9
5.			0	1	2	3	4	0	1	2	3	4	5	6	7	8	9

Ich habe mich in der vergangenen Woche durch die Zwangssymptomatik …	überhaupt nicht	leicht	mäßig	stark	extrem
1. … in der Schule/Ausbildung/im Beruf/beim Lernen beeinträchtigt gefühlt.	0	1	2	3	4
2. … im Freizeitbereich (Treffen mit Freunden, Hobbys, Vereine, Partys) beeinträchtigt gefühlt.	0	1	2	3	4
3. … im Familienleben (gemeinsame Aktivitäten, häusliche Aufgaben) beeinträchtigt gefühlt.	0	1	2	3	4
… *insgesamt* beeinträchtigt gefühlt.	0	1	2	3	4

***Bewertungsskala:** 0 = nie; 1 = wenig (weniger als 1 Std./Tag) oder bei gelegentlichem Aufdrängen (nicht mehr als 8 Mal am Tag); 2 = mäßig (1 bis 3 Std./Tag) oder bei häufigem Aufdrängen (nicht mehr als 8 Mal am Tag, aber die meisten Stunden am Tag sind frei von Zwängen); 3 = viel (mehr als 3 und bis zu 8 Std./Tag) oder bei sehr häufigem Aufdrängen (mehr als 8 Mal am Tag und während der meisten Stunden am Tag); 4 = extrem viel (mehr als 8 Std./Tag) oder fast konstantem Aufdrängen (zu zahlreich, um noch gezählt zu werden, und kaum eine Stunde vergeht, ohne dass mehrere Zwänge auftreten)

3 aus Goletz und Döpfner (in Vorb.)

5 Fallbeispiel

Das im Folgenden beschriebene Fallbeispiel entspricht den Richtlinien zur Anfertigung der Berichte an den Gutachter im Rahmen der Beantragung von Verhaltenstherapie (Punkt 1 bis 6; siehe dazu auch Bender et al., 2017), wobei jedoch der Umfang dieses Fallbeispiels die übliche Berichtslänge überschreitet.

Relevante soziodemografische Daten

Die 11 Jahre und 11 Monate alte Katja, die das fünfte Schuljahr einer Realschule besucht, wurde als ältestes Kind eines zu Therapiebeginn 44-jährigen vollzeitbeschäftigten Ausbildungsmeisters und einer 44-jährigen teilzeittätigen Fachlehrerin für Geistigbehinderte geboren. Katja hat noch einen zwei Jahre jüngeren Bruder, der das vierte Schuljahr einer Grundschule besucht. Katja und ihre Familie leben in einem Haus mit großem Grundstück (mit Stall für Pferde, Katzen und Tauben).

Symptomatik und psychischer Befund

Symptomatik. Katja wird zum Erstgesprächstermin von beiden Eltern begleitet. Die Eltern berichten, dass ihre Tochter unter starken Zwängen leide, die lediglich zu Hause aufträten. Katja gibt an „das ganze Haus, außer meinem Zimmer, ist total verseucht." Sie könne fast nichts mehr mit den Händen anfassen und auch ihre Eltern und ihren Bruder nicht mehr berühren. Ihr Zimmer, das „nicht verseucht" sei und in dem sie alles anfassen könne, dürfe niemand außer ihr betreten. In den übrigen Zimmern des Hauses fasse sie kaum mehr etwas an. Wenn sie etwas anfasse, dann müsse sie sich anschließend sofort die Hände waschen. Bevor sie in ihr Zimmer gehe, müsse sie sich immer intensiv waschen, insbesondere die Hände, aber auch den ganzen Körper. Daher betrete sie ihr Zimmer meist auch erst abends, nach zwei jeweils ca. 45-minütigen Waschritualen, eines vor dem Abendessen und eines nach dem Abendessen. Die Mutter ergänzt, dass sie sich nach dem zweiten Waschritual, das dadurch beendet werde, dass ein Elternteil den Wasserhahn zumache, nicht abtrockne und nackt bis in ihr Zimmer laufe. Ihr Bruder dürfe sich immer erst abends nach ihr waschen. Aufgrund ihrer langen „Waschepisoden", insbesondere der Hände, habe sie schon ganz „aufgesprungene" Hände. Da Katja auch nicht mehr mit den Eltern und ihrem Bruder zum Essen an einem Tisch sitzen könne, hätten die Eltern ihr einen „eigenen Esstisch mit eigenem Stuhl" gekauft, die sich neben dem familiären Tisch befänden, aber nur von Katja berührt und benutzt werden dürften. An diesem Esstisch führe sie auch ihre Hausaufgaben durch. Für das Essen nehme sie immer das gereinigte Geschirr direkt aus der Spülmaschine und tue sich, bei warmen Mahlzeiten, mit einem Esslöffel das Essen aus den Töpfen auf dem Herd direkt auf ihren Teller. Für das Frühstück oder andere kalte Mahlzeiten hole sie sich die entsprechenden Zutaten aus dem Kühlschrank und dem Vorratsraum. Damit ihr Schulranzen und die sich darin befindenden Unterrichtsmaterialien nicht „verseucht" würden, stehe dieser auch immer auf ihrem Esstisch.

Als Grund dafür, dass sie derzeit kaum mehr etwas berühre, gibt sie Ängste vor „Verseuchung“ durch die Fernbedienung des Fernsehers im Wohnzimmer und durch alle mit dieser in Berührung gekommenen Personen (Mutter, Vater und Bruder) sowie durch alle von diesen Personen berührten Gegenstände an. Sie berichtet über immer wiederkehrende Gedanken, wie beispielsweise „Das ist verseucht und wenn ich das anfasse, werde ich auch verseucht“, und „ein komisches Gefühl“ zu verspüren, wenn sie ein Familienmitglied oder Gegenstände im Haus berühre. Katjas Mutter berichtet, wenn ihre Tochter den Drang habe, Zwangshandlungen auszuführen, sei sie „sehr unruhig, herauszögernd, trödelnd, weinerlich aggressiv und unkontrolliert.“ Katja isoliere sich immer mehr, so dass auch Freizeitaktivitäten – insbesondere mit Gleichaltrigen – fast nicht mehr stattfänden.

Psychischer Befund und Ergebnisse psychodiagnostischer Testverfahren. Im Erstgesprächskontakt zeigt sich die körperlich altersgemäß entwickelte Katja freundlich, beantwortet zunächst Fragen zögerlich. Sie ist wach, bewusstseinsklar und zu allen Qualitäten orientiert. Ihr Ausdrucksverhalten ist adäquat, die Sprache klar und deutlich. Affektiv ist Katja schwingungsfähig, ihre Stimmung wirkt leicht gedrückt. Keine Hinweise auf formale Denkstörungen oder andere inhaltliche Denkstörungen (außer Zwangsgedanken). Kein Hinweis auf akute Selbst- und Fremdgefährdung.

Nach der Entwicklung eines guten Kontaktes zwischen Katja und der Therapeutin wird Katja zunehmend offener und spricht über die für sie sehr belastende Zwangssymptomatik. Sie berichtet, dass die Fernbedienung des Fernsehers „absolut verseucht“ sei. Sie gibt keine kognitiven Rituale an. Ihr Schamgefühl bezüglich der Zwangssymptomatik ist deutlich spürbar.

Zur differenzierten Diagnostik (einschließlich der weiteren Überprüfung komorbider Auffälligkeiten) werden klinische Beurteilungsverfahren, entsprechende Fragebogenverfahren und Selbstbeobachtungsmethoden eingesetzt.

Bezüglich der Zwangssymptomatik werden mittels der Symptomcheckliste der Deutschen Fassung der Children's Yale-Brown Obsessive Compulsive Scale (CY-BOCS-D; Goletz & Döpfner, 2011a, 2018.; vgl. auch Kap. 3.1.2) Katjas im Erstgespräch beschriebene Zwangsinhalte (Zwangsgedanken bezüglich Kontamination und Waschzwänge) untermauert. In der Ratingskala der CY-BOCS-D zur Bestimmung des Schweregrads der Zwangsstörung gibt Katja als Zeitaufwand für die Zwangsgedanken bzw. Zwangshandlungen „mäßig (1 bis 3 Std./Tag) oder bei häufigem Aufdrängen (nicht mehr als 8 Mal am Tag, aber die meisten Stunden am Tag sind frei von Zwangsgedanken bzw. Zwangshandlungen)“ an und beschreibt sich durch ihre Zwangssymptomatik bei sozialen Aktivitäten als „stark“ beeinträchtigt. Ihr Leidensdruck wird durch die Zwangsgedanken als „heftig, sehr häufig und sehr störend“, durch die Zwangshandlungen als „extrem“ beschrieben. Katja gibt an, „einige Anstrengungen“ zu machen, um den Zwangsgedanken und Zwangshandlungen „zu widerstehen“, jedoch lediglich „wenig Kontrolle“ bzw. „keine Kontrolle“ bezüglich der Zwangsgedanken bzw. Zwangshandlungen ausüben zu können. Zudem wird „vollständige Einsicht“ im Hinblick auf die Unsinnigkeit der Zwangsgedanken und Zwangshandlungen beschrieben. Bezüglich der mit Zwangsstörungen assoziierten Merkmale und Auffälligkeiten (Vermeidungsverhalten, Entscheidungsunfähigkeit,

Übertriebenes Verantwortungsgefühl, zwanghafte Langsamkeit/Antriebsverminderung und pathologisches Zweifeln) wird von Katja „extremes (extensives) Vermeiden um symptomauslösende Situationen zu vermeiden" angegeben.

In der Kinder- und Jugendlichenversion (ZWIK-S) des Zwangsinventars für Kinder und Jugendliche (Goletz et al., in Vorb.) erreicht Katja sehr auffällige Werte hinsichtlich der Subskala *Kontaminationsgedanken und Waschzwänge* (repräsentative Stichprobe: Stanine-Wert 9; klinische Stichprobe (Zwangserkrankte): Stanine-Wert 9). Die *Gesamtsymptomatik (Gesamtskala)* und die Subskala *Zwangsgedanken und Zwangshandlungen zu Katastrophen und Verletzungen* erweisen sich Bezug nehmend auf die repräsentative Stichprobe als auffällig (jeweils Stanine-Wert 8), im Vergleich zur klinischen Stichprobe als unauffällig (jeweils Stanine-Wert 6). Unter Bezugnahme auf die repräsentative Stichprobe zeigt sich die Subskala *Ordnungs- und Wiederholungszwänge* als grenzwertig auffällig (Stanine-Wert 7), verglichen mit der klinischen Stichprobe als unauffällig (Stanine-Wert 5).

In der Elternversion (ZWIK-E) des Zwangsinventars für Kinder und Jugendliche (Goletz et al., in Vorb.) werden von Katjas Mutter sehr hohe Werte bezüglich der Subskala *Kontaminationsgedanken und Waschzwänge* (repräsentative Stichprobe: Stanine-Wert 9; klinische Stichprobe (Zwangserkrankte): Stanine-Wert 8) angegeben. Die *Gesamtsymptomatik (Gesamtskala)* erweist sich unter Bezugnahme auf die repräsentative Stichprobe als sehr auffällig (Stanine-Wert 9), im Vergleich zur klinischen Stichprobe als grenzwertig auffällig (Stanine-Wert 7). Die Subskalen *Zwangsgedanken und Zwangshandlungen zu Katastrophen und Verletzungen* und *Ordnungs- und Wiederholungszwänge* zeigen sich Bezug nehmend auf die repräsentative Stichprobe als auffällig (Stanine-Wert 8 bzw. Stanine-Wert 9), verglichen mit der klinischen Stichprobe als unauffällig (Stanine-Wert 6 bzw. Stanine-Wert 5).

Ein Selbstbeobachtungsbogen für Zwangsgedanken und Zwangshandlungen (Goletz et al., in Vorb.), der von Katja jeweils an einem Werktag und einem Wochenendtag ausgefüllt wird (aufgrund ihres Alters und der Stärke der Zwangssymptomatik wird auf tägliche Bearbeitung über einen längeren Zeitraum verzichtet), bestätigt und ergänzt die von ihr anfangs beschriebene Waschzwangssymptomatik.

In der Familien-Anpassungs-und-Belastungs-Skala-Kind (FABS) (Goletz et al., in Vorb.) (Befragung der Mutter) werden viele *Auswirkungen der Zwangssymptomatik auf die Familienmitglieder*, insbesondere hinsichtlich des *Verlustes an Zeit, die mit anderen Aktivitäten verbracht werden könnte*, der *Unannehmlichkeiten rund ums Haus (z. B. das Badezimmer wird für eine lange Zeit benutzt)* und des *Veränderns der persönlichen Routine* deutlich. Die *Einbindung in die Zwangssymptomatik* führt bei der Mutter zu *eindeutigem, aber aushaltbaren Leidensdruck* und *leichtem Ärger*. Sie gibt an, Katja in der vergangenen Woche täglich *beruhigt zu haben, wenn sie Sorgen, Ängste oder Zweifel im Zusammenhang mit der Zwangssymptomatik ausdrückte,* Katjas *ungewöhnliche Verhaltensweisen sehr häufig* zu tolerieren und diese *täglich*, aber mit jeweils geringem Zeitaufwand, bei *der Durchführung ihrer Zwangshandlungen* sowie der *Vermeidung von Verhaltensweisen zu unterstützen*. Katjas Bruder hingegen ist, den Angaben der Mutter zufolge, nicht direkt in die Zwangsdurchführung einbezogen (indirekt z. B. durch sein erst im Anschluss an seine Schwester erfolgendes Waschen). Katjas Mutter *glaubt überhaupt nicht*, dass die *familiäre Einbindung in* die Zwangssymptomatik zu ihrer *Verbesserung* beiträgt, geht aber davon aus, dass sie *wesentlich zur Verbesserung Katjas Funktionsniveaus* ist. Als *Konsequenzen der Einbindungsbegrenzung* werden von der Mutter bei Katja *Verzweiflung* angegeben, sie *würde verbal ausfallend werden und drohen* sowie *ihre Zwangssymptomatik zunehmen*.

Im *Fragebogen zu Kausalattributionen bei Zwangsstörungen* (*FKAU-Z*; Goletz et al., in Vorb.) zeigen sich bei Katja im Vergleich zur klinischen Stichprobe überdurchschnittlich hohe *internale Ursachenattributionen* (1. Quartil, 75 % der klinischen Stichprobe (Zwangserkrankte) weisen geringere Ausprägungen auf). Bezüglich *external-zufallsbezogener Ursachenattributionen* gibt Katja höhere Werte an als 50 % der klinischen Stichprobe (3. Quartil). Im Hinblick auf *magische Ursachenattributionen* weisen 50 % der klinischen Stichprobe (2. Quartil) und in Bezug auf *external-personenbezogene Ursachenattributionen* 75 % der klinischen Stichprobe (1. Quartil) höhere Ausprägungen auf als das Mädchen.

Im *Fragebogen zu Kontrollattributionen bei Zwangsstörungen* (*FKON-Z*: Goletz et al., in Vorb.) zeigen sich bei ihr verglichen mit der klinischen Stichprobe (Zwangserkrankte) sowohl überdurchschnittlich hohe *internale Kontrollattributionen* als auch *external-personenbezogene Kontrollattributionen* (4. Quartil, 75 % der klinischen Stichprobe (Zwangserkrankte) weisen geringere Ausprägungen auf). Hinsichtlich *external-zufallsbezogener Kontrollattributionen* gibt Katja höhere Werte an als 50 % der klinischen Stichprobe (3. Quartil).

Zur Überprüfung komorbider Auffälligkeiten wurden Fragebogenverfahren eingesetzt. Im Elternfragebogen über das Verhalten von Kindern und Jugendlichen (CBCL 4–18; Arbeitsgruppe Deutsche Child Behavior Checklist, 1998a; Angaben der Mutter) manifestieren sich in den grenzwertig erhöhten *internalen Auffälligkeiten* (T-Wert 60) die grenzwertig erhöhten *Auffälligkeiten* bezüglich der Skala *schizoid/zwanghaft* (T-Wert 68). Alle anderen Skalen zeigen sich als unauffällig. Im Fragebogen für Jugendliche (YSR; Arbeitsgruppe Deutsche Child Behavior Checklist, 1998b) beschreibt Katja sich als überdurchschnittlich *schizoid/zwanghaft* (T-Wert 80). Alle anderen Subskalen sowie die entsprechenden übergeordneten Skalen und die Gesamtskala erweisen sich als unauffällig.

Sowohl Katjas Einschätzungen als auch die Einschätzungen ihrer Mutter in den Fragebögen (Selbst- (SBB) und Fremdbeurteilungsbogen (FBB)) zur Erfassung von Angststörungen (ANZ) und Depressiven Störungen (DES) des Diagnostik-Systems für Psychische Störungen nach ICD-10 und DSM-IV für Kinder- und Jugendliche (DISYPS-II) (Döpfner et al., 2008) ergeben keine Hinweise auf Angststörungen oder Depressivität.

Basierend auf der Exploration mit Katja und ihren Eltern, den ausgefüllten Selbstbeobachtungsbögen für Zwangsgedanken und Zwangshandlungen sowie den Ergebnissen der Deutschen Fassung der Children's Yale-Brown Obsessive Compulsive Scale (CY-BOCS-D) und des Zwangsinventars für Kinder und Jugendliche (ZWIK-S und ZWIK-E) wird mittels der Diagnose-Checkliste Zwangsstörungen (DCL-ZWA) aus dem Diagnostik-System für Psychische Störungen nach ICD-10 und DSM-

IV für Kinder und Jugendliche (DISYPS-II; Döpfner et al., 2008) die Diagnose einer Zwangsstörung gestellt. Bei Katja sind die Diagnosekriterien einer Zwangsstörung sowohl nach ICD-10 (Dilling et al., 2015) als auch nach DSM-IV (Saß et al., 2003) bzw. DSM-5 (American Psychiatric Association/Falkai et al., 2015) erfüllt. Gemäß des in der CY-BOCS-D ermittelten Schweregrades der Zwangssymptomatik (Gesamtscore 28) kann Katjas Zwangssymptomatik als „schwere Zwangsstörung" bezeichnet werden (American Academy of Child and Adolescent Psychiatry (AACAP), 2012). Verglichen mit der klinischen Stichprobe (Zwangserkrankte) zeigt sich Katja (Stanine-Wert 7) hoch betroffen von der Zwangssymptomatik. Nur 11 % der Referenzstichprobe erreichen noch deutlich höhere Werte als sie. Aufgrund des gleichwertigen Auftretens von Zwangsgedanken und Zwangshandlungen weist das Mädchen gemäß ICD-10 eine Zwangsstörung mit Zwangsgedanken und -handlungen, gemischt (F42.2) auf.

Differenzialdiagnostisch können Hirnverletzungen und körperliche Erkrankungen, Depressive Störungen, Psychotische Störungen, Tic-Störung, Autistische Störungen und Anankastische/Zwanghafte Persönlichkeitsstörung ausgeschlossen werden.

In der Wechsler Intelligence Scale for Children (Deutsche Ausgabe) – Fourth Edition (WISC-IV; Petermann & Petermann, 2011) erreicht Katja eine durchschnittliche Intelligenzleistung bei homogenem Skalenprofil (Gesamt-IQ: 91, Sprachverständnis (SV): Index-Wert: 92, Wahrnehmungsgebundenes Logisches Denken (WLD): Index-Wert: 94, Arbeitsgedächtnis (AGD): Index-Wert: 93, Verarbeitungsgeschwindigkeit (VG): Index-Wert: 97).

Somatischer Befund/Konsiliarbericht

Der ärztliche Konsiliarbericht weist neben der Zwangsstörung keine weiteren Auffälligkeiten auf.

Behandlungsrelevante Angaben zur Lebensgeschichte (ggf. auch zur Lebensgeschichte der Bezugspersonen), zur Krankheitsanamnese, zum funktionalen Bedingungsmodell

Die Schwangerschaft sei normal verlaufen. Bei der Geburt seien jedoch Komplikationen aufgetreten, so dass eine Zangengeburt erfolgt sei, bei der sich Katja einen Schädelbruch zugezogen habe. Die frühkindliche Entwicklung sei normal verlaufen. Die Beziehung zwischen Katja und ihren Eltern sei der Aussage der Mutter zufolge sehr gut. Es gebe jedoch eine „Einteilung" innerhalb der Familie. Katja sei schon immer „Mamas Kind", ihr Bruder „Papas Kind" gewesen. Die Mutter berichtet, dass, im Vergleich zu ihrem Sohn, ihre Tochter immer ein problemloses Kind gewesen sei, um das sie sich habe keine Sorgen machen müssen. „Unser Sohn hat von Anfang an immer viel geschrien. Ich konnte ihn keine fünf Minuten allein lassen. Damals ist unsere Tochter mit Sicherheit viel zu kurz gekommen." Der Mutter zufolge sei das Mädchen leicht eifersüchtig, verlange viel Beachtung und habe das Gefühl, nicht genügend geliebt zu werden („Meine Eltern haben den [Bruder] lieber als mich“). „Wenn es aber darauf ankommt, halten Katja und ihr Bruder zusammen.“ Die Tochter wolle lieber „kleiner und behütet sein.“

Im Alter von 7 Jahren habe Katja auf dem Spielplatz eine Augenverletzung durch eine Schaukel erlitten und einige Tage im Krankenhaus verbracht. Die Mutter berichtet, dass ihre Tochter in dieser Zeit sehr anhänglich gewesen sei. In der Schule sei es infolge der Augenverletzung zu Fehlzeiten gekommen. Aufgrund dieser Verletzung sei die Sehfähigkeit in diesem (linken) Auge beeinträchtigt.

Katja habe das dritte Grundschuljahr „wegen Überforderung und der Zwangsstörungen“ wiederholen müssen. Nach dem vierten Schuljahr sei sie auf eine Realschule gewechselt.

Begonnen habe die Zwangssymptomatik im Alter von sieben Jahren, vermutlich einige Wochen nach der Augenverletzung (genaue Zeitangaben dazu können nicht gemacht werden). Zu diesem Zeitpunkt habe Katja bestimmte Dinge nicht mehr angefasst (z.B. Pflanzen – „Die könnten giftig sein“). Ungefähr ein Jahr später hätten sich die Ängste vor Verseuchung durch die Fernbedienung des Fernsehers eingeschlichen. Zu diesem Zeitpunkt sei Katjas Mutter aufgefallen, dass, als sie einmal den Schulranzen ihrer Tochter in die Hand genommen habe, diese aggressiv geworden sei („Du sollst meine Sachen nicht anfassen“), anschließend zunächst den Schulranzen gereinigt und sich danach die Hände gewaschen habe.

Seit ca. 2 ½ Jahren leide Katja selbst sehr unter ihrer Symptomatik. Sie sei sehr verzweifelt und weine häufig. Auch die familiäre Situation sei sehr angespannt. Die Mutter reagiere auf die Zwangssymptomatik „tröstend, erklärend, versuchend, die Zwangshandlungen zu unterlassen oder zu verkürzen, an den Verstand appellierend, fordernd, bestimmend dieses zu lassen, schimpfend, resignierend hinnehmend, hilflos, schreiend.“ Bezüglich des ‚komischen Gefühls‘ „höre“ die Mutter „zunächst zu, erkläre, dass da doch gar nichts ‚dran’ sein kann, vertröste: Es wird schon Hilfe durch die Therapie erfolgen, appelliere an ihre Mithilfe, sie müsse auch etwas dagegen tun und wollen.“ Eine vor ca. 2 Jahren begonnene Spieltherapie habe sich als nicht effektiv erwiesen und sei vor 6 Monaten beendet worden. Die Eltern und Katja erhoffen sich von der psychotherapeutischen Behandlung eine Reduktion der Zwangssymptomatik. „Wir möchten, dass unser Kind wieder so fröhlich ist wie früher.“

Weitere psychische Störungen oder auch körperliche Erkrankungen in der Familie sind laut Angabe der Eltern sowohl mütterlicherseits als auch väterlicherseits nicht bekannt.

Im Allgemeinen habe Katja nie Probleme mit anderen Kindern gehabt. Sie sei zwar auch gerne alleine und schlendere im Garten herum, habe aber immer Freundinnen gehabt und viel mit anderen Kindern unternommen. Durch ihre Zwangssymptomatik habe sie sich jedoch sehr zurückgezogen. Sie wolle nicht mehr, dass andere Kinder sie besuchen, weil diese dann ihre Zwangshandlungen bemerkten. Auch den Töpferkurs, den sie bislang immer sehr gerne besucht habe, verweigere sie seit neuestem, da sie der Ton unter den Fingernägeln störe. Überdies reite sie sehr gerne.

Verhaltensanalyse

Makroanalyse. In Katjas lebensgeschichtlicher Entwicklung zeigen sich prämorbide Auffälligkeiten, die als potenzielle Risikofaktoren für die Entwicklung einer Zwangsstörung betrachtet werden können. Dazu gehört der Schädelbruch durch die Zangengeburt. Das häufige Schreien des Bruders in seinen ersten Lebensjahren und die damit zusammenhängende verstärkte elterliche Aufmerksamkeit gegenüber dem Bruder führten bei Katja mutmaßlich zu Unsicherheiten hinsichtlich ihrer Position im Familiensystem, die auch durch die Einteilung in „Mamas Kind" und „Papas Kind" letztlich nicht kompensiert werden konnten, und damit überdies zu einer defizitären Selbstwertentwicklung. Die Zwangssymptomatik kann als inadäquater Bewältigungsmechanismus zur Erlangung von Sicherheit (Nähe-Distanz-Regulation) im familiären System sowie in der Selbstwertentwicklung betrachtet werden. Katjas Augenverletzung kann in diesem Zusammenhang als weiterer potenzieller Risikofaktor, aber auch möglicherweise als auslösender Faktor für die Entstehung der Zwangsstörung angenommen werden.

Zur Aufrechterhaltung und Verstärkung des Problemverhaltens tragen inadäquate Bewertungsprozesse und operante Konditionierungsprozesse bei. Aufgrund der Durchführung der Waschzwänge sowie des damit verbundenen Vermeidungsverhaltens und der daraus resultierenden kurzfristigen Angst- und Spannungsreduktion, da die erwarteten aversiven Konsequenzen („verseucht" zu sein) nicht eintreten, sowie der Bestätigung der (Relevanz der) dysfunktionalen Kognitionen wird die Zwangssymptomatik (intrapersonal) positiv und negativ verstärkt. Überdies tragen zur Aufrechterhaltung und Verstärkung der Symptomatik (interpersonal) die Aufmerksamkeit der Eltern sowie auch die Kontrolle der elterlichen und brüderlichen Verhaltensweisen bei. Die Durchführung der Waschzwänge, einschließlich des Vermeidungsverhaltens verhindert eine Konfrontation (und damit Habituation) mit der in der Belastungssituation auftretenden Angst und damit die Erfahrung, dass die aversiven Konsequenzen auch nicht eintreten, wenn die Waschzwänge nicht durchgeführt werden (Korrektur dysfunktionaler Überzeugungen).

Mikroanalyse. Abbildung 7 zeigt ein SORCK-Schema für Katja.

Diagnose zum Zeitpunkt der Antragstellung

Die Diagnose erfolgt gemäß dem Multiaxialen Klassifikationssystem (Remschmidt et al., 2012):

Achse 1: Zwangsstörung mit Zwangsgedanken und -handlungen, gemischt (F42.2)
Achse 2: keine umschriebene Entwicklungsstörung
Achse 3: durchschnittliche Intelligenz
Achse 4: kein somatischer Befund
Achse 5: Keine assoziierten aktuellen abnormen psychosozialen Umstände
Achse 6: Mäßige soziale Beeinträchtigung in mindestens einem oder zwei Bereichen.

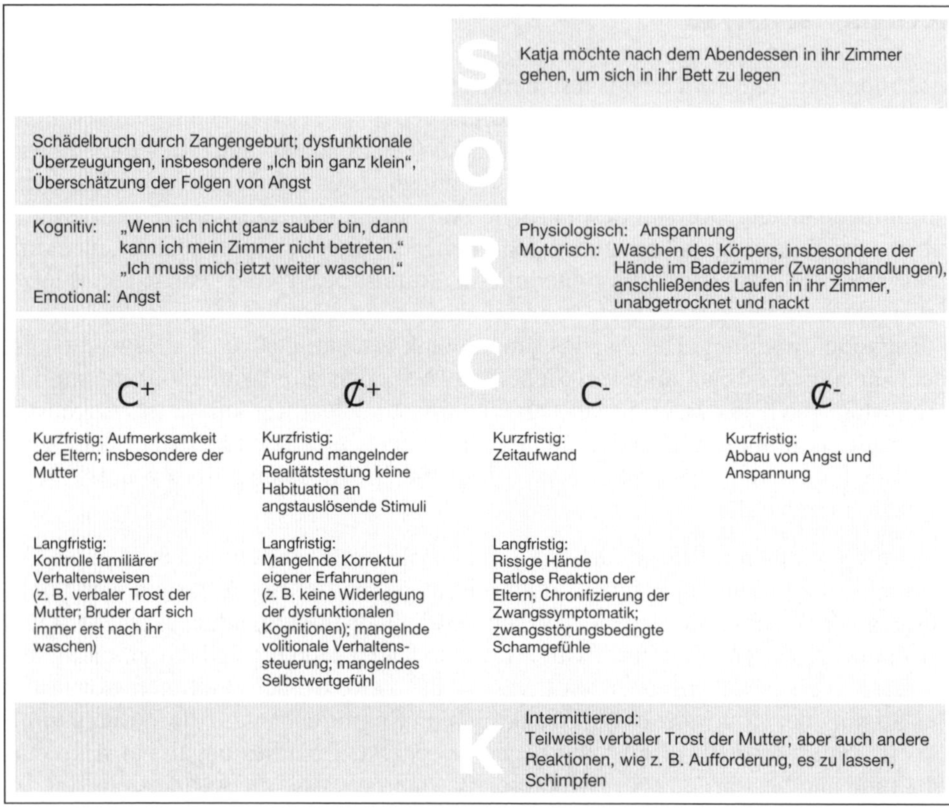

Erläuterung: S (Stimulus): Symptomauslösende Lebenssituation (extern/intern), O: Organismus, R: Reaktion, C: Konsequenzen, C⁺: positive Konsequenz (Angenehmes Ereignis folgt auf das Verhalten), ₵⁺: Wegfall einer positiven Konsequenz (Angenehmes Ereignis wird als Folge des Verhaltens beendet), C⁻: negative Konsequenz (Unangenehmes Ereignis folgt auf das Verhalten), ₵⁻: Wegfall einer negativen Konsequenz (Unangenehmes Ereignis wird als Folge des Verhaltens beendet), K: Kontingenz: Regelmäßigkeit, mit der die Konsequenz auf das Verhalten folgt (kontinuierlich: immer, intermittierend: teilweise, nicht immer)

Abbildung 7: SORCK-Schema für Katja

Behandlungsplan und Prognose

Katja wünscht sich, dass ihre „Zwänge wieder weggehen. Ich möchte wieder alles im Hause anfassen und machen können." Folgende Therapieziele wurden mit Katja und ihren Eltern vereinbart:

- Kindzentrierte Ziele:
  - Abbau der Zwangssymptomatik und der damit zusammenhängenden Ängste,
  - Modifizierung zwangsstörungsbezogener dysfunktionaler Kognitionen,
  - Stärkung des Selbstwertgefühls mit besonderem Fokus auf Selbstannahme sowie Autonomie, Ausdruck von Wünschen, Bedürfnissen und Umgang mit Emotionen (insbesondere auch im Rahmen der Familie und der Gleichaltrigengruppe).

- Familienzentrierte Ziele
  - Aufbau von Wissen bezüglich der Zwangssymptomatik,
  - Veränderung familiärer Bedingungen, die zur Aufrechterhaltung und Verstärkung der Symptomatik beitragen, vor allem Abbau der elterlichen Verstärkungsprozesse bezüglich Katjas Zwangssymptomatik sowie Stärkung der elterlichen Erziehungskompetenzen (insbesondere bezüglich der Rollen und Aufgaben der einzelnen Familienmitglieder im Familiensystem).

Als prognostisch günstig für den Therapieverlauf erscheinen Katjas hoher Leidensdruck und die hohe Therapiemotivation sowohl des Mädchens als auch der Eltern. Prognostisch ungünstig ist die Störungsdauer.

Der Behandlungsplan umfasst im Zusammenhang mit dem Abbau der Zwangssymptomatik:

- Kindzentrierte Interventionen
  - Graduierte Expositionsübungen (in vivo und in sensu) der angst- bzw. zwangsauslösenden Situationen mit Reaktionsmanagement (Berühren von Eltern, Bruder und Gegenständen im Haus sowie Wand- und Bodenflächen und anschließendes Unterlassen der entsprechenden Waschzwangsverhaltensweisen) im therapeutischen Setting und insbesondere im häuslichen Setting.
    Da davon ausgegangen wird, dass verhaltenstherapeutische Interventionen hinreichend effektiv sein werden, ist eine unterstützende pharmakologische Behandlung zunächst nicht indiziert, kann aber gegebenenfalls (zu einem späteren Zeitpunkt) erforderlich werden.
  - Kognitive Umstrukturierung zur Veränderung dysfunktionaler Grundannahmen und negativer Kognitionen, die sich auf das eigene Selbstwertgefühl beziehen (z. B. „Meine Eltern haben den lieber als mich“, „Ich bin ganz klein“), gegebenenfalls auch zwangsstörungsbezogener irrationaler Überzeugungen, wie z. B. Überschätzung der Folgen von Angst.
  - Herausstellen von Stärken (beispielsweise durch Erstellen eines Stärkenprofils); Einüben interaktionaler und sozialer Fertigkeiten mit besonderem Fokus auf die Bereiche Äußern von Wünschen und Bedürfnissen, Stellen von Forderungen bzw. Erwartungen und Umgang mit Kritik. Es werden erlebte bzw. bevorstehende aktuelle soziale Situationen detailliert analysiert (z. B. Ärger über Freundinnen), den eigenen Zielvorstellungen entsprechende adäquatere Verhaltensweisen im Rollenspiel mit alternierenden Rollenfunktionen eingeübt und diese Übungen in Alltagssituationen transferiert. In diesem Zusammenhang ist auch die (frühzeitige und umfassende) Wahrnehmung, Benennung und Regulation von Emotionen (z. B. mittels bewusster Atemsteuerung oder Aufmerksamkeitslenkung) mit einzubeziehen.
- Familienzentrierte Interventionen
  - Vermittlung von Informationen an Katja und ihre Eltern bezüglich Katjas Problematik und hinsichtlich ihrer ursächlichen und aufrechterhaltenden Bedingungen (Vermittlung des Störungsmodells gemäß der Bedingungsanalyse; vgl. Kap. 2.1.5).
  - Anleitung der Familienmitglieder zur Verminderung des elterlichen und geschwisterlichen Einbezugs in Katjas Zwangssymptomatik sowohl bezüglich der Durch-

führung oder Vermeidung von Zwangshandlungen (beispielsweise kein Schließen des Wasserhahns mehr durch die Eltern; abendliches jeweiliges Waschen der Geschwister in unterschiedlichen Badezimmern);
Thematisierung der Bedeutung elterlicher Anerkennung (positiver Verstärkung) der zwangs- und emotionsbewältigenden Verhaltensweisen von Katja und des Abbaus der elterlichen Zuwendung bezüglich Katja bei der Durchführung von Zwängen (gegebenenfalls Anleitung der Eltern zum adäquaten Einsatz von Lob);
Festlegung gemeinsamer Unternehmungen von Katja und ihrer Familie (oder auch Familienteilen);
Thematisierung und gegebenenfalls Veränderung von Rollen der einzelnen Familienmitglieder im Familiensystem; Anleitung der Eltern zur Förderung der Selbstständigkeit ihrer Tochter, indem sie ihr bestimmte Aufgaben übertragen; gegebenenfalls Anleitung der Eltern zur Unterstützung ihrer Tochter bei der Durchführung von Expositionsübungen im häuslichen Umfeld (kotherapeutische Unterstützung).

Therapieverlauf

Die psychotherapeutische Behandlung umfasst jeweils mindestens eine Therapiesitzung pro Woche, wobei im Rahmen der Expositionsbehandlungen Sitzungsanzahl und -dauer intensiviert werden können. Über den gesamten Behandlungszeitraum finden alleinige Therapiesitzungen mit Katja, alleinige Sitzungen mit den Eltern bzw. Elternteilen und gemeinsame Sitzungen mit Katja und ihren Eltern statt. Eine Sitzung erfolgt auf Katjas Wunsch mit ihr und ihrem Bruder, und eine Sitzung findet mit allen Familienmitgliedern statt.

Bezüglich der nachfolgend aufgeführten Interventionen ist zu berücksichtigen, dass diese nicht alle nacheinander sondern teilweise parallel durchgeführt wurden.

Zu Behandlungsbeginn liegt der therapeutische Fokus auf dem Aufbau einer tragfähigen und vertrauensvollen Beziehung zwischen Katja und der Therapeutin. Die Therapeutin zeigt Katja (bereits in den ersten therapeutischen Kontakten) auf, dass ihr die Problematik des Mädchens sehr vertraut ist. Es beruhigt Katja, dass andere Kinder ähnliche und einige „noch viel schlimmere Probleme haben“ und in die Behandlung kommen. Die Thematisierung von Katjas Interessen, ihrem häuslichen Umfeld mit den Tieren und die Durchführung von Gesellschaftsspielen (insbesondere auf Wunsch des Mädchens hin das Spiel „Das verrückte Labyrinth“) tragen zu einer vertrauensvollen therapeutischen Beziehung bei („Ich mag es, zu Ihnen zu kommen“). Als Ressourcenaktivierung werden mit Katja ihre Stärken herausgearbeitet („Dies kann und bin ich alles“: insbesondere fröhlich, ausdauernd, verständnisvoll, kann gut zuhören, kann gut mit Tieren umgehen), und im Verlauf des therapeutischen Prozesses werden diese und weitere Ressourcen immer wieder fokussiert („Dies hat mir heute an mir gefallen“: beispielsweise „Ich habe heute nicht geschrien, als Mama ins Badezimmer gekommen ist“, „Ich habe heute Svenja angesprochen, um mich mit ihr zu verabreden“).

Psychoedukation

Katja wird zunächst altersadäquat erklärt, wie eine Zwangsstörung definiert wird. Es werden ihr normale kognitive Prozesse (z. B. Bedeutsamkeit von Gedanken und deren potenzielle Konsequenzen, Unkontrollierbarkeit von Gedanken mittels des Beispiels des rosa Elefanten) und der Zusammenhang von Zwangsgedanken, unangenehmen Emotionen und Zwangshandlungen aufgezeigt. Zur Externalisierung der Zwangsproblematik malt sie „ihren Zwang" als grimmig schauendes kleines „Zwangsmännchen". Dieses wird mit schwarzem Stift gezeichnet, wobei der Bauch ein paar bunte Stellen aufweist, „damit er etwas fröhlicher aussieht". Als Katja im Gespräch über das Bild auf das Zwangsmännchen schaut und sagt: „Du sollst verschwinden!", wird von der Therapeutin hervorgehoben, dass es Möglichkeiten gibt, das Zwangsmännchen kleiner werden und möglichst sogar verschwinden zu lassen (siehe unten).

Im Elterngespräch werden die bereits vorhandenen Kenntnisse von Katjas Eltern über Zwangsstörungen durch Informationen über die Problematik ihrer Tochter vertieft (insbesondere Zusammenhang von Zwangsgedanken, Befürchtungen und Zwangshandlungen).

Hinsichtlich der mit Katja sowie auch ihren Eltern erfolgenden Erarbeitung eines gemeinsamen Störungsmodells werden entsprechend dem biopsychosozialen Modell (vgl. Kap. 1.4) die jeweiligen biologischen, psychosozialen, kognitiven und lerntheoretischen Faktoren herausgestellt und erläutert (siehe oben „Verhaltensanalyse"). In diesem Zusammenhang wird Katja ausdrücklich erklärt, wodurch die Zwangssymptomatik aufrechterhalten wird („das Zwangsmännchen stark gemacht werden kann"), insbesondere durch die elterliche und brüderliche Unterstützung bei der Durchführung und Vermeidung von Zwängen; siehe dazu Familienzentrierte Interventionen). Katja und ihren Eltern werden dann die verschiedenen Behandlungsmethoden erläutert.

Um Verständnis für die Zwangssymptomatik seiner Schwester zu erzielen, erklärt Katja, auf ihren Wunsch hin, in einer gemeinsamen Sitzung ihrem Bruder ihre Zwangsproblematik, einschließlich der aufrechterhaltenden Bedingungen, und stellt ihm auch die Behandlungsmöglichkeiten vor. Er zeigt sich diesbezüglich sehr interessiert und verständnisvoll.

Familienzentrierte Interventionen

Bezugnehmend darauf, dass es sehr große Anstrengung erfordert, sich der Durchführung von Zwängen oder ihrer Vermeidung zu widersetzen, sollen Katjas sämtliche Bemühungen, die Zwangshandlungen nicht auszuführen, von den Eltern durch besondere Anerkennung belohnt werden.

Nach der erneuten Betonung, dass es für ihren Abbau wichtig ist, die Zwänge nicht mehr durch die Familienmitglieder zu unterstützen (auch nicht durch Zuwendung und Aufmerksamkeit), werden mit Katja und ihrer Mutter alle entsprechenden Situationen in ihrem Familiensystem herausgestellt und aufgelistet (z. B. Nicht-Betreten von

Katjas Zimmer; Nicht-Berühren von Katja sowie ihrem Esstisch und Stuhl; Offen lassen aller Türen im Haus; Waschen des Bruders abends immer erst im Anschluss an Katja; Einkaufen eines Vorrats an Waschlotion durch die Eltern, da täglich eine Flasche von Katja benötigt wird; Schließen des Wasserhahns zum Abschluss ihres zweiten Waschrituals durch einen Elternteil).

Für eine schrittweise Reduktion der familiären Unterstützung von Katjas Zwängen wird sie gebeten, sich von der Liste eine Situation auszusuchen, die sie ohne familiäre Unterstützung (also alleine) durchführen möchte. Nachdem Katja das alleinige Schließen des Wasserhahns ausgewählt hat, werden mit ihr Möglichkeiten überlegt, wie sie dies umsetzen kann. Sie sagt, dass sie „ein Handtuch aufrollen" und damit dann das Wasser abstellen möchte. Im gemeinsamen Gespräch mit Katja und ihrer Mutter wird vereinbart, dass Katja ab sofort den Wasserhahn alleine schließt, und Mutter oder Vater dies nicht mehr tun. In der nächsten Therapiesitzung beschreibt Katja stolz, dass sie dies immer alleine geschafft habe. Überdies hätten sich auch die Eltern gefreut, „da sie mal wieder abends zusammen ins Kino gehen konnten." Als nächste Situation von der Liste wählt Katja das Öffnen und Schließen von Türen aus. Dazu wird mit Katja und ihrer Mutter vereinbart, dass die Eltern und ihr Bruder die Türen im Hause schließen, so dass Katja sie selbst öffnen muss. Zum Öffnen (oder auch Schließen) der Türen möchte sie mithilfe von Orangen oder anderem Obst die Türklinken herunterdrücken. Auch diese Umsetzung im häuslichen Setting gelingt ihr immer. Mit Katja und ihrer Familie wird überdies festgelegt, dass sich Katja und ihr Bruder abends in unterschiedlichen Badezimmern waschen bzw. Katja bis zu einer bestimmten Uhrzeit fertig sein muss, da sich ihr Bruder sonst vor ihr wäscht. Durch weitere Übungen (gemäß der aufgelisteten Situationen) wird so schrittweise die familiäre Unterstützung der Zwangssymptomatik abgebaut.

In Elterngesprächen wird die elterliche Aufmerksamkeit bzw. Zuwendung bezüglich ihrer Kinder thematisiert. Es wird verdeutlicht, dass durch die in der Vergangenheit vermehrte Aufmerksamkeit der Eltern gegenüber Katjas Bruder ihr diesbezügliches „Nachholbedürfnis", das sich auch in der Zwangssymptomatik manifestiert, verständlich ist. Als Möglichkeit der Zuwendung wird mit den Eltern die Durchführung gemeinsamer Aktivitäten bzw. Unternehmungen der Familie insgesamt oder auch von Familienteilen erarbeitet. In diesem Zusammenhang wird auch erörtert, inwieweit die Einteilung in „Mamas Kind" und „Papas Kind" sinnvoll ist (z.B. klare Zuordnung, möglicherweise weniger (Gelegenheit zum) Zusammensein mit oder auch Vertrauen(sentwicklung) zu dem jeweils anderen Elternteil). Neben der elterlichen Aufmerksamkeit wird auch die Autonomieförderung der Kinder, insbesondere Katjas, in Elterngesprächen thematisiert. Dazu werden die Entwicklungsaufgaben einer 12-Jährigen (bzw. eines 10-Jährigen) herausgestellt und Möglichkeiten der Autonomieförderung erarbeitet (z.B. Übernahme regelmäßiger häuslicher Aufgaben, Verabredung mit Freundinnen bzw. Freunden). Bei der Umsetzung ist jedoch zunächst noch Katjas Zwangssymptomatik zu berücksichtigen. Parallel zu den Elterngesprächen werden mit Katja ebenfalls altersgemäße Entwicklungsaufgaben aufgezeigt und ihre diesbezüglichen Wünsche herausgestellt (z. B. „mehr Freiheiten" zu haben, „mehr entscheiden" zu können). In einer Sitzung mit Katja, ihren Eltern und ihrem Bruder werden gemeinsam die Rollenfunktionen der Familienmitglieder herausgestellt und unterschiedliche Möglichkeiten der Rollenausführung erarbeitet (beispielsweise Mutter bzw. Vater als Fürsorger, Versorger, Vertraute(r), Vorbild; Tochter bzw. Sohn mit sich (bei zunehmendem Alter) erweiternden Handlungsräumen (vom Kind zur/zum Jugendlichen); Koalitionsbildungen von Familienmitgliedern). Dabei werden auch Wünsche der einzelnen Familienmitglieder an die jeweils anderen Familienmitglieder formuliert und Möglichkeiten, diese im Familienalltag umzusetzen, dargelegt (z. B. wünschen sich die Eltern mehr Pflichten für die Kinder, Katja wünscht sich mehr Freiräume und mehr Zeit mit Freundinnen, ihr Bruder wünscht sich mehr gemeinsames Spielen in der Familie). Es wird vereinbart, dass die Eltern mit ihren Kindern regelmäßige (wöchentliche) gemeinsame Aktivitäten planen und durchführen. Dabei sollen die Wünsche aller Familienmitglieder, mit wem sie welche Aktivität gemeinsam umsetzen, berücksichtigt werden. Katja wünscht sich in diesem Zusammenhang beispielsweise, dass die wöchentliche Fahrt zur Therapie dazu genutzt wird, nach der Therapiesitzung noch mit dem Elternteil, der mit ihr fährt, „etwas Schönes in der Stadt zu unternehmen". In einem gemeinsamen Gespräch mit Katja und ihren Eltern werden altersadäquate „Rechte und Pflichten" von Katja festgelegt (z. B. mehr Freiräume mit ihrem Taschengeld, eigenverantwortliches Kaufen von Schulmaterialien und teilweise auch von Freizeitmaterialien, wieder mehr Unternehmungen mit Freundinnen). Mit Katjas Bruder vereinbaren die Eltern zu Hause ebenfalls, dass er kleinere Aufgaben übernimmt.

Expositionsbehandlung mit Reaktionsmanagement

Zur Erfassung externer oder interner Stimuli, die die Zwangsgedanken oder Zwangshandlungen auslösen, erfolgt zu Beginn der Behandlung durch Katja und die Therapeutin gemeinsam die Erstellung einer Stimulushierarchie. Dazu werden in einem Gefühle-Thermometer diese Stimuli auf einer Skala von 0 bis 100 eingetragen, wobei 100 den am meisten belastenden, quälenden oder unangenehmen Stimulus und 0 den am wenigsten belastenden, quälenden oder unangenehmen Stimulus darstellen. Katja gibt die Fernbedienung des Fernsehers als den am meisten belastenden Stimulus (Eintrag bei 100) und die Computermaus (im Elternschlafzimmer) als den am wenigsten belastenden Stimulus (Eintrag bei 2) an. Überdies trägt sie Hoftor (bei 5), Papas Autotüren (bei 10), Waschmaschine im Waschraum (bei 20), Mama, Papa, Pferd Flicka, alles Übrige im Elternschlafzimmer (bei 30), Trockner und alles Übrige im Waschraum (bei 40), Fieberthermometer (bei 50), Türgriffe, Katze Sari, alles in der Küche und in den Badezimmern (bei 67), Bruder (bei 70), alles im Zimmer des Bruders (bei 73) und alles im Wohnzimmer (bei 86) ein.

Mittels dieses Gefühle-Thermometers (Stimulushierarchie) werden Katja und ihren Eltern die möglichen Vorgehensweisen und angenommenen Wirkmechanismen einer graduierten Expositionsbehandlung mit Reaktionsmanagement („das Zwangsmännchen kleiner werden oder verschwinden zu lassen") dargelegt, und Katja und ihre Eltern erklären sich mit dieser Behandlungsmethode einverstanden. Katja lehnt zunächst die Anwesenheit der Therapeutin bei Expositionsdurchführungen ab („Ich möchte das alleine schaffen") und möchte auch nicht, dass die Mutter sie nach Anleitung durch die Therapeutin dabei unterstützt. Grundsätzlich ist bei der Anwesenheit der Therapeutin bzw. des Therapeuten in der Expositionsbehandlung zu beachten, dass eine verdeckte Verantwortungsübergabe des Kindes bzw. Jugendlichen an die Therapeutin bzw. den Therapeuten die Interventionswirksamkeit beeinträchtigt. Selbstmanagement- (aktive Bewältigung der Zwangssymptomatik) und Selbstwertstärkungsaspekte mit berücksichtigend wird vereinbart, dass Katja unter genauer Anleitung der Therapeutin die Expositionsübungen im häuslichen Setting zunächst alleine durchführt.

Unter Bezugnahme auf das Gefühle-Thermometer entscheidet sich das Mädchen, die erste Expositionsübung mit der Computermaus – dem schwächsten Stimulus – durchzuführen. Zur Vorbereitung wird mit Katja zunächst festgelegt, wie sie die Computermaus anfasst, sie erst mit dem Zeigefinger der rechten Hand berührt und dann mit der ganzen rechten Hand umfasst. Überdies wird thematisiert, dass sie sich anschließend möglichst lange nicht die Hände waschen soll. Katja sagt, dass sie es schaffen möchte, auch wenn sie es unheimlich schwer finde und sich kaum vorstellen könne, das Händewaschen so lange wie möglich aufzuschieben (z. B. erst nach dem nächsten Toilettengang) und sie gibt an, dass sie sich direkt nach dem Verlassen des Elternschlafzimmers an ihren Esstisch setzt, um dort Hausaufgaben zu machen (ohne sich vorher die Hände zu waschen). Die Therapeutin lobt sie für ihren Mut und bekräftigt sie in ihrem Vorhaben. In einer Exposition in sensu stellt sich Katja unter therapeutischer Anleitung vor, wie sie in das offene Elternschlafzimmer zum Schreibtisch geht und die Computermaus zuerst mit dem rechten Zeigefinger berührt und (nach deutlicher Angstreduktion) dann mit der ganzen rechten Hand umfasst und auf dem Mousepad hin- und herschiebt. Katja gibt das Ausmaß ihrer höchsten Angst vor dem Betreten des Schlafzimmers (3 auf dem Gefühle-Thermometer), vor dem Berühren der Computermaus mit dem rechten Zeigefinger (5 auf dem Gefühle-Thermometer), während des Berührens (zunächst 14 und nach einigen Minuten 1 auf dem Gefühle-Thermometer), vor dem Umfassen mit der ganzen rechten Hand (7 auf dem Gefühle-Thermometer), während des Umfassens mit der ganzen Hand (17 auf dem Gefühle-Thermometer), während des Hin- und Herschiebens der Computermaus (19 auf dem Gefühle-Thermometer) und nach weiteren mehrere Minuten umfassenden Zeiträumen an. Nach der Angabe kaum mehr Angst zu haben (1 auf dem Gefühle-Thermometer) stellt sich Katja vor, wie sie sich an ihren Esstisch setzt und Hausaufgaben macht. Als sie auch hierbei kaum mehr Angst nennt (1 auf dem Gefühle-Thermometer) wird die Exposition in sensu beendet. Im Anschluss an die Nachbesprechung dieser Übung wird mit Katja vereinbart, diese Übung in vivo bis zur nächsten Therapiesitzung (in einer Woche) täglich nachmittags durchzuführen, wobei sie am nächsten Tag beginnen soll. Dazu soll sie in einem Expositions-Übungstagebuch das Ausmaß ihrer höchsten Angst, wie in der Exposition in sensu eingeübt, jeweils angeben. In einem vorher ausgemachten Telefonat am folgenden Tag gibt sie an, dass die Übung sehr gut funktioniert habe. Sie habe es „ganz schön lange irgendwie geschafft" (ca. 30 Minuten bis zum Toilettengang) ohne Händewaschen. Die Therapeutin lobt sie sehr dafür. Katja berichtet in der nächsten Therapiesitzung voller Stolz, dass ihr das An- und Umfassen der Computermaus „nichts mehr ausmacht. Ich habe es auch noch länger bis zum Waschen ausgehalten" (bis zu einer Stunde). Analog dieser Expositionsübung, die weiterhin durchgeführt werden soll (auch als Variation z. B. Umfassen der Computermaus auch mit der linken Hand und dann mit beiden Händen) erfolgen in den folgenden Therapiesitzungen Anleitungen zu weiteren Expositionsübungen mit Reaktionsmanagement (zunächst Hoftor, Türen des väterlichen Autos und Waschmaschine, mit jeweils anschließendem direkten Unterlassen des Händewaschens). Nach der Durchführung der Waschmaschinen-Expositionsübung gibt Katja bei der Auswahl der nächsten Übung an, dass das Berühren der Eltern noch zu schwierig sei. Sie streicht „Mama" und „Papa" auf dem Gefühle-Thermometer bei 30 durch und trägt sie jeweils bei 60 neu ein.

Zusätzlich zu diesen aufgelisteten Expositionsübungen möchte Katja auf ihren Wunsch hin die beiden abendlichen Händewaschrituale zeitlich verkürzen. Da sie sich nicht vorstellen kann, die beiden Rituale in ein Ritual zusammenzufassen, möchte sie beide Händewaschrituale jeweils analog kürzer durchführen. Es wird vereinbart, dass die Waschzeit beider Rituale jeweils nur noch 40 Minuten (vorher ca. 45 Minuten) betragen soll. Katja lehnt es aber ab, genau vorzubesprechen, wie sie ihre Waschrituale verkürzen kann und sagt: „Beim nächsten Mal erzähle ich Ihnen, wie ich es gemacht habe". In der nächsten Therapiestunde berichtet sie stolz, dass sie sich einen Wecker gestellt habe, sich „schneller" gewaschen und dann unmittelbar beim Klingeln des Weckers aufgehört habe. Die Therapeutin lobt sie sehr dafür. In den folgenden Wochen werden die Händewaschrituale jeweils schrittweise (um jeweils 5 Minuten) weiter verkürzt und weitere auf dem Gefühle-Thermometer aufgelistete Expositionsübungen (Berühren von Pferd Flicka, sowie Boden, Wände, Möbel und andere Gegenstände im Elternschlafzimmer) erfolgreich durchgeführt. Unmittelbar vor dem Sommerurlaub der Familie verstärkt sich die Zwangssymptomatik der Patientin massiv, nachdem es ihr nicht gelingt, einen Begrüßungs-Händedruck eines Freundes der Eltern, der zunächst diese und den Bruder mit Handschlag begrüßt, auszuschlagen. Katja kann außerhalb ihres Zimmers nun gar nichts mehr berühren. Sie hält sich nur noch in ihrem Zimmer auf, wäscht sich auch nicht mehr im Badezimmer, sondern lediglich mit etwas Sprudelwasser in ihrem eigenen Zimmer. Nach dem Sommerurlaub, in dem sie eine Babykatze von den Eltern bekommen hat, hält sie sich weiterhin, nun aber mit ihrer Katze, nur noch in ihrem Zimmer auf. Sie wäscht die Katze mit Seife und Sprudelwasser mehrmals täglich und betritt nun überhaupt nicht mehr das Badezimmer. Ihr Toilettenbedürfnis erledigt sie nun im Garten oder benutzt die „Katzentoilette" in ihrem Zimmer. Zu diesem Zeitpunkt sind Katja und ihre Eltern massiv belastet und das Mädchen sagt zum ersten Mal „[Die Therapeutin] muss zu mir nach Hause kommen". Katja, ihre Eltern und die Therapeutin vereinbaren eine Expositions-Intensivphase. In sechs mehrstündigen Sitzungen innerhalb eines dreiwöchigen Zeitraums werden Expositionsübungen in Anwesenheit der Therapeutin mit Böden, Wänden, Möbeln, Gegenständen der verschiedenen Zimmer sowie den Eltern und dem Bruder (ohne anschließendes Händewaschen) erfolgreich durchgeführt. Nachdem Katjas Katze in den Stall zu den anderen Katzen gebracht wird, wird die Expositions-Intensivphase mit Übungen im Elternschlafzimmer begonnen. Die Therapeutin fragt Katja vor, während (immer wieder in Abständen von mehreren Minuten), am Ende und nach der Expositionsübung nach dem Ausmaß ihrer höchsten Angst. Nach einer deutlichen Angstreduktion wird zur nächsten Expositionsübung übergegangen. Zwischen den einzelnen Therapiesitzungen übt das Mädchen täglich alle bisher durchgeführten Expositionsübungen. Unter Berücksichtigung, dass diese Therapiephase besonders belastend ist, wird Katja intensiv für die erfolgreiche Durchführung Ihrer Übungen gelobt. Katja ist sehr stolz auf ihre Therapiefortschritte und genießt es sehr, mehr und mehr wieder anfassen zu können. Im Rahmen der Expositionsübungen im Wohnzimmer wird die Expositions-Intensivphase mit dem An- und Umfassen der Fernbedienung des Fernsehers beendet. Katja sitzt im Wohnzimmer auf einem Sofa, auf dem sie noch nie gesessen hat (die Eltern hatten es ca. 10 Monate zuvor gekauft) mit der Fernbedienung in der Hand und schaut Fernsehen. In einem Telefonat mit der Mutter am nachfolgenden Tag spricht diese von „einem Wunder“. Die Tochter habe „am Abend mit der ganzen Familie im Wohnzimmer fernsehgeguckt. Wir mussten erst eine neue Sitzordnung für uns alle finden.“

Nach 51 Behandlungssitzungen weist Katja keine Zwangssymptomatik mehr auf. Zur Stabilisierung und Rückfallprophylaxe wird in den folgenden Sitzungen thematisiert, was passieren müsse, damit die Zwänge wieder zurückkämen. Katja gibt an, dass „etwas ganz Schlimmes“ passieren müsse (z. B. jemand wäre schwer verletzt), damit die Zwänge wieder auftreten könnten. „Dies wird mir aber nicht passieren, denn ich weiß ja, was ich dagegen tun kann.“ Dies aufgreifend werden die für sie hilfreichen therapeutischen Strategien gesammelt und als „Helfer-Liste“ (gegen das Zwangsmännchen) mit nach Hause genommen.

Weitere kognitiv-verhaltenstherapeutische Interventionen

Bezüglich Katjas Vorstellung, dass ihre Eltern ihren Bruder mehr lieben als sie, werden mit ihr Situationen herausgestellt, in denen die Eltern ihrem Bruder Aufmerksamkeit zeigen und Situationen, in denen ihr elterliche Aufmerksamkeit zukommt. In diesem Zusammenhang sind auch die gemeinsamen familiären Aktivitäten relevant (siehe oben „familienzentrierte Interventionen“). Aufgrund des durch die Zwangssymptomatik jahrelangen mangelnden Körperkontakts wünscht sich Katja nach Abschluss der Expositionsphase, dass sich die Mutter jeden Abend noch einige Minuten mit zu ihr ins Bett legt, um mit ihr den Tag zu reflektieren. Dies genießen beide sehr. Nach vier Monaten wird diese gemeinsame Abendreflexion wieder eingestellt, da Katja diese nicht mehr möchte und nun zunehmend mehr typisch jugendliche Verhaltensweisen zeigt („Ich habe keine Lust, dies zu tun“, „Muss das sein?“). Das Mädchen erkennt, dass sie derzeit nicht weniger Aufmerksamkeit von ihren Eltern erhält als ihr Bruder.

Hinsichtlich des Umgangs mit negativen Emotionen (insbesondere Angst und Wut) werden zunächst Beispiele von Situationen, in welchen bei ihr dieses jeweilige Gefühl aufgetreten ist, benannt. Anhand ihrer beschriebenen Situationen erfolgt mittels gezielten Nachfragens („Wie hast Du Dich gefühlt?“, „Wann hast Du dies zum ersten Mal gespürt?“) die Schulung ihrer Wahrnehmung der eigenen Gefühle. Die bisherigen Umgangsformen mit diesen Emotionen (z. B. Unterdrückung der Gefühle, da sie ins Unermessliche steigen könnten und damit nicht mehr aushaltbar wären; Herauslassen der Gefühle gegenüber jemandem, der unbeteiligt ist) werden hinterfragt (z. B. Wird die Angst tatsächlich endlos steigen und wie wirkt sich dies auf mich aus? Ist es sinnvoll, dass jemand anderes „meine Wut abbekommt“?) und adäquatere Möglichkeiten der Emotionsäußerung (z. B. direkt äußern, dass man etwas nicht gut findet oder sich über etwas ärgert) und Emotionsregulation (z. B. Akzeptanz der Emotion und seiner Bedeutung, Bauchatmung) erarbeitet. Anhand bevorstehender oder sich bereits ereigneter konkreter Alltagssituationen (Ausflugsplanung der Familie; Kinobesuch mit Freundinnen; Ärger über Freundin, weil sie etwas Versprochenes nicht eingehalten hat; Kritik einer Lehrerin, weil Katja vergessen hat ein Buch mitzubringen) werden das Äußern und gegebenenfalls Durchsetzen von Wünschen sowie das Stellen von Forderungen, aber auch der Umgang mit Kritik, zunächst im Rollenspiel eingeübt und dann in die jeweilige Alltagssituation transferiert. Katja berichtet stolz von Alltagssituationen, „die ich gut gelöst habe", und wird darin von der Therapeutin entsprechend bestärkt.

Im Verlauf des therapeutischen Prozesses wird die Stärkung des Selbstwertgefühls immer wieder in den Fokus genommen (neben der Ressourcenarbeit und der Selbstwirksamkeits- und Selbstwertstärkung durch die Expositionsübungen). Entsprechende dysfunktionale Kognitionen (wie z. B. „Ich bin ganz klein") werden hinterfragt (Wann ist jemand „ganz klein"? Woran mache ich fest, dass ich ganz klein bin?) und in funktionale Kognitionen geändert („Ich bin gar nicht klein", „Ich mag mich so, wie ich bin und bin stolz auf mich", „Ich habe schon viel, auch in der Behandlung, geschafft").

Im Kontakt zur Therapeutin bringt Katja auch zunehmend adäquater ihre Wünsche und Bedürfnisse zum Ausdruck („Muss ich das wirklich machen?" „Das finde ich aber gar nicht gut", „Wozu ist dies gut?", „Ich möchte heute über meine Freundin sprechen", „Ich möchte heute mal was richtig Schönes machen, nämlich Eis essen"). Schließlich gibt sie an, nicht mehr kommen zu wollen, da es ihr gut gehe.

Katjas Behandlung wird nach 62 therapeutischen Sitzungen mit der Möglichkeit einer bedarfsabhängigen Wiedervorstellung beendet. Die letzten sechs Sitzungen davon erstrecken sich zur Stabilisierung des Behandlungserfolges über den Zeitraum eines Jahres.

Abschlussdiagnostik

Im Rahmen der Abschlussdiagnostik werden neben der erneuten Durchführung einiger bereits zu Behandlungsbeginn angewandter klinischer Beurteilungsverfahren und entsprechender Fragebogenverfahren (siehe oben „Symptomatik und psychischer Befund") die Fragebögen zur Beurteilung der Behandlung (Therapeuten-, Eltern- und Patientenversion) (FBB; Mattejat & Remschmidt, 1998) angewandt.

Es zeigen sich keine Auffälligkeiten in den spezifischen Verfahren zur Zwangssymptomatik (*Deutsche Fassung der Children's Yale-Brown Obsessive Compulsive Scale (CY-BOCS-D)* und *Zwangsinventar für Kinder und Jugendliche (ZWIK-S und ZWIK-E)*).

Im *Fragebogen zu Kausalattributionen bei Zwangsstörungen* (*FKAU-Z*) und im *Fragebogen zu Kontrollattributionen bei Zwangsstörungen* (*FKON-Z)* ergeben sich verglichen mit den Ergebnissen zu Behandlungsbeginn teilweise Veränderungen in den Ausprägungen der Attributionsskalen.

Im FKAU-Z gibt Katja bezüglich *internaler Ursachenattributionen* und *external-zufallsbezogener Ursachenattributionen* höhere Werte an als 50 % der klinischen Stichprobe (3. Quartil). Im Hinblick auf *magische Ursachenattributionen* weisen 50 % der klinischen Stichprobe (2. Quartil) und in Bezug auf *external-personenbezogene Ursachenattributionen* 75 % der klinischen Stichprobe (1. Quartil) höhere Ausprägungen auf als das Mädchen.

Im FKON-Z zeigen sich bei Katja im Vergleich zu der klinischen Stichprobe weiterhin überdurchschnittlich hohe *internale Kontrollattributionen* (4. Quartil, 75 % der klinischen Stichprobe weisen geringere Ausprägungen auf). Sowohl bezüglich *external-personenbezogener Kontrollattributionen* als auch hinsichtlich *external-zufallsbezogener Kontrollattributionen* weisen jedoch 75 % der klinischen Stichprobe (1. Quartil) höhere Ausprägungen auf als Katja.

Im Elternfragebogen über das Verhalten von Kindern und Jugendlichen (CBCL 4–18; Angaben der Mutter) und im Fragebogen für Jugendliche (YSR) erweisen sich alle Skalen als unauffällig. Sowohl Katjas Einschätzungen als auch die Einschätzungen ihrer Mutter in den angststörungs- (SBB-ANZ bzw. FBB-ANZ) und depressionsspezifischen Fragebögen (SBB-DES bzw. FBB-DES) ergeben keine Hinweise auf Angststörungen oder Depressivität.

Bezüglich der Beurteilung der Behandlung (FBB-Fragebögen) schätzen Katja und ihre Mutter die Behandlung insgesamt als *sehr gut* ein (Skalenwert = 3.74 bzw. Skalenwert = 3.67), während der Vater und die Therapeutin die Behandlung insgesamt als *gut* einschätzen (Skalenwert = 3.10 bzw. Skalenwert = 3.46).

In einer katamnestischen Untersuchung fünf Jahre nach Behandlungsende zeigt Katja weiterhin keine Zwangssymptome mehr.

6 Literatur

Abramowitch, A., Abramowitz, J. S. & Mittelman, A. (2013). The neuropsychology of adult obsessive-compulsive disorder: A meta-analysis. *Clinical Psychology Review, 33*, 1163–1171. http://doi.org/10.1016/j.cpr.2013.09.004

Abramowitch, A., Abramowitz, J. S., Mittelman, A., Stark, S., Ramsey, K. & Geller, D. A. (2015). Research Review: Neuropsychological test performance in pediatric obsessive-compulsive disorder – a meta-analysis. *Journal of Child Psychology and Psychiatry, 56*, 837–847. http://doi.org/10.1111/jcpp.12414

Abramowitz, J. S. (2006a). *Obsessive-compulsive disorder. Advances in psychotherapy – Evidence-based practice*. Cambridge: Hogrefe.

Abramowitz, J. S. (2006b). *Understanding and treating obsessive-compulsive disorder. A cognitive-behavioral approach*. Mahwah, NJ: Lawrence Erlbaum.

Abramowitz, J. S., Taylor, S. & McKay, D. (2007). Psychological theories of obsessive-compulsive disorder. In E. A. Storch, G. R. Geffken & T. K. Murphy (Eds.), *Handbook of child and adolescent obsessive-compulsive disorder* (pp. 109–129). Mahwah, NJ: Lawrence Erlbaum.

Abramowitz, J. S., Whiteside, S. P. & Deacon, B. J. (2005). The Effectiveness of treatment for pediatric obsessive-compulsive disorder: A meta-analysis. *Behavior Therapy, 36*, 55–63. http://doi.org/10.1016/S0005-7894(05)80054-1

Abramowitz, J. S., Whiteside, S. P., Kalsy, S. A. & Tolin, D. F. (2003). Thought control strategies in obsessive-compulsive disorder: a replication and extension. *Behaviour Research and Therapy, 41*, 529–540. http://doi.org/10.1016/S0005-7967(02)00026-8

Abteilung für Neuropsychologie des Universitätsklinikums Bonn. (2002). *Padua Inventory – Washington State University Revised (PI-WSUR)*. Deutsche Übersetzung. Universität Bonn.

Alaghband-Rad, J. & Hakimshooshtary, M. (2009). A randomized controlled clinical trial of citalopram versus fluoxetine in children and adolescents with obsessive-compulsive disorder (OCD). *European Child & Adolescent Psychiatry, 18*, 131–135. http://doi.org/10.1007/s00787-007-0634-z

Alderman, J., Wolkow, R., Chung, M. & Johnston, H. F. (1998). Sertraline treatment of children and adolescents with obsessive-compulsive disorder or depression: pharmacokinetics, tolerability, and efficacy. *Journal of the American Academy of Child and Adolescent Psychiatry, 37*, 386–394. http://doi.org/10.1097/00004583-199804000-00016

Alderman, J., Wolkow, R. & Fogel, I. M. (2006). Drug concentration monitoring with tolerability and efficacy assessments during open-label, long-term sertraline treatment of children and adolescents. *Journal of Child and Adolescent Psychopharmacology, 16*, 117–129. http://doi.org/10.1089/cap.2006.16.117

Allsopp, M. & Verduyn, C. (1990). Adolescents with obsessive-compulsive disorder: a case note review of consecutive patients referred to a provincial regional adolescent psychiatry unit. *Journal of Adolescence, 13*, 157–169. http://doi.org/10.1016/0140-1971(90)90005-R

Alonso, P., Menchón, J. M., Segalàs, C., Jaurrieta, N., Jiménez-Murcia, S., Cardoner, N. et al. (2008). Clinical implications of insight assessment in obsessive-compulsive disorder. *Comprehensive Psychiatry, 49*, 305–312. http://doi.org/10.1016/j.comppsych.2007.09.005

Alvarenga, P. G., Hounie, A. G., Mercadante, M. T., Miguel, E. C. & do Rosario, M. C. (2007). Obsessive-compulsive disorder: A historical overview. In E. A. Storch, G. R. Geffken & T. K. Murphy (Eds.), *Handbook of child and adolescent obsessive-compulsive disorder* (pp. 1–15). Mahwah, NJ: Lawrence Erlbaum.

American Academy of Child and Adolescent Psychiatry (AACAP). (2012). Practice parameter for the assessment and treatment of children and adolescents with obsessive-compulsive disorders. *Journal of the American Academy of Child and Adolescent Psychiatry, 51*, 98–113. http://doi.org/10.1016/j.jaac.2011.09.019

American Psychiatric Association/Falkai, P. et al. (2015). *Diagnostisches und Statistisches Manual Psychischer Störungen – DSM-5®*. Göttingen: Hogrefe.

Angst, J., Gamma, A., Endrass, J., Goodwin, R., Ajdacic, V., Eich, D. & Rössler, W. (2004). Obsessive-compulsive severity spectrum in the community: prevalence, comorbidity, and course. *European Archives of Psychiatry and Clinical Neuroscience, 254*, 156–164. http://doi.org/10.1007/s00406-004-0459-4

Apter, A., Bernhout, E. & Tyrano, S. (1984). Severe obsessive compulsive disorder in adolescence: a report of eight cases. *Journal of Adolescence, 7*, 349–358. http://doi.org/10.1016/0140-1971(84)90015-0

Apter, A., Ratzoni, G., King, R.A., Weizman, A., Iancu, I., Binder, M. & Riddle, M.A. (1994). Fluvoxamine open-label treatment of adolescent inpatients with obsessive-compulsive disorder or depression. *Journal of the American Academy of Child and Adolescent Psychiatry, 33*, 342–348. http://doi.org/10.1097/00004583-199403000-00007

Arbeitsgruppe Deutsche Child Behavior Checklist (1998a). *Elternfragebogen über das Verhalten von Kindern und Jugendlichen; deutsche Bearbeitung der Child Behavior Checklist (CBCL/4–18). Einführung und Anleitung zur Handauswertung* (2. Aufl. mit deutschen Normen, bearbeitet von M. Döpfner, J. Plück, S. Bölte, K. Lenz, P. Melchers, K. Heim). Köln: Arbeitsgruppe Kinder-, Jugend- und Familiendiagnostik (KJFD).

Arbeitsgruppe Deutsche Child Behavior Checklist (1998b). *Fragebogen für Jugendliche; deutsche Bearbeitung der Youth Self-Report Form der Child Behavior Checklist (YSR). Einführung und Anleitung zur Handauswertung* (2. Aufl. mit deutschen Normen, bearbeitet von M. Döpfner, J. Plück, S. Bölte, K. Lenz, P. Melchers, K. Heim). Köln: Arbeitsgruppe Kinder-, Jugend- und Familiendiagnostik (KJFD).

Arbeitsgruppe Deutsche Child Behavior Checklist (2000a). *Elternfragebogen für Klein- und Vorschulkinder (CBCL/1½–5)*. Köln: Arbeitsgruppe Kinder-, Jugend- und Familiendiagnostik (KJFD).

Arbeitsgruppe Deutsche Child Behavior Checklist (2000b). *Fragebogen für ErzieherInnen von Klein- und Vorschulkindern (CRF/1½–5)*. Köln: Arbeitsgruppe Kinder-, Jugend- und Familiendiagnostik (KJFD).

Arbeitsgruppe „Psychoedukation bei schizophrenen Erkrankungen" in der Deutschen Gesellschaft für Psychoedukation (DGPE): Bäuml, J., Bechdolf, A., Behrendt, B., Bender, M., Berger, H., Bergmann, F. et al. (2008). I Konsensuspapier zu psychoedukativen Interventionen bei schizophrenen Erkrankungen. In J. Bäuml & G. Pitschel-Walz (Hrsg.), *Psychoedukation bei schizophrenen Erkrankungen* (S. 1–33). Stuttgart: Schattauer.

Arnold, P.D. & Richter, M.A. (2007). Genetics of obsessive-compulsive disorder: Evidence from pediatric and adult studies. In E.A. Storch, G.R. Geffken & T.K. Murphy (Eds.), *Handbook of child and adolescent obsessive-compulsive disorder* (pp. 175–212). Mahwah, NJ: Lawrence Erlbaum.

Asbahr, F.R., Castillo, A.R., Ito, L.M., Latorre, M.R., Moreira, M.N. & Lotufo-Neto, F. (2005). Group cognitive-behavioral therapy versus sertraline for the treatment of children and adolescents with obsessive-compulsive disorder. *Journal of the American Academy of Child and Adolescent Psychiatry, 44*, 1128–1136. http://doi.org/10.1097/01.chi.0000177324.40005.6f

Asbahr, F.R., Negrão, A.B., Gentil, V., Zanetta, D.M., da Paz, J.A., Marques-Dias, M.J. & Kiss, M.H. (1998). Obsessive-compulsive and related symptoms in children and adolescents with rheumatic fever with and without chorea: A prospective 6-month study. *American Journal of Psychiatry, 155*, 1122–1124. http://doi.org/10.1176/ajp.155.8.1122

Atladottir, H. O., Gyllenberg, D., Langridge, A., Sandin, S., Hansen, S. N., Leonard, H. et al. (2015). The increasing prevalence of reported diagnoses of childhood psychiatric disorders: a descriptive multinational comparison. *European Child and Adolescent Psychiatry, 24*, 173–183. http://doi.org/10.1007/s00787-014-0553-8

Bader, K. & Hänny, C. M. (2005). Diagnostik, Epidemiologie, Komorbidität und Verlauf der Zwangsstörungen. In H. Ambühl (Hrsg.), *Psychotherapie der Zwangsstörungen. Kranheitsmodelle und Therapiepraxis – störungsspezifisch und schulenübergreifend* (S. 12–29). Stuttgart: Thieme.

Barrett, P. M., Farrell, L., Dadds, M. & Boulter, N. (2005). Cognitive-behavioral family treatment of childhood obsessive-compulsive disorder: Long-term follow-up and predictors of outcome. *Journal of the American Academy of Child and Adolescent Psychiatry, 44*, 1005–1014. http://doi.org/10.1097/01.chi.0000172555.26349.94

Barrett, P. M., Farrell, L., Pina, A. A., Peris, T. S. & Piacentini, J. (2008). Evidence-based psychosocial treatments for child and adolescent obsessive-compulsive disorder. *Journal of Clinical Child & Adolescent Psychology, 37*, 131–155. http://doi.org/10.1080/153744 10701817956

Barrett, P. M., Healy-Farrell, L. & March, J. S. (2004). Cognitive-behavioral family treatment of childhood obsessive-compulsive disorder: A controlled trial. *Journal of the American Academy of Child and Adolescent Psychiatry, 43*, 46–62. http://doi.org/10.1097/00004583-200401000-00014

Barrett, P. M., Rasmussen, P. J. & Healy, L. (2001). The effect of obsessive–compulsive disorder on sibling relationships in late childhood and early adolescence: Preliminary findings. *The Australian Educational and Developmental Psychologist, 17*, 82–102. http://doi.org/10.1017/S0816512200028170

Barrett, P. M., Shortt, A. & Healy, L. (2002). Do parent and child behaviours differentiate families whose children have obsessive-compulsive disorder from other clinic and non-clinic families? *Journal of Child Psychology and Psychiatry, 43*, 597–607. http://doi.org/10.1111/1469-7610.00049

Baumann, K. (2007). Zwangsstörung und Religion aus heutiger Sicht. *Fortschritte der Neurologie, Psychiatrie, 75*, 587–592. http://doi.org/10.1055/s-2007-959184

Beck, N. (2004). Familiäre und psychosoziale Aspekte der Zwangsstörung im Kindes- und Jugendalter. In C. Wewetzer (Hrsg.), *Zwänge bei Kindern und Jugendlichen* (S. 84–96). Göttingen: Hogrefe.

Beig, I., Döpfner, M., Goletz, H., Plück, J., Dachs, L., Kinnen, C. & Walter, D. (2017). Alltagswirksamkeit kognitiver Verhaltenstherapie bei Kindern und Jugendlichen mit Zwangsstörungen in einer Ausbildungsambulanz. *Zeitschrift für Kinder- und Jugendpsychiatrie und Psychotherapie, 45*, 219–235. http://doi.org/10.1024/1422-4917/a000416

Bellino, S., Patria, L., Ziero, S. & Bogetto, F. (2005). Clinical picture of obsessive-compulsive disorder with poor insight: A regression model. *Psychiatry Research, 136*, 223–231. http://doi.org/10.1016/j.psychres.2004.04.015

Bender, C.; Berner, B.; Best, D.; Dilling, J.; Schaff, C. & Uhlemann, T. (2017). *Praxishandbuch Psychotherapie-Richtlinie und Psychotherapie-Vereinbarung*. Heidelberg: medhochzwei.

Bene, E. & Anthony, J. (1957). *Manual for the Family Relations Test*. London: NFER.

Berkman, J. M., Freeman, J. B., Garcia, A. M. & Leonard, H. L. (2007). Family-based treatment of early-onset obsessive-compulsive disorder. In E. A. Storch, G. R. Geffken & T. K. Murphy (Eds.), *Handbook of child and adolescent obsessive-compulsive disorder* (pp. 295–312). Mahwah, NJ: Lawrence Erlbaum.

Bernstein, G. A., Victor, A. M., Pipal, A. J. & Williams, K. A. (2010). Comparison of clinical characteristics of pediatric autoimmune neuropsychiatric disorders associated with streptococcal infections and childhood obsessive-compulsive disorder. *Journal of Child and Adolescent Psychopharmacology, 20*, 333–340. http://doi.org/10.1089/cap.2010.0034

Berthier, M. L., Kulisevsky, J., Gironell, A. & Heras, J. A. (1996). Obsessive-compulsive disorder associated with brain lesions: Clinical phenomenology, cognitive function, and anatomic correlates. *Neurology, 47*, 353–361. http://doi.org/10.1212/WNL.47.2.353

Berthier, M. L., Kulisevsky, J., Gironell, A. & López, O. L. (2001). Obsessive-compulsive disorder and traumatic brain injury: Behavioral, cognitive, and neuroimaging findings. *Cognitive and Behavioral Neurology, 14*, 23–31.

Birmaher, B., Waterman, G. S., Ryan, N., Cully, M., Balach, L., Ingram, J. & Brodsky, M. (1994). Fluoxetine for childhood anxiety disorders. *Journal of the American Academy of Child and Adolescent Psychiatry, 33*, 993–999. http://doi.org/10.1097/00004583-199409000-00009

Björgvinsson, T., Wetterneck, C. T., Powell, D. M., Chasson, G. S., Webb, S. A., Hart, J. et al. (2008). Treatment outcome for adolescent obsessive-compulsive disorder in a specialized hospital setting. *Journal of Psychiatric Practice, 14*, 137–145. http://doi.org/10.1097/01.pra.0000320112.36648.3e

Bloch, M. H., Craiglow, B. G., Landeros-Weisenberger, A., Dombrowski, P. A., Panza, K. E., Peterson, B. S. & Leckman, J. F. (2009). Predictors of early adult outcomes in pediatric-onset obsessive-compulsive disorder. *Pediatrics, 124*, 1085–1093. http://doi.org/10.1542/peds.2009-0015

Bloch, M. H., Landeros-Weisenberger, A., Rosario, M. C., Pittenger, C. & Leckman, J. F. (2008). Meta-analysis of the symptom structure of obsessive-compulsive disorder. *The American Journal of Psychiatry, 165*, 1532–1542. http://doi.org/10.1176/appi.ajp.2008.08020320

Bloch, M. H. & Storch, E. A. (2015). Assessment and management of treatment-refractory obsessive-compulsive disorder in children. *Journal of the American Academy of Child and Adolescent Psychiatry, 54*, 251–262. http://doi.org/10.1016/j.jaac.2015.01.011

Bolton, D., Collins, S. & Steinberg, D. (1983). The treatment of obsessive-compulsive disorder in adolescence – a report of 15 cases. *British Journal of Psychiatry, 142*, 456–464. http://doi.org/10.1192/bjp.142.5.456

Borda, T., Feinstein, B. A., Neziroglu, F., Veccia, T. & Perez-Rivera, R. (2013). Are children with obsessive-compulsive disorder at risk for problematic peer relationships? *Journal of Obsessive-Compulsive and Related Disorders, 2*, 359–365. http://doi.org/10.1016/j.jocrd.2013.06.006

Bossert-Zaudig, S. & Niedermeier, N. (2002). Therapiebegleitende Diagnostik und Messinstrumente bei Zwangsstörungen. In M. Zaudig, W. Hauke & U. Hegerl (Hrsg.), *Die Zwangsstörung. Diagnostik und Therapie* (2., aktualisierte und erweiterte Aufl., S. 79–90). Stuttgart: Schattauer.

Brauer, L., Lewin, A. B. & Storch, E. A. (2011). Evidence-based treatment for pediatric obsessive-compulsive disorder. *Israel Journal of Psychiatry and Related Sciences, 48*, 280–287.

Brown, G. W., Birley, J. L. T. & Wing, J. K. (1972). Influence of family life on the course of schizophrenic disorders: A replication. *British Journal of Psychiatry, 121*, 241–258. http://doi.org/10.1192/bjp.121.3.241

Büch, H. & Döpfner, M. (2012). *Soziale Ängste: Therapieprogramm für Kinder und Jugendliche mit Angst- und Zwangsstörungen (THAZ) – Band 2*. Göttingen: Hogrefe.

Büch, H., Döpfner, M. & Petermann, U. (2015). *Soziale Ängste und Leistungsängste*. Göttingen: Hogrefe. http://doi.org/10.1026/02537-000

Burns, G. L., Keortge, S. G., Formea, G. M. & Sternberger, L. G. (1996). Revision of the Padua Inventory of obsessive compulsive disorder symptoms: Distinctions between worry, obsessions, and compulsions. *Behaviour Research and Therapy, 34*, 163–173. http://doi.org/10.1016/0005-7967(95)00035-6

Calvocoressi, L., Lewis, B., Harris, M., Trufan, S.J., Goodman, W.K., McDougle, C.J. & Price, L.H. (1995). Family accommodation in obsessive-compulsive disorder. *The American Journal of Psychiatry, 152*, 441–443. http://doi.org/10.1176/ajp.152.3.441

Calvocoressi, L., Mazure, C.M., Kasl, S.V., Skolnick, J., Fisk, D., Vegso, S.J. et al., (1999). Family accommodation of obsessive-compulsive symptoms: Instrument development and assessment of family behavior. *The Journal of Nervous and Mental Disease, 187*, 636–642. http://doi.org/10.1097/00005053-199910000-00008

Canals, J., Hernández-Martínez, C., Cosi, S. & Voltas, N. (2012). The epidemiology of obsessive-compulsive disorder in Spanish school children. *Journal of Anxiety Disorders, 26*, 746–752. http://doi.org/10.1016/j.janxdis.2012.06.003

Carter, A.S., Wagmiller, R.J., Gray, S.A.O., McCarthy, K.J., Horwitz, S.M. & Briggs-Gowan, M.J. (2010). Prevalence of DSM-IV disorder in a representative, healthy birth cohort at school entry: Sociodemographic risks and social adaptation. *Journal of the American Academy of Child and Adolescent Psychiatry, 49*, 686–698. http://doi.org/10.1016/j.jaac.2010.03.018

Chacko, R.C., Corbin, M.A. & Harper, R.G. (2000). Acquired obsessive-compulsive disorder associated with basal ganglia lesions. *Journal of Neuropsychiatry and Clinical Neuroscience, 12*, 269–272. http://doi.org/10.1176/jnp.12.2.269

Chamberlain, S.R., Menzies, L., Hampshire, A., Suckling, J., Fineberg, N.A., del Campo, N. et al. (2008). Orbitofrontal dysfunction in patients with obsessive-compulsive disorder and their unaffected relatives. *Science, 321*, 421–422. http://doi.org/10.1126/science.1154433

Chambless, D.L., Baker, M.J., Baucom, D.H., Beutler, L.E., Calhoun, K.S., Crits-Christoph, P. et al. (1998). Update on empirically validated therapies, II. *The Clinical Psychologist, 51*, 3–16.

Chambless, D.L. & Hollon, S.D. (1998). Defining empirically supported therapies. *Journal of Consulting and Clinical Psychology, 66*, 7–18. http://doi.org/10.1037/0022-006X.66.1.7

Chambless, D.L., Sanderson, W.C., Shoham, V., Johnson, S.B., Pope, K.S., Crits-Christoph, P. et al. (1996). An update on empirically validated therapies. *The Clinical Psychologist, 49*, 5–18.

Chu, B.C., Colognori, D.B., Yang, G., Xie, M.-G., Bergman, R.L. & Piacentini, J. (2015). Mediators of exposure therapy for youth obsessive-compulsive disorder: Specifity and temporal sequence of client and treatment factors. *Behaviour Therapy, 46*, 395–408. http://doi.org/10.1016/j.beth.2015.01.003

Clark, D.A. (2004). *Cognitive-Behavioral Therapy for OCD*. New York: Guilford.

Como, P.G. & Kurlan, R. (1991). An open-label trial of fluoxetine for obsessive-compulsive disorder in Gilles de la Tourette's syndrome. *Neurology, 41* (6), 872–874.

Cook, E.H., Wagner, K.D., March, J.S., Biederman, J., Landau, P., Wolkow, R. & Messig, M. (2001). Long-term sertraline treatment of children and adolescents with obsessive-compulsive disorder. *Journal of the American Academy of Child and Adolescent Psychiatry, 40*, 1175–1181. http://doi.org/10.1097/00004583-200110000-00011

Coskun, M. & Zoroglu, S. (2009). Efficacy and safety of fluoxetine in preschool children with obsessive-compulsive disorder. *Journal of Child and Adolescent Psychopharmacology, 19*, 297–300. http://doi.org/10.1089/cap.2008.055

Craske, M.G., Kircanski, K., Zelikowsky, M., Mystkowski, J., Chowdhury, N. & Baker, A. (2008). Optimizing inhibitory learning during exposure therapy. *Behaviour Research and Therapy, 46*, 5–27. http://doi.org/10.1016/j.brat.2007.10.003

de Haan, E., Hoogduin, K.A., Buitelaar, J.K. & Keijsers, G.P. (1998). Behavior therapy versus clomipramine for the treatment of obsessive-compulsive disorder in children and adolescents. *Journal of the American Academy of Child and Adolescent Psychiatry, 37*, 1022–1029. http://doi.org/10.1097/00004583-199810000-00011

Delorme, R., Golmard, J.-L., Chabane, N., Millet, B., Krebs, M.-O., Mouren-Simeoni, M.C. & Leboyer, M. (2004). Admixture analysis of age at onset in obsessive-compulsive disorder. *Psychological Medicine, 35*, 237–243. http://doi.org/10.1017/S0033291704003253

Dengs, S. (2017). *Die kognitive Informationsverarbeitung von Kindern und Jugendlichen mit einer Zwangsstörung*. Dissertation. Medizinische Fakultät der Universität zu Köln.

Derisley, J., Libby, S., Clark, S. & Reynolds, S. (2005). Mental health, coping and family-functioning in parents of young people with obsessive-compulsive disorder and with anxiety disorders. *British Journal of Clinical Psychology, 44*, 439–444. http://doi.org/10.1348/014466505X29152

Deutsche Gesellschaft für Kinder- und Jugendpsychiatrie, Psychosomatik und Psychotherapie, Bundesarbeitsgemeinschaft Leitender Klinikärzte für Kinder- und Jugendpsychiatrie, Psychosomatik und Psychotherapie und Berufsverband der Ärzte für Kinder- und Jugendpsychiatrie, Psychosomatik und Psychotherapie (Hrsg.). (2007). *Leitlinien zu Diagnostik und Therapie von psychischen Störungen im Säuglings-, Kindes- und Jugendalter* (3., überarbeitete und erweiterte Aufl.). Köln: Deutscher Ärzte Verlag.

Deutsche Gesellschaft für Psychiatrie und Psychotherapie, Psychosomatik und Nervenheilkunde (DGPPN) (2013). *S3-Leitlinie Zwangsstörungen (AWMF-Registernummer 038/017)*. Verfügbar unter http://www.awmf.org/leitlinien/detail/ll/038-017.html

DeVeaugh-Geiss, J., Moroz, G., Biederman, J., Cantwell, D., Fontaine, R., Greist, J.H. et al. (1992). Clomipramine hydrochloride in childhood and adolescent obsessive-compulsive disorder – a multicenter trial. *Journal of the American Academy of Child and Adolescent Psychiatry, 31*, 45–49. http://doi.org/10.1097/00004583-199201000-00008

DiFrancesco, M.F., Halpern, C.H., Hurtig, H.H., Baltuch, G.H. & Heuer, G.G. (2012). Pediatric indications for deep brain stimulation. *Child's Nervous System, 28*, 1701–1714. http://doi.org/10.1007/s00381-012-1861-2

Diler, R.S. & Avci, A. (2000). Open-label trial of paroxetine in children with obsessive-compulsive disorder. *Current Therapeutic Research, 61*, 706–719. http://doi.org/10.1016/S0011-393X(00)80050-8

Dilling, H., Mombour, W., Schmidt, M.H. & Schulte-Markwort, E. (Hrsg.). (2016). *Internationale Klassifikation psychischer Störungen – ICD-10 Kapitel V (F). Diagnostische Kriterien für Forschung und Praxis* (6. Auflage). Göttingen: Hogrefe.

Dilling, H., Mombour, W., & Schmidt, M.H. (Hrsg.). (2015). *Internationale Klassifikation psychischer Störungen – ICD-10 Kapitel V (F). Klinisch-diagnostische Leitlinien* (10. Auflage). Göttingen: Hogrefe.

Döpfner, M. (1999). Zwangsstörungen. In H.-C. Steinhausen & M. von Aster (Hrsg.), *Verhaltenstherapie und Verhaltensmedizin bei Kindern und Jugendlichen* (2., überarbeitete und erweiterte Aufl., S. 271–326). Weinheim: Beltz PVU.

Döpfner, M. (2000a). Diagnostik und funktionale Analyse von Angst- und Zwangsstörungen bei Kindern und Jugendlichen – Ein Leitfaden. *Kindheit und Entwicklung, 9*, 143–160. http://doi.org/10.1026//0942-5403.9.3.131

Döpfner, M. (2000b). Zwangsstörungen. In F. Petermann (Hrsg.), *Lehrbuch der Klinischen Kinderpsychologie und -psychotherapie* (4. Aufl., S. 271–289). Göttingen: Hogrefe.

Döpfner, M. (2015). Zwangsstörungen. In G. Esser (Hrsg.), *Klinische Psychologie und Verhaltenstherapie bei Kindern und Jugendlichen* (S. 235–247). Stuttgart: Enke.

Döpfner, M., Berner, W., Flechtner, H., Lehmkuhl, G. & Steinhausen, H.-C. (1999). *Psychopathologisches Befund-System für Kinder und Jugendliche (CASCAP-D)*. Göttingen: Hogrefe.

Döpfner, M., Berner, W., Breuer, D., Fleischmann, T. & Schmidt, M. H. (2017). *VBV 3–6. Verhaltensbeurteilungsbogen für Vorschulkinder* (2., überarbeitete und erweiterte Auflage mit Kurzformen ed.). Göttingen: Hogrefe.

Döpfner, M. & Breuer, B. (1997). Zwangsstörungen. In F. Petermann (Hrsg.), *Fallbuch der Klinischen Kinderpsychologie* (S. 85–108). Göttingen: Hogrefe.

Döpfner, M., Breuer, U., Hastenrath, B. & Goletz, H. (2007). Wirksamkeit und Langzeitstabilität verhaltenstherapeutischer Interventionen bei Jugendlichen mit Zwangsstörungen. *Kindheit und Entwicklung, 16*, 129–138.

Döpfner, M. & Goletz, H. (2013). Zwangsstörungen. In F. Petermann (Hrsg.), *Lehrbuch der Klinischen Kinderpsychologie* (7., überarbeitete und erweiterte Aufl., S. 423–437). Göttingen: Hogrefe.

Döpfner, M. & Görtz-Dorten, A. (2008). Psycho- und Verhaltensdiagnostik. In F. Petermann (Hrsg.), *Lehrbuch der Klinischen Kinderpsychologie* (6., vollständig überarbeitete Aufl., S. 149–170). Göttingen: Hogrefe.

Döpfner, M. & Görtz-Dorten, A. (2017). *Diagnostik-System für Psychische Störungen nach ICD-10 und DSM-5 für Kinder- und Jugendliche (DISYPS-III)*. Bern: Hogrefe.

Döpfner, M., Görtz-Dorten, A. & Lehmkuhl, G. (2008). *Diagnostik-System für Psychische Störungen im Kindes- und Jugendalter nach ICD-10 und DSM-IV (DISYPS-2)*. Bern: Hogrefe.

Döpfner, M. & Hastenrath, B. (2000). Zwangsstörungen. In F. Petermann (Hrsg.), *Fallbuch der Klinischen Kinderpsychologie und -psychotherapie* (2. Aufl., S. 97–119). Göttingen: Hogrefe.

Döpfner, M. & Petermann, F. (2012). *Diagnostik psychischer Störungen im Kindes- und Jugendalter* (3., überarb. Aufl.). Göttingen: Hogrefe.

Döpfner, M., Plück, J. & Kinnen, C. (2014). *Deutsche Schulalter-Formen der Child Behavior Checklist von Thomas M. Achenbach (CBCL/6–18R, TRF/6–18R, YSR/11–18R)*. Göttingen: Hogrefe.

Döpfner, M., Rothenberger, A., Goletz, H. & Roessner, V. (2011). *Zwangsstörungen bei Kindern und Jugendlichen – Fragen und Antworten. Eine Information für Betroffene und ihre Eltern*. Osnabrück: Deutsche Gesellschaft Zwangserkrankungen.

Döpfner, M. & Steinhausen, H.-C. (2012). *Störungsübergreifende Verfahren zur Diagnostik psychischer Störungen im Kindes- und Jugendalter (KIDS-3 – Kinder-Diagnostik-System, Bd. 3)*. Göttingen: Hogrefe.

Doherr, L., Reynolds, S., Wetherly, J. & Evans, E. H. (2005). Young children's ability to engage in cognitive therapy tasks: Associations with age and educational experience. *Behavioural and Cognitive Psychotherapy, 33*, 201–215. http://doi.org/10.1017/S1352465804001894

do Rosario-Campos, M. C., Leckman, J. F., Curi, M., Quatrano, S., Katsovitch, L., Miguel, E. C. & Pauls, D. L. (2005). A family study of early-onset obsessive-compulsive disorder. *American Journal of Medical Genetics Part B (Neuropsychiatric Genetics), 136B, 92–97.*

Douglass, H. M., Moffitt, T. E., Dar, R., McGee, R. & Silva, P. (1995). Obsessive-compulsive disorder in a birth cohort of 18-year-olds: Prevalence and predictors. *Journal of the American Academy of Child and Adolescent Psychiatry, 34*, 1424–1431. http://doi.org/10.1097/00004583-199511000-00008

Ebel, B. (2004). *Kognitive Verhaltenstherapie in Gruppen bei Zwangspatienten. Vergleichsstudie einer Face-to-Face-Therapie vs. Internet-Therapie*. Universität Tübingen. Unveröffentlichte Diplomarbeit.

Ercan, E. S., Kandulu, R. & Akyol Ardic, U. (2012). Preschool children with obsessive-compulsive disorder and fluoxetine treatment. *European Child & Adolescent Psychiatry, 21*, 169–172. http://doi.org/10.1007/s00787-012-0244-2

Esposito, S., Bianchini, S., Baggi, E., Fattizzo, M. & Rigante, D. (2014). Pediatric autoimmune neuropsychiatric disorders associated with streptococcal infections: an overview. *European Journal of Clinical Microbiology & Infectious Diseases, 33*, 2105–2109. http://doi.org/10.1007/s10096-014-2185-9

Esquirol, J. E. D. (1838). *Des maladies mentales considérées sous les rapports medical, hygiénique et médicq-légal.* Paris: Ed Balliere, Librarie de l'Académie de Médicine.

Evans, D.W., Leckman, J.F., Carter, A., Reznick, J.S., Henshaw, D., King, R.A. & Pauls, D. (1997). Ritual, habit, and perfectionism: The prevalence and development of compulsive-like behavior in normal young children. *Child Development, 68*, 58–68. http://doi.org/10.2307/1131925

Farrell, L. & Barrett, P. (2006). Obsessive-compulsive disorder across developmental trajectory: Cognitive processing of threat in children, adolescents and adults. *British Journal of Psychology, 97*, 95–114. http://doi.org/10.1348/000712605X58592

Farrell, L.J. & Barrett, P.M. (2007). The function of the family in childhood obsessive-compulsive disorder: Family interactions and accommodation. In E.A. Storch, G.R. Geffken & T.K. Murphy (Eds.), *Handbook of child and adolescent obsessive-compulsive disorder* (pp. 313–332). Mahwah, NJ: Lawrence Erlbaum.

Farrell, L.J., Hourigan, D. & Waters, A.M. (2012). Do mothers enhance responsibility in children with obsessive-compulsive disorder? A preliminary study of mother-child interactions during a problem solving discussion. *Journal of Obsessive-Compulsive and Related Disorders, 2*, 78–84. http://doi.org/10.1016/j.jocrd.2012.12.001

Farrell, L.J., Schlup, B. & Boschen, M.J. (2010). Cognitive-behavioral treatment of childhood obsessive-compulsive disorder in community-based clinical practice: clinical significance and benchmarking against efficacy. *Behaviour Research and Therapy, 48*, 409–417. http://doi.org/10.1016/j.brat.2010.01.004

Fischer-Terworth, C. (2010). *Zwangsstörungen bei Kindern und Jugendlichen. Krankheitsbild und psychosoziale Auswirkungen.* Saarbrücken: VDM Verlag Dr. Müller.

Flament, M.F., Whitaker, A., Rapoport, J.L., Davies, M., Berg, C.Z., Kalikow, K. & Sceery, W. (1988). Obsessive compulsive disorder in adolescence: An epidemiological study. *Journal of the American Academy of Child and Adolescent Psychiatry, 27*, 764–771. http://doi.org/10.1097/00004583-198811000-00018

Flavell, J.H., Flavell, E.R. & Green, F.L. (2001). Development of children's understanding of connections between thinking and feeling. *Psychological Science, 12*, 430–432. http://doi.org/10.1111/1467-9280.00379

Flessner, C.A., Freeman, J.B., Sapyta, J., Garcia, A., Franklin, M.E., March, J.S. & Foa, E. (2011). Predictors of parental accommodation in pediatric obsessive-compulsive disorder: Findings from the POTS trial. *Journal of the American Academy of Child and Adolescent Psychiatry, 50*, 716–725. http://doi.org/10.1016/j.jaac.2011.03.019

Figueroa, Y., Rosenberg, D.R., Birmaher, B. & Keshavan, M.S. (1998). Combination treatment with clomipramine and selective serotonin reuptake inhibitors for obsessive-compulsive disorder in children and adolescents. *Journal of Child and Adolescent Psychopharmacology, 8* (1), 61–67.

Foa, E.B., Huppert, J.D., Leiberg, S., Langner, R., Kichic, R., Hajcak, G. & Salkovskis, P.M. (2009). *Obsessive-Compulsive Inventory-Revised (OCI-R). Manual* (deutsche Bearbeitung: Gönner, S., Ecker, W., Leonhart, R.). Frankfurt am Main: Pearson Assessment.

Foa, E.B. & Kozak, M.J. (1986). Emotional processing of fear: Exposure to corrective information. *Psychological Bulletin, 99*, 20–35. http://doi.org/10.1037/0033-2909.99.1.20

Franklin, M.E., Sapyta, J., Freeman, J.B., Khanna, M., Compton, S., Almirall, D. et al. (2011). Cognitive behavior therapy augmentation of pharmacotherapy in pediatric obsessive-compulsive disorder: the Pediatric OCD Treatment Study II (POTS II) randomized controlled trial. *JAMA: The Journal of the American Medical Association, 306*, 1224–1232. http://doi.org/10.1001/jama.2011.1344

Freeman, J.B., Choate-Summers, M.L., Moore, P.S., Garcia, A.M., Sapyta, J.J., Leonard, H.L. & Franklin, M.E. (2007). Cognitive behavioral treatment for young children with obsessive-compulsive disorder. *Biological Psychiatry, 61*, 337–343. http://doi.org/10.1016/j.biopsych.2006.12.015

Freeman, J.B. & Garcia, A.M. (2009a). *Family-based treatment for young children with OCD. Therapist Guide*. New York: Oxford University Press.

Freeman, J.B. & Garcia, A.M. (2009b). *Family-based treatment for young children with OCD. Workbook*. New York: Oxford University Press.

Freeman, J.B., Garcia, A.M., Coyne, L., Ale, C., Przeworski, A., Himle, M. et al. (2008). Early Childhood OCD: Preliminary findings from a family-based cognitive-behavioral approach. *Journal of the American Academy of Child and Adolescent Psychiatry, 47*, 593–602. http://doi.org/10.1097/CHI.0b013e31816765f9

Fricke, S. & Armour, K. (2016). *Dem Zwang die rote Karte zeigen. Ein Ratgeber für Kinder und Jugendliche und ihre Eltern* (2. Aufl.). Bonn: BALANCE buch + medien.

Garcia, A.M., Freeman, J.B., Himle, M.B., Berman, N.C., Ogata, A.K., Ng, J. et al. (2009). Phenomenology of early childhood onset obsessive-compulsive disorder. *Journal of Psychopathology and Behavioral Assessment, 31*, 104–111. http://doi.org/10.1007/s10862-008-9094-0

Garcia, A.M., Sapyta, J.J., Moore, P.S., Freeman, J.B., Franklin, M.E., March, J.S. & Foa, E.B. (2010). Predictors and moderators of treatment outcome in the Pediatric Obsessive Compulsive Treatment Study (POTS I). *Journal of the American Academy of Child and Adolescent Psychiatry, 49*, 1024–1033. http://doi.org/10.1016/j.jaac.2010.06.013

Geller, D.A. (2006). Obsessive-compulsive and spectrum disorders in children and adolescents. *Psychiatric Clinics of North America, 29*, 353–370. http://doi.org/10.1016/j.psc.2006.02.012

Geller, D.A., Biederman, J., Faraone, S.V., Agranat, A., Cradock, K., Hagermoser, L. et al. (2001a). Developmental aspects of obsessive compulsive disorder: Findings in children, adolescents, and adults. *The Journal of Nervous and Mental Disease, 189*, 471–477. http://doi.org/10.1097/00005053-200107000-00009

Geller, D., Biederman, J., Jones, J., Park, K., Schwartz, S., Shapiro, S. & Coffey, B. (1998a). Is juvenile obsessive-compulsive disorder a developmental subtype of the disorder? A review of the pediatric literature. *Journal of the American Academy of Child and Adolescent Psychiatry, 37*, 420–427. http://doi.org/10.1097/00004583-199804000-00020

Geller, D.A., Biederman, J., Jones, J., Shapiro, S., Schwartz, S. & Park, K.S. (1998b). Obsessive-compulsive disorder in children and adolescents: A review. *Harvard Review of Psychiatry, 5*, 260–273. http://doi.org/10.3109/10673229809000309

Geller, D.A., Biederman, J., Reed, E.D., Spencer, T. & Wilens, T.E. (1995). Similarities in response to fluoxetine in the treatment of children and adolescents with obsessive-compulsive disorder. *Journal of the American Academy of Child and Adolescent Psychiatry, 34*, 36–44. http://doi.org/10.1097/00004583-199501000-00011

Geller, D.A., Biederman, J., Stewart, S.E., Mullin, B., Farrell, C., Wagner, K.D. et al. (2003a). Impact of comorbidity on treatment response to paroxetine in pediatric obsessive-compulsive disorder: Is the use of exclusion criteria empirically supported in randomized clinical trials. *Journal of Child and Adolescent Psychopharmacology, 13* (Suppl. 1), S19–S29. http://doi.org/10.1089/104454603322126313

Geller, D.A., Biederman, J., Stewart, S.E., Mullin, B., Martin, A., Spencer, T. & Faraone, S.V. (2003b). Which SSRI? A meta-analysis of pharmacotherapy trials in pediatric obsessive-compulsive disorder. *The American Journal of Psychiatry, 160*, 1919–1928. http://doi.org/10.1176/appi.ajp.160.11.1919

Geller, D.A., Hoog, S.L., Heiligenstein, J.H., Ricardi, R.K., Tamura, R., Kluszynski, S. et al. (2001b). Fluoxetine treatment for obsessive-compulsive disorder in children and adolescents: a placebo-controlled clinical trial. *Journal of the American Academy of Child and Adolescent Psychiatry, 40*, 773–779. http://doi.org/10.1097/00004583-200107000-00011

Geller, D.A., Wagner, K.D., Emslie, G., Murphy, T., Carpenter, D.J., Wetherhold, E. et al. (2004). Paroxetine treatment in children and adolescents with obsessive-compulsive disorder: a randomized, multicenter, double-blind, placebo-controlled trial. *Journal of the American Academy of Child and Adolescent Psychiatry, 43*, 1387–1396. http://doi.org/10.1097/01.chi.0000138356.29099.f1

Gerlach, M., Mehler-Wex, C., Walitza, S. & Wewetzer, C. (2016). *Neuro-Psychopharmaka im Kindes- und Jugendalter. Grundlagen und Therapie* (3. Aufl.). Wien: Springer. http://doi.org/10.1007/978-3-662-48624-5

Ginsburg, G.S., Kingery, J.N., Drake, K.L. & Grados, M.A. (2008). Predictors of treatment response in pediatric obsessive-compulsive disorder. *Journal of the American Academy of Child and Adolescent Psychiatry, 47*, 868–878. http://doi.org/10.1097/CHI.0b013e3181799ebd

Gönner, S., Ecker, W., Leonhart, R. & Limbacher, K. (2016). *MZI: Multidimensionales Zwangsstörungsinventar*. Deutsche Revison des Vancouver Obsessional-Compulsive Inventory. Göttingen: Hogrefe.

Goletz, H., Adam, J. & Döpfner, M. (in Vorb.). *Diagnostikum für Zwangsstörungen im Kindes- und Jugendalter (DZ-KJ)*. Göttingen: Hogrefe.

Goletz, H. & Döpfner, M. (2007). Diagnostik von Zwangsstörungen im Kindes- und Jugendalter. *Kindheit und Entwicklung, 16*, 117–128. http://doi.org/10.1026/0942-5403.16.2.117

Goletz, H. & Döpfner, M. (2011a). CY-BOCS. Children's Yale-Brown Obsessive Compulsive Scale. In C. Barkmann, M. Schulte-Markwort & E. Brähler (Hrsg.), *Klinisch-psychiatrische Ratingskalen für das Kindes- und Jugendalter* (S. 143–148). Göttingen: Hogrefe.

Goletz, H. & Döpfner, M. (2011b). ZWIK. Zwangsinventar für Kinder und Jugendliche. In C. Barkmann, M. Schulte-Markwort & E. Brähler (Hrsg.), *Klinisch-psychiatrische Ratingskalen für das Kindes- und Jugendalter* (S. 489–493). Göttingen: Hogrefe.

Goletz, H. & Döpfner, M. (2018). *Die klinische Beurteilung von Zwangssymptomen bei Kindern und Jugendlichen. Eine Studie mit der Children's Yale-Brown Obsessive-Compulsive Scale (CY-BOCS-D)*. Eingereicht zur Publikation.

Goletz, H. & Döpfner, M. (in Vorb.). *Zwangsstörungen: Ein Therapieprogramm für Kinder und Jugendliche mit Angst- und Zwangsstörungen (THAZ) – Band 3*. Göttingen: Hogrefe.

Goletz, H., Döpfner, M. & Roessner, V. (2018). *Ratgeber Zwangsstörungen: Informationen für Betroffene, Eltern, Lehrer und Erzieher*. Göttingen: Hogrefe.

Goodman, W.K., Price, L.H., Rasmussen, S.A., Mazure, C., Delgado, P., Heninger, G.R. & Charney, D.S. (1989a). The Yale-Brown Obsessive Compulsive Scale: II. Validity. *Archives of General Psychiatry, 46*, 1012–1016. http://doi.org/10.1001/archpsyc.1989.01810110048007

Goodman, W.K., Price, L.H., Rasmussen, S.A., Mazure, C., Fleischmann, R.L., Hill, C.L., Heninger, G.R. & Charney, D.S. (1989b). The Yale-Brown Obsessive Compulsive Scale I. Development, use, and reliability. *Archives of General Psychiatry, 46*, 1006–1011. http://doi.org/10.1001/archpsyc.1989.01810110048007

Goodman, W.K., Rasmussen, S.A., Price, L.H., Mazure, C., Rapoport, J.L., Heninger, G.R. & Charney, D.S. (1986). *Children's Yale-Brown Obsessive Compulsive Scale (CY-BOCS)*. Unpublished scale.

Gothelf, D., Aharonovsky, O., Horesh, N., Carty, T. & Apter, A. (2004). Life events and personality factors in children and adolescents with obsessive-compulsive disorder and other anxiety disorders. *Comprehensive Psychiatry, 45*, 192–198. http://doi.org/10.1016/j.comppsych.2004.02.010

Grant, P.J., Joseph, L.A., Farmer, C.A., Luckenbaugh, D.A., Lougee, L.C., Zarate, C.A., Jr. & Swedo, S.E. (2014). 12-week placebo-controlled trial of add-on riluzole in the treatment of childhood-onset obsessive compulsive disorder. *Neuropsychopharmacology, 39*, 1453–1459. http://doi.org/10.1038/npp.2013.343

Grant, P., Lougee, L., Hirschtritt, M. & Swedo, S.E. (2007). An open-label trial of riluzole, a glutamate antagonist, in children with treatment-resistant obsessive-compulsive disorder. *Journal of Child and Adolescent Psychopharmacology, 17*, 761–767. http://doi.org/10.1089/cap.2007.0021

Grave, J. & Blissett, J. (2004). Is cognitive behavior therapy developmentally appropriate for young children? A critical review of the evidence. *Clinical Psychology Review, 24*, 399–420. http://doi.org/10.1016/j.cpr.2004.03.002

Greenberg, B.D., Gabriels, L.A., Malone, D.A., Jr., Rezai, A.R., Friehs, G.M., Okun, M.S. et al. (2010). Deep brain stimulation of the ventral internal capsule/ventral striatum for obsessive-compulsive disorder: worldwide experience. *Molecular Psychiatry, 15*, 64–79. http://doi.org/10.1038/mp.2008.55

Grob, A. & Smolenski, C. (2009). *Fragebogen zur Erhebung der Emotionsregulation bei Kindern und Jugendlichen (FEEL-KJ)*. Bern: Hans Huber.

Guggisberg, K.W. (2005). *Methodological review and meta-analysis of treatments for child and adolescent obsessive-compulsive disorder.* Unpublished PhD thesis, University of Utah, Salt Lake City.

Hand, I. (1993). Expositions-Reaktions-Management (ERM) in der strategisch-systemischen Verhaltenstherapie. *Verhaltenstherapie, 3*, 61–65.

Hanna, G.L. (1995). Demographic and clinical features of obsessive-compulsive disorder in children and adolescents. *Journal of the American Academy of Child and Adolescent Psychiatry, 34*, 19–27. http://doi.org/10.1097/00004583-199501000-00009

Hartmann, A.S. & Wilhelm, S. (2013). Zwangs- und verwandte Störungen im Licht der neuen DSM-5 Kriterien. *Zeitschrift für Psychiatrie, Psychologie und Psychotherapie, 61*, 141–153. http://doi.org/10.1024/1661-4747/a000153

Haynes, W.I.A. & Mallet, L. (2010). High-frequency stimulation of deep brain structures in obsessive-compulsive disorder: the search for a valid circuit. *European Journal of Neuroscience, 32*, 1118–1127. http://doi.org/10.1111/j.1460-9568.2010.07418.x

Heyman, I., Fombonne, E., Simmons, H., Ford, T., Meltzer, H. & Goodman, R. (2001). Prevalence of obsessive-compulsive disorder in the British nationwide survey of child mental health. *British Journal of Psychiatry, 179*, 324–329. http://doi.org/10.1192/bjp.179.4.324

Hibbs, E.D., Hamburger, S.D., Kruesi, M.J. & Lenane, M. (1993). Factors affecting expressed emotion in parents of ill and normal children. *American Journal of Orthopsychiatry, 63*, 103–112. http://doi.org/10.1037/h0079395

Hibbs, E.D., Zahn, T.P., Hamburger, S.D., Kruesi, M.M.P.J. & Rapoport, J.L. (1992). Parental expressed emotion and psychophysiological reactivity in disturbed and normal children. *British Journal of Psychiatry, 160*, 504–510. http://doi.org/10.1192/bjp.160.4.504

Hoffmann, N. & Hofmann, B. (2005). Verhaltenstherapie bei Zwangsgedanken. In P. Neudeck & H.-U. Wittchen (Hrsg.), *Konfrontationstherapie bei psychischen Störungen* (S. 171–197). Göttingen: Hogrefe.

Hoffmann, N. & Hofmann, B. (2010). *Zwanghafte Persönlichkeitsstörung und Zwangserkrankungen. Therapie und Selbsthilfe*. Heidelberg: Springer. http://doi.org/10.1007/978-3-642-02514-3

Hofmann, S.A. (2006). *Entwicklung, Durchführung und Evaluation eines für Zwangspatienten adaptierten Selbstsicherheitstrainings*. Universität Tübingen. Unveröffentlichte Diplomarbeit.

Ihle, W., Groen, G., Walter, D., Esser, G. & Petermann, F. (2012). *Depression*. Göttingen: Hogrefe.

Insel, T.R., Hamilton, J.A., Guttmacher, L.B. & Murphy, D.L. (1983). D-amphetamine in obsessive-compulsive disorder. *Psychopharmacology, 80*, 231–235. http://doi.org/10.1007/BF00436159

Irle, E., Exner, C., Thielen, K., Weniger, G. & Rüther, E. (1998). Obsessive-compulsive disorder and ventromedial frontal lesions: Clinical and neuropsychological findings. *The American Journal of Psychiatry, 155*, 255–263.

Irons, J. (2005). Fluvoxamine in the treatment of anxiety disorders. *Neuropsychiatric Disease and Treatment, 1*, 289–299.

Ivarsson, T. & Winge-Westholm, C. (2004). Temperamental factors in children and adolescents with obsessive-compulsive disorder (OCD) and in normal controls. *European Child and Adolescent Psychiatry, 13*, 365–372. http://doi.org/10.1007/s00787-004-0411-1

Jacob, M.L., Morelen, D., Suveg, C., Brown Jacobsen, A.M. & Whiteside, S.P. (2012). Emotional, behavioral, and cognitive factors that differentiate obsessive-compulsive disorder and other anxiety disorders in youth. *Anxiety, Stress, & Coping, 25*, 229–237. http://doi.org/10.1080/10615806.2011.571255

Jans, T. & Wewetzer, C. (2004). Verlauf von Zwangsstörungen mit Beginn im Kindes- und Jugendalter. In C. Wewetzer (Hrsg.), *Zwänge bei Kindern und Jugendlichen* (S. 118–139). Göttingen: Hogrefe.

Jans, T., Wewetzer, C., Klampfl, K., Schulz, E., Herpertz-Dahlmann, B., Remschmidt, H. & Warnke, A. (2007). Phänomenologie und Komorbidität der Zwangsstörung bei Kindern und Jugendlichen. *Zeitschrift für Kinder- und Jugendpsychiatrie und Psychotherapie, 35*, 41–50. http://doi.org/10.1024/1422-4917.35.1.41

Jans, T., Wewetzer, C., Müller, B., Neudörfl, A., Bücherl, U., Warnke, A. & Remschmidt, H. (2001). Der Langzeitverlauf von Zwangsstörungen mit Beginn im Kindes- und Jugendalter: Psychosoziale Adaptation im Erwachsenenalter. *Zeitschrift für Kinder- und Jugendpsychiatrie und Psychotherapie, 29*, 25–35. http://doi.org/10.1024//1422-4917.29.1.25

Johnco, C.J. & Lewin, A.B. (2016). Treatment of obsessive-compulsive disorder in very young children. In E.A. Storch & A.B. Lewin (Eds.), *Clinical handbook of obsessive-compulsive and related disorders. A case-based approach to treating pediatric and adult populations* (pp. 291–304). Cham: Springer.

Kanfer, F.H., Reinecker, H. & Schmelzer, D. (2011). *Selbstmanagement-Therapie. Ein Lehrbuch für die klinische Praxis*. Heidelberg: Springer.

Kaplan, P.W. (2010). Epilepsy and obsessive-compulsive disorder. *Dialogues in Clinical Neuroscience, 12*, 241–248.

Kaplan, P.W. (2011). Obsessive-compulsive disorder in chronic epilepsy. *Epilepsy & Behavior, 22*, 428–432. http://doi.org/10.1016/j.yebeh.2011.07.029

Kircanski, K. & Peris, T.S. (2015). Exposure and response prevention process predicts treatment outcome in youth with OCD. *Journal of Abnormal Child Psychology, 43*, 543–552. http://doi.org/10.1007/s10802-014-9917-2

Klepsch, R., Zaworka, W., Hand, I., Lünenschloß, K. & Jauernig, G. (1993). *Hamburger Zwangsinventar – Kurzform (HZI-K). Manual*. Weinheim: Beltz.

Kopřivová, J., Congedo, M., Raszka, M., Praško, J., Brunovský, M. & Horáček, J. (2013). Prediction of treatment response and the effect of independent component neurofeedback in obsessive-compulsive disorder: A randomized, sham-controlled, double-blind study. *Neuropsychobiology, 67*, 210–223. http://doi.org/10.1159/000347087

Kurlan, R., Como, P.G., Deeley, C., McDermott, M. & McDermott, M.P. (1993). A pilot controlled study of fluoxetine for obsessive-compulsive symptoms in children with Tourette's syndrome. *Clinical Neuropharmacology, 16*, 167–172. http://doi.org/10.1097/00002826-199304000-00009

Kurlan, R., Johnson, D., Kaplan, E.L. & Tourette Syndrome Study Group. (2008). Streptococcal infection and exacerbations of childhood tics and obsessive-compulsive symptoms: A prospective blinded cohort study. *Pediatrics, 121*, 1188–1197. http://doi.org/10.1542/peds.2007-2657

Lafleur, D.L., Petty, C., Mancuso, E., McCarthy, K., Biederman, J., Faro, A. et al. (2011). Traumatic events and obsessive compulsive disorder in children and adolescents: Is there a link? *Journal of Anxiety Disorders, 25*, 513–519. http://doi.org/10.1016/j.janxdis.2010.12.005

Lakatos, A. & Reinecker, H. (2016). *Kognitive Verhaltenstherapie bei Zwangsstörungen. Ein Therapiemanual* (4. Aufl.). Göttingen: Hogrefe. http://doi.org/10.1026/02673-000

Larson, M.J., Storch, E.A. & Murphy, T.K. (2007). Pediatric autoimmune neuropsychiatric disorders associated with streptococcal infections. In E.A. Storch, G.R. Geffken & T.K. Murphy (Eds.), *Handbook of child and adolescent obsessive-compulsive disorder* (pp. 163–174). Mahwah, NJ: Lawrence Erlbaum.

Latimer, M.E., L'Etoile, N., Seidlitz, J. & Swedo, S.E. (2015). Therapeutic plasma apheresis as a treatment for 35 severely ill children and adolescents with pediatric autoimmune neuropsychiatric disorders associated with streptococcal infections. *Journal of Child and Adolescent Psychopharmacology, 25*, 70–75. http://doi.org/10.1089/cap.2014.0080

Lázaro, L., Caldú, X., Junqué, C., Bargalló, N., Andrés, S., Morer, A. & Castro-Fornieles, J. (2008). Cerebral activation in children and adolescents with obsessive-compulsive disorder before and after treatment: a functional MRI study. *Journal of Psychiatric Research, 42*, 1051–1059. http://doi.org/10.1016/j.jpsychires.2007.12.007

Lebowitz, E.R. (2016). Treatment of extreme family accommodation in a youth with obsessive-compulsive disorder. In E.A. Storch & A.B. Lewin (Eds.), *Clinical handbook of obsessive-compulsive and related disorders. A case-based approach to treating pediatric and adult populations* (pp. 321–335). Cham: Springer.

Lebowitz, E.R. & Bloch, M. (2012). Family Accommodation in Pediatric Obsessive Compulsive Disorder. *Expert Review of Neurotherapeutics, 12*, 229–238. http://doi.org/10.1586/ern.11.200

Ledley, D.R. & Pasupuleti, R.V. (2007). School issues in children with obsessive-compulsive disorder. In E.A. Storch, G.R. Geffken & T.K. Murphy (Eds.), *Handbook of child and adolescent obsessive-compulsive disorder* (pp. 333–350). Mahwah, NJ: Lawrence Erlbaum.

Lenane, M.C., Swedo, S.E., Leonard, H., Pauls, D.L., Sceery, W. & Rapoport, J.L. (1990). Psychiatric disorders in first degree relatives of children and adolescents with obsessive compulsive disorder. *Journal of the American Academy of Child and Adolescent Psychiatry, 29*, 407–412. http://doi.org/10.1097/00004583-199005000-00012

Lenhard, F., Vigerland, S., Andersson, E., Rück, C., Mataix-Cols, D., Thulin, U. et al. (2014). Internet-delivered cognitive behavior therapy for adolescents with obsessive-compulsive disorder: An open trial. *PLOS One, 9* (6). http://doi.org/10.1371/journal.pone.0100773

Leonard, H.L., Swedo, S.E., Garvey, M., Beer, D., Perlmutter, S., Lougee, L. et al. (1999). Postinfectious and other forms of obsessive-compulsive disorder. *Child and Adolescent Psychiatric Clinics of North America, 8*, 497–511.

Leonard, H.L., Swedo, S.E., Lenane, M.C., Rettew, D.C., Cheslow, D.L., Hamburger, S.D. & Rapoport, J.L. (1991). A double-blind desipramine substitution during long-term clomipramine treatment in children and adolescents with obsessive-compulsive disorder. *Archives of General Psychiatry, 48*, 922–927. http://doi.org/10.1001/archpsyc.1991.01810340054007

Leonard, H.L., Swedo, S.E., Lenane, M.C., Rettew, D.C., Hamburger, S.D., Bartko, J.J. & Rapoport, J.L. (1993). A 2- to 7-year follow-up study of 54 obsessive-compulsive children and adolescents. *Archives of General Psychiatry, 50*, 429–439. http://doi.org/10.1001/archpsyc.1993.01820180023003

Leonard, H., Swedo, S., Rapoport, J.L., Coffey, M. & Cheslow, D. (1988). Treatment of childhood obsessive compulsive disorder with clomipramine and desmethylimipramine: a double-blind crossover comparison. *Psychopharmacology Bulletin, 24*, 93–95.

Leonard, H.L., Swedo, S.E., Rapoport, J.L., Koby, E.V., Lenane, M.C., Cheslow, D.L. & Hamburger, S.D. (1989). Treatment of obsessive-compulsive disorder with clomipramine and desipramine in children and adolescents. A double-blind crossover comparison. *Archives of General Psychiatry, 46*, 1088–1092. http://doi.org/10.1001/archpsyc.1989.01810120030006

Levin, B. & Duchowny, M. (1991). Childhood obsessive-compulsive disorder and cingulate epilepsy. *Biological Psychiatry, 30*, 1049–1055. http://doi.org/10.1016/0006-3223(91)90124-5

Lewin, A.B., Bergman, R.L., Peris, T.S., Chang, S., McCracken, J.T. & Piacentini, J. (2010). Correlates of insight among youth with obsessive-compulsive disorder. *Journal of Child Psychology and Psychiatry, 51*, 603–611. http://doi.org/10.1111/j.1469-7610.2009.02181.x

Lewin, A.B., Park, J.M., Jones, A.M., Crawford, E.A., De Nadai, A.S., Menzel, J. et al. (2014). Family-based exposure and response prevention therapy for preschool-aged children with obsessive-compulsive disorder: A pilot randomized controlled trial. *Behaviour Research and Therapy, 56*, 30–38. http://doi.org/10.1016/j.brat.2014.02.001

Libby, S., Reynolds, S., Derisley, J. & Clark, S. (2004). Cognitive appraisals in young people with obsessive-compulsive disorder. *Journal of Child Psychology and Psychiatry, 45*, 1076–1084. http://doi.org/10.1111/j.1469-7610.2004.t01-1-00300.x

Liebowitz, M.R., Turner, S.M., Piacentini, J., Beidel, D.C., Clarvit, S.R., Davies, S.O. et al. (2002). Fluoxetine in children and adolescents with OCD: a placebo-controlled trial. *Journal of the American Academy of Child and Adolescent Psychiatry, 41*, 1431–1438. http://doi.org/10.1097/00004583-200212000-00014

Lipsman, N., Ellis, M. & Lozano, A.M. (2010). Current and future indications for deep brain stimulation in pediatric populations. *Neurosurgical Focus, 29*, E2. http://doi.org/10.3171/2010.5.FOCUS1095

Macerollo, A. & Martino, D. (2013). Pediatric autoimmune neuropsychiatric disorders associated with streptococcal infections (PANDAS): An evolving concept. *Tremor and Other Hyperkinetic Movements, 3*. http://doi.org/10.7916/D8ZC81M1

Maia, D.P., Teixeira, A.L., Cunningham, M.C.Q. & Cardoso, F. (2005). Obsessive compulsive behaviour, hyperactivity, and attention deficit disorder in Sydenham chorea. *Neurology, 64*, 1799–1801. http://doi.org/10.1212/01.WNL.0000161840.62090.0E

Mallet, L., Polosan, M., Jaafari, N., Baup, N., Welter, M.-L., Fontaine, D. et al., for the STOC Study Group (2008). Subthalamic nucleus stimulation in severe obsessive-compulsive disorder. *The New England Journal of Medicine, 359*, 2121–2134. http://doi.org/10.1056/NEJMoa0708514

Mancebo, M.C., Boisseau, C.L., Garnaat, S.L., Eisen, J.L., Greenberg, B.D., Sibrava, N.J. et al. (2014). Long-term course of pediatric obsessive-compulsive disorder: 3 years of prospective follow-up. *Comprehensive Psychiatry, 55*, 1498–1504. http://doi.org/10.1016/j.comppsych.2014.04.010

March, J. S. (2004). Review: clomipramine is more effective than SSRIs for paediatric obsessive compulsive disorder. *Evidence-based Mental Health, 7*, 50. http://doi.org/10.1136/ebmh.7.2.50

March, J. S. & Benton, C. M. (2007). *Talking Back to OCD. The Program That Helps Kids and Teens Say "No Way" – and Parents Say "Way to Go"*. New York: Guildford.

March, J. S., Biederman, J., Wolkow, R., Safferman, A., Mardekian, J., Cook, E. H. et al. (1998). Sertraline in children and adolescents with obsessive-compulsive disorder: a multicenter randomized controlled trial. *JAMA: The Journal of the American Medical Association, 280*, 1752–1756. http://doi.org/10.1001/jama.280.20.1752

March, J. S. & Mulle, K. (1998). *OCD in children and adolescents. A cognitive-behavioral treatment manual*. New York: Guildford.

March, J. S., Mulle, K. & Herbel, B. (1994). Behavioral psychotherapy for children and adolescents with obsessive-compulsive disorder: An open trial of a new protocol-driven treatment package. *Journal of the American Academy of Child and Adolescent Psychiatry, 33*, 333–341. http://doi.org/10.1097/00004583-199403000-00006

Mattejat, F. & Remschmidt, H. (1998). *Fragebögen zur Beurteilung der Behandlung (FBB)*. Göttingen: Hogrefe.

Mattheisen, M., Samuels, J. F., Wang, Y., Greenberg, B. D., Fyer, A. J., McCracken, J. T. et al. (2015). Genome-wide association study in obsessive-compulsive disorder: results from the OCGAS. *Molecular Psychiatry, 20*, 337–344. http://doi.org/10.1038/mp.2014.43

McGrath, L. M., Weill, S., Robinson, E. B., Macrae, R. & Smoller, J. W. (2012). Bringing a developmental perspective to anxiety genetics. *Development and Psychopathology, 24*, 1179–1193. http://doi.org/10.1017/S0954579412000636

McGuire, J. F., Piacentini, J., Lewin, A. B., Brennan, E. A., Murphy, T. K. & Storch, E. A. (2015). A meta-analysis of cognitive behavior therapy and medication for child obsessive-compulsive disorder: Moderators of treatment efficacy, response, and remission. *Depression and Anxiety, 32*, 580–593. http://doi.org/10.1002/da.22389

Mendenhall, A. N., Fristad, M. A. & Early, T. J. (2009). Factors influencing service utilization and mood symptom severity in children with mood disorders: Effects of multifamily psychoeducation groups (MfPGs). *Journal of Consulting and Clinical Psychology, 77*, 463–473. http://doi.org/10.1037/a0014527

Merlo, L. J., Storch, E. A., Adkins, J. W., Murphy, T. K. & Geffken, G. R. (2007). Assessment of pediatric obsessive-compulsive disorder. In E. A. Storch, G. R. Geffken & T. K. Murphy (Eds.), *Handbook of child and adolescent obsessive-compulsive disorder* (pp. 67–107). Mahwah, NJ: Lawrence Erlbaum.

Meyer, V. (1966). Modification of expectations in cases with obsessional rituals. *Behaviour Research and Therapy, 4*, 273–280. http://doi.org/10.1016/0005-7967(66)90023-4

Micali, N., Heyman, I., Perez, M., Hilton, K., Nakatani, E., Turner, C. & Mataix-Cols, D. (2010). Long-term outcomes of obsessive-compulsive disorder: follow-up of 142 children and adolescents. *The British Journal of Psychiatry, 197*, 128–134. http://doi.org/10.1192/bjp.bp.109.075317

Moore, G. J., MacMaster, F. P., Stewart, C. & Rosenberg, D. R. (1998). Case study: caudate glutamatergic changes with paroxetine therapy for pediatric obsessive-compulsive disorder. *Journal of the American Academy of Child and Adolescent Psychiatry, 37*, 663–667. http://doi.org/10.1097/00004583-199806000-00017

Moore, J. (1692). *Of religious melancholy*. London: Published by Her Majesty's Special Command.

Moore, P. S., Mariaskin, A., March, J. & Franklin, M. E. (2007). Obsessive-compulsive disorder in children and adolescents: Diagnosis, comorbidity, and developmental factors. In

E.A. Storch, G.R. Geffken & T.K. Murphy (Eds.), *Handbook of child and adolescent obsessive-compulsive disorder* (pp. 17–45). Mahwah, NJ: Lawrence Erlbaum.

Mowrer, O. (1947). On the dual nature of learning – a re-interpretation of "conditioning" and "problem solving". *Harvard Educational Review, 17*, 102–148.

Mühlig, S. & Jacobi, F. (2011). Psychoedukation. In H.-U. Wittchen & J. Hoyer (Hrsg.), *Klinische Psychologie & Psychotherapie* (S. 477–490). Berlin: Springer.

Mukaddes, N.M., Abali, O. & Kaynak, N. (2003). Citalopram treatment of children and adolescents with obsessive-compulsive disorder: a preliminary report. *Psychiatry and Clinical Neurosciences, 57*, 405–408. http://doi.org/10.1046/j.1440-1819.2003.01139.x

Murphy, T.K., Gerardi, D.M. & Leckman, J.F. (2014). Pediatric acute-onset neuropsychiatric syndrome. *Psychiatric Clinics of North America, 37*, 353–374. http://doi.org/10.1016/j.psc.2014.06.001

Murphy, T.K., Storch, E.A., Lewin, A.B., Edge, P.J. & Goodman, W.K. (2012). Clinical factors associated with PANDAS. *The Journal of Pediatrics, 160*, 314–319.

Murphy, Y.E. & Flessner, C.A. (2015). Family functioning in paediatric obsessive compulsive and related disorders. *British Journal of Clinical Psychology, 54*, 414–434. http://doi.org/10.1111/bjc.12088

Nakatani, E., Krebs, G., Micali, N., Turner, C., Heyman, I. & Mataix-Cols, D. (2011). Children with very early onset obsessive-compulsive disorder: clinical features and treatment outcome. *Journal of Child Psychology and Psychiatry, 52*, 1261–1268. http://doi.org/10.1111/j.1469-7610.2011.02434.x

Nakatani, E., Mataix-Cols, D., Micali, N., Turner, C. & Heyman, I. (2009). Outcomes of cognitive behaviour therapy for obsessive compulsive disorder in a clinical setting: A 10-year experience from a specialist OCD service for children and adolescents. *Child and Adolescent Mental Health, 14*, 133–139. http://doi.org/10.1111/j.1475-3588.2008.00509.x

Nathan, P.E. & Gorman, J.M. (2002). *A guide to treatments that work.* New York: Oxford University Press.

National Institute for Health and Care Excellence (2005). *Obsessive-compulsive disorder and body dysmorphic disorder: treatment.* NICE guidelines [CG31], retrieved from https://www.nice.org.uk/guidance/CG31.

Nestadt, G., Samuels, J., Riddle, M., Bienvenu, O.J., III., Liang, K.-Y., LaBuda, M. et al. (2000). A family study of obsessive-compulsive disorder. *Archives of General Psychiatry, 57*, 358–363. http://doi.org/10.1001/archpsyc.57.4.358

Neziroglu, F., Yaryura-Tobias, J.A., Walz, J. & McKay, D. (2000). The effect of fluvoxamine and behavior therapy on children and adolescents with obsessive-compulsive disorder. *Journal of Child and Adolescent Psychopharmacology, 10*, 295–306. http://doi.org/10.1089/cap.2000.10.295

Nicolson, R., Swedo, S.E., Lenane, M., Bedwell, J., Wudarsky, M., Gochman, P. et al. (2000). An open trial of plasma exchange in childhood-onset obsessive-compulsive disorder without poststreptococcal exacerbations. *Journal of the American Academy of Child and Adolescent Psychiatry, 39*, 1313–1315. http://doi.org/10.1097/00004583-200010000-00020

Niedermeier, N. & Zaudig, M. (2002). Definition und Beschreibung der Zwangsphänomene. In M. Zaudig, W. Hauke & U. Hegerl (Hrsg.), *Die Zwangsstörung. Diagnostik und Therapie* (2., akt. und erw. Aufl., S. 1–12). Stuttgart: Schattauer.

Obsessive Compulsive Cognitions Working Group (OCCWG). (1997). Cognitive assessment of obsessive-compulsive disorder. *Behaviour Research and Therapy, 35*, 667–681. http://doi.org/10.1016/S0005-7967(97)00017-X

Oelkers, C. & Hautzinger, M. (2013). *Zwangsstörungen. Kognitiv-verhaltenstherapeutisches Behandlungsmanual* (2., vollst. überarb. Aufl.). Weinheim: Beltz.

O'Kearney, R. (2007). Benefits of cognitive-behavioural therapy for children and youth with obsessive-compulsive disorder: re-examination of the evidence. *The Australian and New Zealand Journal of Psychiatry, 41*, 199–212. http://doi.org/10.1080/00048670601172707

Oner, O. & Oner, P. (2008). Psychopharmacology of pediatric obsessive-compulsive disorder: three case reports. *Journal of Psychopharmacology (Oxford, England), 22* (7), 809–811. http://doi.org/10.1177/0269881107083362

Ornstein, T.J., Arnold, P., Manassis, K., Mendlowitz, S. & Schachar, R. (2010). Neuropsychological performance in childhood OCD: A preliminary study. *Depression and Anxiety, 27*, 372–380.

Pauls, D.L., Abramovitch, A., Rauch, S.L. & Geller, D.A. (2014). Obsessive-compulsive disorder: an integrative genetic and neurobiological perspective. Nature Reviews. *Neuroscience, 15*, 410–424.

Pediatric OCD Treatment Study (POTS) Team (2004). Cognitive-behavior therapy, sertraline, and their combination for children and adolescents with obsessive-compulsive disorder: the Pediatric OCD Treatment Study (POTS) randomized controlled trial. *JAMA: The Journal of the American Medical Association, 292*, 1969–1976. http://doi.org/10.1001/jama.292.16.1969

Peris, T.S., Benazon, N., Langley, A., Roblek, T. & Piacentini, J. (2008a). Parental attitudes, beliefs, and responses to childhood obsessive compulsive disorder: The Parental Attitudes and Behaviors Scale. *Child & Family Behavior Therapy, 30*, 199–214. http://doi.org/10.1080/07317100802275447

Peris, T.S., Bergman, R.L., Langley, A., Chang, S., McCracken, J.T. & Piacentini, J. (2008b). Correlates of accommodation of pediatric obsessive compulsive disorder: Parent, child, and family characteristics. *Journal of the American Academy of Child and Adolescent Psychiatry, 47*, 1173–1181. http://doi.org/10.1097/CHI.0b013e3181825a91

Peris, T.S. & Piacentini, J. (2013). Optimizing treatment for complex cases of childhood obsessive compulsive disorder: A preliminary trial. *Journal of Clinical Child & Adolescent Psychology, 42*, 1–8. http://doi.org/10.1080/15374416.2012.673162

Peris, T.S., Sugar, C.A., Bergman, R.L., Chang, S., Langley, A. & Piacentini, J. (2012). Family factors predict treatment outcome for pediatric obsessive compulsive disorder. *Journal of Consulting and Clinical Psychology, 80*, 255–263. http://doi.org/10.1037/a0027084

Petermann, F. & Petermann, U. (Hrsg.). (2011). *Wechsler Intelligence Scale for Children – Fourth Edition (WISC-IV). Manual 1: Grundlagen, Testauswertung und Interpretation.* Frankfurt: Pearson.

Philips, A.S. (2003). *A meta-analysis of treatments for pediatric obsessive-compulsive disorder.* Unpublished PhD Data, Kansas State University, Kansas.

Piacentini, J., Bergman, R.L., Chang, S., Langley, A., Peris, T., Wood, J.J. & McCracken, J. (2011). Controlled comparison of family cognitive behavioral therapy and psychoeducation/relaxation training for child OCD. *Journal of the American Academy of Child and Adolescent Psychiatry, 50*, 1149–1161. http://doi.org/10.1016/j.jaac.2011.08.003

Piacentini, J., Bergman, L., Keller, M. & McCracken, J. (2003). Functional impairment in children and adolescents with obsessive-compulsive disorder. *Journal of Child and Adolescent Psychopharmacology, 13* (Suppl. 1), S61–S69. http://doi.org/10.1089/104454603322126359

Piacentini, J., Langley, A. & Roblek, T. (2007a). *Cognitive-behavioral treatment of childhood OCD. It's only a false alarm. Therapist Guide.* New York: Oxford University Press.

Piacentini, J., Langley, A. & Roblek, T. (2007b). *It's only a false alarm. A cognitive-behavioral treatment program workbook.* New York: Oxford University Press.

Przeworski, A., Zoellner, L.A., Franklin, M.E., Garcia, A., Freeman, J., March, J.S. & Foa, E.B. (2012). Maternal and child expressed emotion as predictors of treatment response in pediatric obsessive-compulsive disorder. *Child Psychiatry and Human Development, 43*, 337–353. http://doi.org/10.1007/s10578-011-0268-8

Rady, A., Salama, H., Wagdy, M. & Ketat, A. (2012). Religious attitudes in adolescents with obsessive compulsive symptoms OCS and disorder OCD. *Global Journal of Health Science, 4*, 216–221. http://doi.org/10.5539/gjhs.v4n6p216

Rapoport, J., Elkins, R. & Mikkelsen, E. (1980). Clinical controlled trial of chlorimipramine in adolescents with obsessive-compulsive disorder. *Psychopharmacology Bulletin, 16*, 61–63.

Reddy, P.S., Reddy, Y.C., Srinath, S., Khanna, S., Sheshadri, S.P. & Girimaji, S.R. (2001). A family study of juvenile obsessive-compulsive disorder. *Canadian Journal of Psychiatry, 46*, 346–351. http://doi.org/10.1177/070674370104600406

Reinecker, H. (1990). Zwangshandlungen und Zwangsgedanken. In H. Reinecker (Hrsg.), *Lehrbuch der Klinischen Psychologie. Modelle psychischer Störungen* (S. 107–125). Göttingen: Hogrefe.

Remschmidt, H., Schmidt, M. & Poustka, F. (Hrsg.). (2012). *Multiaxiales Klassifikationsschema für psychische Störungen des Kindes- und Jugendalters nach ICD-10 der WHO: Mit einem synoptischen Vergleich von ICD-10 und DSM-IV*. Bern: Huber.

Renshaw, K.D., Steketee, G. & Chambless, D.L. (2005). Involving Family Members in the Treatment of OCD. *Cognitive Behaviour Therapy, 34*, 164–175. http://doi.org/10.1080/16506070510043732

Rettew, D.C., Swedo, S.E., Leonard, H.L., Lenane, M.C. & Rapoport, J.L. (1992). Obsessions and compulsions across time in 79 children and adolescents with obsessive-compulsive disorder. *Journal of the American Academy of Child and Adolescent Psychiatry, 31*, 1050–1056. http://doi.org/10.1097/00004583-199211000-00009

Riddle, M.A., Hardin, M.T., King, R., Scahill, L. & Woolston, J.L. (1990a). Fluoxetine treatment of children and adolescents with Tourette's and obsessive compulsive disorders: preliminary clinical experience. *Journal of the American Academy of Child and Adolescent Psychiatry, 29*, 45–48. http://doi.org/10.1097/00004583-199001000-00008

Riddle, M.A., Reeve, E.A., Yaryura-Tobias, J.A., Yang, H.M., Claghorn, J.L., Gaffney, G. et al. (2001). Fluvoxamine for children and adolescents with obsessive-compulsive disorder: a randomized, controlled, multicenter trial. *Journal of the American Academy of Child and Adolescent Psychiatry, 40*, 222–229. http://doi.org/10.1097/00004583-200102000-00017

Riddle, M.A., Scahill, L., King, R., Hardin, M.T., Anderson, G., Ort, S.I. et al. (1992). Double-blind, crossover trial of fluoxetine and placebo in children and adolescents with obsessive-compulsive disorder. *Journal of the American Academy of Child and Adolescent Psychiatry, 31* (6), 1062–1069. http://doi.org/10.1097/00004583-199211000-00011

Riddle, M.A., Scahill, L., King, R., Hardin, M.T., Towbin, K.E., Ort, S.I. et al. (1990b). Obsessive compulsive disorder in children and adolescents: Phenomenology and family history. *Journal of the American Academy of Child and Adolescent Psychiatry, 5*, 766–772. http://doi.org/10.1097/00004583-199009000-00015

Robertson, M.M. & Stern, J.S. (2000). Gilles de la Tourette syndrome: symptomatic treatment based on evidence. *European Child & Adolescent Psychiatry, 9* (Suppl. 1), 60–75. http://doi.org/10.1007/s007870070020

Rodríguez-Ramos, P. & Mardomingo Sanz, M.J. (1998). *Actas luso-españolas de neurología, psiquiatría y ciencias afines* [Response to sertraline in adolescents with obsessive-compulsive disorder], *26*, 17–21.

Röper, G. (2001). Chronische innere Unsicherheit und ihre Bedeutung für die Entstehung der Zwangsstörung – ein klinisch entwicklungspsychologisches Störungsmodell. In G. Röper, C. v. Hagen & G. Noam (Hrsg.), *Entwicklung und Risiko: Perspektiven einer klinischen Entwicklungspsychologie* (S. 286–305). Stuttgart: Kohlhammer.

Roessner, V. & Hoekstra, P. J. (2013). European multicenter tics in children studies (EMTICS): exploring the onset and course of tic disorders. *European Child and Adolescent Psychiatry, 22*, 451–452. http://doi.org/10.1007/s00787-013-0437-3

Roessner, V. & Rothenberger, A. (2007). Neurobiologie bei Tic- und Zwangsstörungen. *Kindheit und Entwicklung, 16*, 96–109. http://doi.org/10.1026/0942-5403.16.2.96

Rosa-Alcázar, A. I., Sánchez-Meca, J., Rosa-Alcázar, Á., Iniesta-Sepúlveda, M., Olivares-Rodríguez, J. & Parada-Navas, J. L. (2015). Psychological treatment of obsessive-compulsive disorder in children and adolescents: a meta-analysis. *Spanish Journal of Psychology, 18*, e20, 1–22. http://doi.org/10.1017/sjp.2015.22

Rosenberg, D. R., MacMaster, F. P., Mirza, Y., Easter, P. C. & Buhagiar, C. J. (2007). Neurobiology, neuropsychology, and neuroimaging of child and adolescent obsessive-compulsive disorder. In E. A. Storch, G. R. Geffken & T. K. Murphy (Eds.), *Handbook of child and adolescent obsessive-compulsive disorder* (pp. 131–161). Mahwah, NJ: Lawrence Erlbaum.

Rosenberg, D. R., Stewart, C. M., Fitzgerald, K. D., Tawile, V. & Carroll, E. (1999). Paroxetine open-label treatment of pediatric outpatients with obsessive-compulsive disorder. *Journal of the American Academy of Child and Adolescent Psychiatry, 38*, 1180–1185. http://doi.org/10.1097/00004583-199909000-00024

Rosso, G., Albert, U., Asinari, G. F., Bogetto, F. & Maina, G. (2012). Stressful life events and obsessive-compulsive disorder: Clinical features and symptom dimensions. *Psychiatry Research, 197*, 259–264. http://doi.org/10.1016/j.psychres.2011.10.005

Rudy, B. M., Lewin, A. B., Geffken, G. R., Murphy, T. K. & Storch, E. A. (2014). Predictors of treatment response to intensive cognitive-behavioral therapy for pediatric obsessive compulsive disorder. *Psychiatry Research, 220*, 433–440. http://doi.org/10.1016/j.psychres.2014.08.002

Rück, C., Karlsson, A., Steele, D., Edman, G., Meyerson, B. A., Ericson, K. et al. (2008). Capsulotomy for obsessive-compulsive disorder: Long-term follow-up of 25 Patients. *Archives of General Psychiatry, 65*, 914–922. http://doi.org/10.1001/archpsyc.65.8.914

Ruscio, A. M., Stein, D. J., Chiu, W. T. & Kessler, R. C. (2010). The epidemiology of obsessive-compulsive disorder in the national comorbidity survey replication. *Molecular Psychiatry, 15*, 53–63. http://doi.org/10.1038/mp.2008.94

Salkovskis, P. M., Forester, E. & Richards, C. (1998). Cognitive-behavioural approach to understanding obsessional thinking. *British Journal of Psychiatry, 173* (Suppl. 35), 53–63.

Sánchez-Meca, J., Rosa-Alcázar, A. I., Iniesta-Sepúlveda, M. & Rosa-Alcázar, Á. (2014). Differential efficacy of cognitive-behavioral therapy and pharmacological treatments for pediatric obsessive-compulsive disorder: A meta-analysis. *Journal of Anxiety Disorders, 28*, 31–44. http://doi.org/10.1016/j.janxdis.2013.10.007

Saß, H., Wittchen, H.-U., Zaudig, M. & Houben, I. (2003). *Diagnostisches und Statistisches Manual Psychischer Störungen – Textrevision (DSM-IV-TR)*. Göttingen: Hogrefe.

Scahill, L. & Lynch, K. A. (1995). Clomipramine and obsessive-compulsive disorder. *Journal of Child and Adolescent Psychiatric Nursing, 8*, 42–45. http://doi.org/10.1111/j.1744-6171.1995.tb00531.x

Scahill, L., Riddle, M. A., King, R. A., Hardin, M. T., Rasmusson, A., Makuch, R. W. & Leckman, J. F. (1997). Fluoxetine has no marked effect on tic symptoms in patients with Tourette's syndrome: A double-blind placebo-controlled study. *Journal of Child and Adolescent Psychopharmacology, 7*, 75–85. http://doi.org/10.1089/cap.1997.7.75

Schmidt, A., Schneiders, M., Döpfner, M. & Lehmkuhl, G. (2003). Störungskonzepte für psychische Probleme bei Jugendlichen. Pilotstudie zur Validierung eines Fragebogens zu Störungskonzepten bei psychischen Problemen von Jugendlichen (SPPJ). *Zeitschrift für Kinder- und Jugendpsychiatrie- und Psychotherapie, 31*, 111–121. http://doi.org/10.1024/1422-4917.31.2.111

Schmidt-Traub, S. (2013). *Zwänge bei Kindern und Jugendlichen. Ein Ratgeber für Kinder und Jugendliche, Eltern und Therapeuten*. Göttingen: Hogrefe.

Schneider, S., Unnewehr, S. & Margraf, J. (Hrsg.). (2009). *Kinder-DIPS: Diagnostisches Interview bei psychischen Störungen im Kindes- und Jugendalter*. Heidelberg: Springer.

Selles, R. R., Storch, E. A. & Lewin, A. B. (2014). Variations in symptom prevalence and clinical correlates in younger versus older youth with obsessive-compulsive disorder. *Child Psychiatry and Human Development, 45*, 666–674. http://doi.org/10.1007/s10578-014-0435-9

Semerci, Z. B. & Unal, F. (2001). An open trial and discontinuation study of fluoxetine in children and adolescents with obsessive-compulsive disorder. *The Turkish Journal of Pediatrics, 43*, 323–328.

Simeon, J. G., Thatte, S. & Wiggins, D. (1990). Treatment of adolescent obsessive-compulsive disorder with a clomipramine-fluoxetine combination. *Psychopharmacology Bulletin, 26*, 285–290.

Simons, M. (2012). Anders denken – Metakognitive Therapie für Kinder und Jugendliche mit Zwangsstörung: Ein Behandlungsplan. *Verhaltenstherapie, 22*, 259–267. http://doi.org/10.1159/000345228

Simons, M. & Herpertz-Dahlmann, B. (2003). Psychotherapie der Zwangsstörung bei Kindern und Jugendlichen – eine Übersicht. *Zeitschrift für Kinder- und Jugendpsychiatrie und Psychotherapie, 31*, 213–221. http://doi.org/10.1024/1422-4917.31.3.213

Simons, M., Schneider, S. & Herpertz-Dahlmann, B. (2006). Metacognitive therapy for pediatric obsessive-compulsive disorder. A case series. *Psychotherapy and Psychosomatics, 75*, 257–264. http://doi.org/10.1159/000092897

Skarphedinsson, G., Compton, S., Thomsen, P. H., Weidle, B., Dahl, K., Nissen, J. B. et al. (2015a). Tics moderate sertraline, but not cognitive-behavior therapy response in pediatric obsessive-compulsive disorder patients who do not respond to cognitive-behavior therapy. *Journal of Child and Adolescent Psychopharmacology, 25*, 432–439. http://doi.org/10.1089/cap.2015.0041

Skarphedinsson, G., Hanssen-Bauer, K., Kornør, H., Heiervang, E. R., Landrø, N. I., Axelsdottir, B. et al. (2015b). Standard individual cognitive behaviour therapy for paediatric obsessive-compulsive disorder: A systematic review of effect estimates across comparisons. *Nordic Journal of Psychiatry, 69*, 81–92. http://doi.org/10.3109/08039488.2014.941395

Sloman, G. M., Gallant, J. & Storch, E. A. (2007). A school-based treatment model for pediatric obsessive-compulsive disorder. *Child Psychiatry and Human Development, 38*, 303–319. http://doi.org/10.1007/s10578-007-0064-7

Snider, L. A. & Swedo, S. E. (2004). PANDAS: current status and directions for research. *Molecular Psychiatry, 9*, 900–907. http://doi.org/10.1038/sj.mp.4001542

Sperber, A. D. (1991). Toxic interaction between fluvoxamine and sustained release theophylline in an 11-year-old boy. *Drug Safety: An International Journal of Medical Toxicology and Drug Experience, 6*, 460–462. http://doi.org/10.2165/00002018-199106060-00006

Stein, R. E. K. & Jessop, D. J. (2003). The Impact on Family Scale Revisited: Further psychometric data. *Journal of Developmental and Behavioral Pediatrics, 24*, 9–16. http://doi.org/10.1097/00004703-200302000-00004

Stein, R. E. K. & Riessman, C. K. (1980). The Development of an Impact-on-Family Scale: Preliminary findings. *Medical Care, 18*, 465–472. http://doi.org/10.1097/00005650-198004000-00010

Steinhausen, H.-C. (2007). *CY-BOCS. Beurteilungsskala für Zwangsstörungen bei Kindern.* Autorisierte deutsche Bearbeitung der dritten Revision (1993). www.pukzh.ch/zuweiser-fachpersonen/kinder-und-jugendliche/praxismaterialien/

Stewart, S. E., Geller, D. A., Jenike, M., Pauls, D., Shaw, D., Mullin, B. & Faraone, S. V. (2004). Long-term outcome of pediatric obsessive-compulsive disorder: a meta-analysis and qualitative review of the literature. *Acta Psychiatrica Scandinavica, 110*, 4–13. http://doi.org/10.1111/j.1600-0447.2004.00302.x

Stokes, P. E. & Holtz, A. (1997). Fluoxetine tenth anniversary update: the progress continues. *Clinical Therapeutics, 19*, 1135–1250. http://doi.org/10.1016/S0149-2918(97)80066-5

Storch, E. A., Bussing, R., Small, B. J., Geffken, G. R., McNamara, J. P., Rahman, O. et al. (2013). Randomized, placebo-controlled trial of cognitive-behavioral therapy alone or combined with sertraline in the treatment of pediatric obsessive-compulsive disorder. *Behaviour Research and Therapy, 51*, 823–829. http://doi.org/10.1016/j.brat.2013.09.007

Storch, E. A., Caporino, N. E., Morgan, J. R., Lewin, A. B., Rojas, A., Brauer, L. et al. (2011). Preliminary investigation of web-camera delivered cognitive-behavioral therapy for youth with obsessive-compulsive disorder. *Psychiatry Research, 189*, 407–412. http://doi.org/10.1016/j.psychres.2011.05.047

Storch, E. A., Geffken, G. R., Merlo, L. J., Jacob, M. L., Murphy, T. K., Goodman, W. K. et al. (2007a). Family accommodation in pediatric obsessive-compulsive disorder. *Journal of Clinical Child and Adolescent Psychology, 36*, 207–216. http://doi.org/10.1080/15374410701277929

Storch, E. A., Geffken, G. R., Merlo, L. J., Mann, G., Duke, D., Munson, M. et al. (2007b). Family-based cognitive-behavioral therapy for pediatric obsessive-compulsive disorder: Comparison of intensive and weekly approaches. *Journal of the American Academy of Child and Adolescent Psychiatry, 46*, 469–478. http://doi.org/10.1097/chi.0b013e31803062e7

Storch, E. A., Larson, M. J., Muroff, J., Caporino, N., Geller, D., Reid, J. M. et al. (2010a). Predictors of functional impairment in pediatric obsessive-compulsive disorder. *Journal of Anxiety Disorders, 24*, 275–283. http://doi.org/10.1016/j.janxdis.2009.12.004

Storch, E. A., Ledley, D. R., Lewin, A. B., Murphy, T. K., Johns, N. B., Goodman, W. K. & Geffken, G. R. (2006a). Peer victimization in children with obsessive-compulsive disorder: Relations with symptoms of psychopathology. *Journal of Clinical Child and Adolescent Psychology, 35*, 446–455. http://doi.org/10.1207/s15374424jccp3503_10

Storch, E. A., Lehmkuhl, H. D., Ricketts, E., Geffken, G. R., Marien, W. & Murphy, T. K. (2010b). An open trial of intensive family based cognitive-behavioral therapy in youth with obsessive-compulsive disorder who are medication partial responders or nonresponders. *Journal of Clinical Child & Adolescent Psychology, 39*, 260–268. http://doi.org/10.1080/15374410903532676

Storch, E. A., Murphy, T. K., Geffken, G. R., Mann, G., Adkins, J., Merlo, L. J. et al. (2006b). Cognitive-behavioral therapy for PANDAS-related obsessive-compulsive disorder: findings from a preliminary waitlist controlled open trial. *Journal of the American Academy of Child and Adolescent Psychiatry, 45*, 1171–1178. http://doi.org/10.1097/01.chi.0000231973.43966.a0

Storch, E. A., Murphy, T. K., Goodman, W. K., Geffken, G. R., Lewin, A. B., Henin, A. et al. (2010c). A preliminary study of D-cycloserine augmentation of cognitive-behavioral therapy in pediatric obsessive-compulsive disorder. *Biological Psychiatry, 68*, 1073–1076. http://doi.org/10.1016/j.biopsych.2010.07.015

Storch, E. A., O'Brien, K., Adkins, J., Merlo, L. J., Murphy, T. K. & Geffken, G. R. (2007c). Cognitive-behavioral treatment of pediatric obsessive-compulsive disorder. In E. A. Storch, G. R. Geffken & T. K. Murphy (Eds.), *Handbook of child and adolescent obsessive-compulsive disorder* (pp. 213–242). Mahwah, NJ: Lawrence Erlbaum.

Sürmeli, T. & Ertem, A. (2011). Obsessive compulsive disorder and the efficacy of qEEG-guided neurofeedback treatment: A case series. *Clinical EEG and Neuroscience, 42*, 195–201. http://doi.org/10.1177/155005941104200310

Suhr-Dachs, L. & Döpfner, M. (2015). *Leistungsängste. Therapieprogramm für Kinder und Jugendliche mit Angst- und Zwangsstörungen (THAZ) – Band 1* (2., aktualisierte Aufl.). Göttingen: Hogrefe.

Swedo, S.E., Leonard, H.L., Garvey, M., Mittleman, B., Allen, A.J., Perlmutter, S. et al. (1998). Pediatric autoimmune neuropsychiatric disorders associated with streptococcal infections: clinical description of the first 50 cases. *The American Journal of Psychiatry, 155*, 264–271.

Swedo, S.E., Leonard, H.L., Schapiro, M.B., Casey, B.J., Mannheim, G.B., Lenane, M.C. & Rettew, D.C. (1993). Sydenham's chorea: physical and psychological symptoms of St Vitus dance. *Pediatrics, 91*, 706–713.

Swedo, S.E., Rapoport, J.L., Cheslow, D.L., Leonard, H.L., Ayoub, E.M., Hosier, D.M. & Wald, E.R. (1989a). High prevalence of obsessive-compulsive symptoms in patients with Sydenham's chorea. *The American Journal of Psychiatry, 146*, 246–249. http://doi.org/10.1176/ajp.146.2.246

Swedo, S.E., Rapoport, J.L., Leonard, H.L., Lenane, M. & Cheslow, D.L. (1989b). Obsessive-compulsive disorder in children and adolescents: clinical phenomenology of 70 consecutive cases. *Archives of General Psychiatry, 46*, 335–343. http://doi.org/10.1001/archpsyc.1989.01810040041007

Taylor, S. (2013). Molecular genetics of obsessive-compulsive disorder: a comprehensive meta-analysis of genetic association studies. *Molecular Psychiatry, 18*, 799–805. http://doi.org/10.1038/mp.2012.76

Thienemann, M., Martin, J., Cregger, B., Thompson, H.B. & Dyer-Friedman, J. (2001). Manual-driven group cognitive-behavioral therapy for adolescents with obsessive-compulsive disorder: A pilot study. *Journal of the American Academy of Child and Adolescent Psychiatry, 40*, 1254–1260. http://doi.org/10.1097/00004583-200111000-00004

Thomsen, P.H. (1994). Obsessive-compulsive disorder in children and adolescents. A 6–22-year follow-up study. Clinical descriptions of the course and continuity of obsessive-compulsive symptomatology. *European Child and Adolescent Psychiatry, 3*, 82–96. http://doi.org/10.1007/BF01977670

Thomsen, P.H. (1997). Child and adolescent obsessive-compulsive disorder treated with citalopram: findings from an open trial of 23 cases. *Journal of Child and Adolescent Psychopharmacology, 7*, 157–166. http://doi.org/10.1089/cap.1997.7.157

Thomsen, P.H. (1999). *From thoughts to obsessions. Obsessive compulsive disorder in children and adolescents*. London: Jessica Kingsley.

Thomsen, P.H., Ebbesen, C. & Persson, C. (2001). Long-term experience with citalopram in the treatment of adolescent OCD. *Journal of the American Academy of Child and Adolescent Psychiatry, 40*, 895–902. http://doi.org/10.1097/00004583-200108000-00010

Thomsen, P.H. & Mikkelsen, H.U. (1995). Course of obsessive-compulsive disorder in children and adolescents: a prospective follow-up study of 23 Danish cases. *Journal of the American Academy of Child and Adolescent Psychiatry, 34*, 1432–1440. http://doi.org/10.1097/00004583-199511000-00009

Thomsen, P.H. & Mikkelsen, H.U. (1999). The addition of buspirone to SSRI in the treatment of adolescent obsessive-compulsive disorder. A study of six cases. *European Child & Adolescent Psychiatry, 8*, 143–148. http://doi.org/10.1007/s007870050095

Toros, F., Tataroğlu, C. & Diler, R.S. (2002). The effectiveness and tolerability of citalopram in a Turkish sample of children with obsessive compulsive disorder. *Bulletin of Clinical Psychopharmacology, 12*, 134–141.

Torp, N.C., Dahl, K., Skarphedinsson, G., Compton, S., Thomsen, P.H., Weidle, B. et al. (2015). Predictors associated with improved cognitive-behavioral therapy outcome in pediatric obsessive-compulsive disorder. *Journal of the American Academy of Child and Adolescent Psychiatry, 54*, 200–207. http://doi.org/10.1016/j.jaac.2014.12.007

Turner, C. M., Mataix-Cols, D., Lovell, K., Krebs, G., Lang, K., Byford, S. & Heyman, I. (2014). Telephone cognitive-behavioral therapy for adolescents with obsessive-compulsive disorder: A randomized controlled non-inferiority trial. *Journal of the American Academy of Child and Adolescent Psychiatry, 53*, 1298–1307. http://doi.org/10.1016/j.jaac.2014.09.012

Ulloa, R.-E., Nicolini, H., Avila, M. & Fernández-Guasti, A. (2007). Age onset subtypes of obsessive compulsive disorder: differences in clinical response to treatment with clomipramine. *Journal of Child and Adolescent Psychopharmacology, 17*, 85–96.

Valderhaug, R. & Ivarsson, T. (2005). Functional impairment in clinical samples of Norwegian and Swedish children and adolescents with obsessive-compulsive disorder. *European Child & Adolescent Psychiatry, 14*, 164–173. http://doi.org/10.1007/s00787-005-0456-9

Valderhaug, R., Larsson, B., Götestam, K. G. & Piacentini, J. (2007). An open clinical trial of cognitive-behaviour therapy in children and adolescents with obsessive-compulsive disorder administered in regular outpatient clinics. *Behaviour Research and Therapy, 45*, 577–589. http://doi.org/10.1016/j.brat.2006.04.011

Valleni-Basile, L. A., Garrison, C. Z., Jackson, K. L., Waller, J. L., McKeown, R. E., Addy, C. L. & Cuffe, S. P. (1994). Frequency of obsessive-compulsive disorder in a community sample of young adolescents. *Journal of the American Academy of Child and Adolescent Psychiatry, 33*, 782–91. http://doi.org/10.1097/00004583-199407000-00002

Valleni-Basile, L. A., Garrison, C. Z., Jackson, K. L., Waller, J. L., McKeown, R. E., Addy, C. L. & Cuffe, S. P. (1995). Family and psychosocial predictors of obsessive compulsive disorder in a community sample of young adolescents. *Journal of Child and Family Studies, 4*, 193–206. http://doi.org/10.1007/BF02234095

van Grootheest, D. S., Cath, D. C., Beekman, A. T. & Boomsma, D. I. (2005). Twin studies on obsessive-compulsive disorder: a review. *Twin Research and Human Genetics, 8*, 450–458. http://doi.org/10.1375/twin.8.5.450

Vaughn, C. E. & Leff, J. P. (1976). The influence of family and social factors on the course of psychiatric illness: A comparison of schizophrenic and depressed neurotic patients. *British Journal of Psychiatry, 129*, 125–137. http://doi.org/10.1192/bjp.129.2.125

Waclawiak, S.-K. (2006). *Analysen der Reliabilität und Validität des Zwangsinventars für Kinder und Jugendliche.* Unveröffentlichte Diplomarbeit, Universität Köln.

Wahlheim, S. (2006). *Wirkfaktoren einer für Zwangspatienten adaptierten Gruppentherapie Sozialer Kompetenzen*. Universität Tübingen. Unveröffentlichte Diplomarbeit.

Walkup, J. E. R., Reeve, E., Yaruyura-Tobias, J., Wong, L., Claghorn, J., Gaffney, G., (1999). Fluvoxamine in childhood OCD: Long-term treatment. *European Neuropsychopharmacology, 9* (Suppl. 5), 307. http://doi.org/10.1016/S0924-977X(99)80399-X

Waters, T. L. & Barrett, P. M. (2000). The role of the family in childhood obsessive-compulsive disorder. *Clinical Child and Family Psychology Review, 3*, 173–184. http://doi.org/10.1023/A:1009551325629

Watson, H. J. & Rees, C. S. (2008). Meta-analysis of randomized, controlled treatment trials for pediatric obsessive-compulsive disorder. *Journal of Child Psychology and Psychiatry, 49*, 489–498. http://doi.org/10.1111/j.1469-7610.2007.01875.x

Wellman, H. M., Hollander, M. & Schult, C. A. (1996). Young children's understanding of thought bubbles and thoughts. *Child Development, 67*, 768–788. http://doi.org/10.2307/1131860

Wells, J. (2006). *Touch and go Joe: An adolescent's experience of OCD.* London: Jessica Kingsley.

Wever, C. & Phillips, N. (1999). *Ein verheimlichtes Problem* (deutsche Bearbeitung von U. Knölker & M.-L. Thatford). Lübeck: menschenskinder!reihe.

Wever, C. & Rey, J. M. (1997). Juvenile obsessive-compulsive disorder. *The Australian and New Zealand Journal of Psychiatry, 31*, 105–113. http://doi.org/10.3109/00048679709073806

Wewetzer, C., Jans, T., Beck, N., Reinecker, H., Klampfl, K., Barth, N. et al. (2003). Interaktion, Familienklima, Erziehungsziele und Erziehungspraktiken in Familien mit einem zwangskranken Kind. *Verhaltenstherapie, 13*, 10–18. http://doi.org/10.1159/000070495

Wewetzer, C., Jans, T., Müller, B., Neudörfl, A., Bücherl, U., Remschmidt, H. et al. (2001). Long-term outcome and prognosis of obsessive-compulsive disorder with onset in childhood or adolescence. *European Child & Adolescent Psychiatry, 10*, 37–46. http://doi.org/10.1007/s007870170045

Wewetzer, C. & Klampfl, K. (2004). Phänomenologie der juvenilen Zwangsstörung. In C. Wewetzer (Hrsg.), *Zwänge bei Kindern und Jugendlichen* (S. 29–53). Göttingen: Hogrefe.

Wewetzer, G. & Wewetzer, C. (2012). *Zwangsstörungen bei Kindern und Jugendlichen. Ein Therapiemanual*. Göttingen: Hogrefe.

Wewetzer, G. & Wewetzer, C. (2014). *Ratgeber Zwangsstörungen bei Kindern und Jugendlichen: Informationen für Kinder, Jugendliche und Eltern*. Göttingen: Hogrefe.

Wilhelm, S. & Steketee, G. S. (2006). *Cognitive therapy for obsessive-compulsive disorder. A guide for professionals*. Oakland: New Harbinger.

Williams, T. I. & Allsopp, M. (1999). Obsessional compulsive disorder in adolescent populations: Experiences of offering a combined pharmacological–psychological approach. *Child Psychology and Psychiatry Review, 4*, 162–169. http://doi.org/10.1017/S1360641799002099

Williams, M. T., Farris, S. G., Turkheimer, E., Pinto, A., Ozanick, K., Franklin, M. E. et al. (2011). The myth of the pure obsessional type in obsessive compulsive disorder. *Depression and Anxiety, 28*, 495–500. http://doi.org/10.1002/da.20820

Williams, T. I., Salkovskis, P. M., Forrester, E. A. & Allsopp, M. A. (2002). Changes in symptoms of OCD and appraisal of responsibility during cognitive behavioural treatment: A pilot study. *Behavioural and Cognitive Psychotherapy, 30*, 69–78. http://doi.org/10.1017/S1352465802001078

Willliams, T. & Waite, P. (2009). Introduction to obsessive compulsive disorder. In P. Waite & T. Williams (Eds.), *Obsessive compulsive disorder: Cognitive behaviour therapy with children and young people* (pp. 1–18). London: Routledge.

Wölk, C. & Seebeck, A. (2002). *Brainy, das Anti-Zwangs-Training. Ein computergestütztes Übungsprogramm zur Überwindung von Zwangshandlungen und Zwangsgedanken*. Lengerich: Pabst.

Woolley, J. B. & Heyman, I. (2003). Dexamphetamine for obsessive-compulsive disorder. *The American Journal of Psychiatry, 160*, 183. http://doi.org/10.1176/appi.ajp.160.1.183

Wu, Y.; Lang, Z. & Zhang, H. (2016). Efficacy of cognitive-behavioral therapy in pediatric obsessive-compulsive disorder: a meta-analysis. *Medical Science Monitor, 22*, 1646–1653. http://doi.org/10.12659/MSM.895481

Yeghiyan, M., Israelyan, N. & Tosalakyan, M. (2008). Ziprasidone among adolescents with overlapping OCD and Tourette's syndrome (Pilot study). *Annals of General Psychiatry, 7* (Suppl. 1), S307. http://doi.org/10.1186/1744-859X-7-S1-S307

Zaudig, M. (2002). Epidemiologie, Komorbidität und Verlauf der Zwangsstörung. In M. Zaudig, W. Hauke & U. Hegerl (Hrsg.), *Die Zwangsstörung. Diagnostik und Therapie* (2., aktualisierte und erweiterte Aufl., S. 33–42). Stuttgart: Schattauer.

Zaworka, W., Hand, I., Jauernig, G. & Lünenschloß, K. (1998). *Hamburger Zwangsinventar (HZI). Manual*. Weinheim: Beltz.

Zellmann, H., Jans, T., Irblich, B., Hemminger, U., Reinecker, H., Sauer, C. et al. (2009). Kinder und Jugendliche mit Zwangsstörungen. Eine prospektive Verlaufsstudie. *Zeitschrift für Kinder- und Jugendpsychiatrie und Psychotherapie, 37*, 173–182. http://doi.org/10.1024/1422-4917.37.3.173

Zohar, A. H., Ratzoni, G., Pauls, D. L., Apter, A., Bleich, A., Kron, S. et al. (1992). An epidemiological study of obsessive-compulsive disorder and related disorders in Israeli adolescents. *Journal of the American Academy of Child and Adolescent Psychiatry, 31*, 1057–61. http://doi.org/10.1097/00004583-199211000-00010

Speziell empfohlene Literatur für Fachleute

Döpfner, M. & Goletz, H. (2013). Zwangsstörungen. In F. Petermann (Hrsg.), *Lehrbuch der Klinischen Kinderpsychologie* (7., überarbeitete und erweiterte Aufl., S. 423–437). Göttingen: Hogrefe.

Goletz, H. & Döpfner, M. (2009). Zwangsstörungen. In F. Petermann (Hrsg.), *Fallbuch der Klinischen Kinderpsychologie* (S. 121–141). Göttingen: Hogrefe.

Kathmann, N. (2008). *Neuropsychologie der Zwangsstörungen*. Göttingen: Hogrefe.

March, J. S. & Mulle, K. (1998). *OCD in children and adolescents. A cognitive-behavioral treatment manual*. New York: Guilford.

Storch, E. A., Geffken, G. R. & Murphy, T. K. (Eds.). (2007). *Handbook of child and adolescent obsessive-compulsive disorder*. Mahwah, NJ, London: Lawrence Erlbaum.

Storch, E. A. & Lewin, A. B. (Eds.). (2016). *Clinical handbook of obsessive-compulsive and related disorders. A case-based approach to treating pediatric and adult populations*. Cham: Springer.

Wewetzer, C. (Hrsg.). (2004). *Zwänge bei Kindern und Jugendlichen*. Göttingen: Hogrefe.

Wewetzer, G. & Wewetzer, C. (2012). *Zwangsstörungen bei Kindern und Jugendlichen. Ein Therapiemanual*. Göttingen: Hogrefe.

Literatur für Betroffene und ihre Angehörigen

Döpfner, M., Rothenberger, A., Goletz, H. & Roessner, V. (2011). *Zwangsstörungen bei Kindern und Jugendlichen – Fragen und Antworten. Eine Information für Betroffene und ihre Eltern*. Deutsche Gesellschaft Zwangserkrankungen.

Fricke, S. & Armour, K. (2016). *Dem Zwang die rote Karte zeigen. Ein Ratgeber für Kinder und Jugendliche und ihre Eltern*. Bonn: BALANCE buch + medien verlag.

Goletz, H., Döpfner, M. & Roessner, V. (2018). *Ratgeber Zwangsstörungen: Informationen für Betroffene, Eltern, Lehrer und Erzieher*. Göttingen: Hogrefe.

Schmidt-Traub, S. (2013). *Zwänge bei Kindern und Jugendlichen. Ein Ratgeber für Kinder und Jugendliche, Eltern und Therapeuten*. Göttingen: Hogrefe.

Wever, C. & Phillips, N. (1999). *Ein verheimlichtes Problem* (deutsche Bearbeitung von U. Knölker & M.-L. Thatford). Lübeck: menschenskinder!reihe.

Wewetzer, G. & Wewetzer, C. (2014). *Ratgeber Zwangsstörungen bei Kindern und Jugendlichen: Informationen für Kinder, Jugendliche und Eltern*. Göttingen: Hogrefe.